液相色谱与质谱技术
在天然药物研究中的应用

辛杨 王哲 王海军 杜芹芹 编著

化学工业出版社

·北京·

内 容 简 介

本书介绍了天然药物相关的液相色谱、质谱,以及液质联用技术。内容涵盖液相色谱对天然药物化学成分的定性、定量研究,质谱在中药炮制、中药提取物制备方法研究、天然植物药间相互作用研究中的应用,液质联用技术在中药质量控制、药代动力学、中药复方代谢组学、中药化学成分体外代谢、中药化学成分体外吸收、中药配伍研究中的应用。

本书可供液相色谱、质谱、液质联用相关学者,尤其是天然药物相关研究人员参考。

图书在版编目 (CIP) 数据

液相色谱与质谱技术在天然药物研究中的应用/辛杨
等编著. —北京:化学工业出版社,2020.11 (2024.5 重印)
ISBN 978-7-122-37739-5

Ⅰ.①液…　Ⅱ.①辛…　Ⅲ.①液相色谱-应用-生药
学-研究②质谱-技术-应用-生药学-研究　Ⅳ.①R93

中国版本图书馆 CIP 数据核字 (2020) 第 174342 号

责任编辑:张　赛　刘　军　　　　　　装帧设计:刘丽华
责任校对:张雨彤

出版发行:化学工业出版社(北京市东城区青年湖南街 13 号　邮政编码 100011)
印　　装:涿州市般润文化传播有限公司
710mm×1000mm　1/16　印张 15　字数 320 千字　2024 年 5 月北京第 1 版第 3 次印刷

购书咨询:010-64518888　　售后服务:010-64518899
网　　址:http://www.cip.com.cn
凡购买本书,如有缺损质量问题,本社销售中心负责调换。

定　　价:98.00 元　　　　　　　　　　　　　版权所有　违者必究

前言

中医药和民族医药等天然药物作为中国传统医药的重要组成部分，几千年来在中华民族防病治病的过程中发挥着重要作用，是我国人民经过长期同疾病斗争的经验总结和智慧结晶。随着科技的进步，人们对传统医药的认识程度已从最初单纯的外观形态认知发展到对药效物质基础与作用机理的研究。

在现代多种分析手段中，液相色谱和质谱技术因其高分离度和高灵敏度在天然药物分析中广泛应用，且已成为天然药物研究中不可或缺的主要手段之一。特别是在中药复杂体系定性、定量及作用靶点筛选等方面具有不可比拟的优势。

作者自涉足科学研究以来，一直坚持从事中医药及其复方的相关研究工作，并积累了一定经验，现将所研究成果整理成书，希望对中医药基础研究感兴趣的研究者有所启发。本书所涉及的研究成果均来自作者采用液相色谱、质谱，以及液质联用技术开展的具体实验研究案例，包括液相色谱在蒙药及其复方研究中的定性定量检测中的应用，质谱在中药炮制、中药提取物制备方法研究、天然植物药间相互作用研究中的应用，液质联用技术在中药质量控制、药代动力学、中药复方代谢组学、中药化学成分体外代谢、中药化学成分体外吸收、中药配伍研究中的应用。以上内容充分体现了液相色谱、质谱，以及液质联用技术在天然药物研究中发挥的作用。每项具体案例都对样品前处理、检测条件、实验结果进行了通俗易懂的详细阐述，便于读者对书中内容的深入理解。

本书由齐齐哈尔大学化学与化学工程学院辛杨和教学实验设备管理处王哲、齐齐哈尔医学院全科医学与继续教育学院王海军、大连理工大学化工学院化学分析测试中心杜芹芹编著。全书共分为四章，其中第1章由王哲编写，第2章由辛杨、王海军、杜芹芹编写，第3章由辛杨、王哲、王海军编写，第4章由辛杨编写。本书研究工作得到国家自然科学基金（81403067）和黑龙江省基本科研业务项目（UNPYSCT-2017160，YSTSXK201849，135209306，2018-KYYWF-0126，LTSW201742，135209227）支持。由于编者水平有限，书中难免有不足之处，敬请广大读者批评指正。

编者

2020 年 7 月

目 录

第1章
绪论 / 001

第2章
液相色谱在天然药物研究中的应用 / 061

第3章
质谱在天然药物研究中的应用 / 089

第4章
液质联用技术在天然药物研究中的应用 / 135

绪论

1.1
天然药物研究概况

我国拥有丰富的天然药物资源,据统计中草药有 12807 种,天然药物方有
2000 多种,藏药 3000 种,蒙药 745 种[1]。但是,许多天然药物由于药效成分不明
确,尚未能进入国际市场,这是目前天然药物面临的重大挑战,因此,天然药物现
代化研究有着极其重要的意义。要实现天然药物的现代化应用,首先要明确天然药
物中的成分。随着科学技术的发展,先进的检测仪器相继出现,给天然药物的现代
化研究带来了突破性的进展。在技术革新的过程中,天然药物成分的检测经历了从
最初的性状鉴别,经过粉末特征的显微鉴别,到紫外光谱(UV)、红外光谱(IR)
对特征官能团的鉴别,再到液相色谱(LC)与气相色谱(GC)检测阶段,直到现
在的质谱(MS)及液质联用(LC-MS)技术的应用。

1.1.1 天然药物化学成分研究

1.1.1.1 天然药物化学成分的研究思路

对于天然药物的研究,主要是对其中化学成分的研究,涉及几个学科的交叉。
包括天然药物化学、分析化学、药理学、药物动力学(药物代谢动力学)、药物化学。
天然药物化学顾名思义是运用化学原理和方法来研究天然药物的科学。天然药

物化学成分的研究内容包括：有效成分的分离、纯化、分子结构的分析鉴定。在分子结构的分析鉴定阶段，就要采用分析化学的方法。

分析化学是研究物质的组成、含量、结构和形态等化学信息的分析方法及理论的一门科学。分析化学的主要任务是鉴定物质的化学组成（元素、离子、官能团或化合物）、测定物质的有关组分的含量、确定物质的结构（化学结构、晶体结构、空间分布）和存在形态（价态、配位态、结晶态）及其与物质性质之间的关系等。因此，天然药物化学成分的研究离不开天然药物化学与分析化学两大学科。

在对天然药物化学成分鉴定之后，就是对其活性的研究，这就需要借助药理学的手段，药理学包括药效学与药物动力学，是研究药物与机体相互作用的学科。通过药效学的研究，可以阐明天然药物化学成分对机体产生的作用，从而为开发新药提供理论依据；通过药物动力学的研究，可以阐明天然药物化学成分在机体内的吸收、分布、代谢、排泄的情况，为天然药物化学成分的临床应用及剂型改革提供理论指导。

最后，还要对已研究有药效作用的天然药物化学成分进行构-效关系研究，从而对其进行结构改造、化学修饰，设计简单、低毒、低成本的合成路线，为开发更多高药效、低副作用的化学成分提供理论基础。这部分的研究就要依靠药物化学的手段。

天然药物化学成分是其发挥药效作用的物质基础，对它的深入研究是天然药物现代化的关键和核心，既有利于揭示天然药物的作用机制、方剂理论、配伍规律，也对优化制剂工艺、制定天然药物质量控制标准、实现天然药物现代化并走向国际市场具有重要意义。

1.1.1.2 天然药物化学成分的研究目的与内容

天然药物化学成分研究的目的主要是探讨阐明中医药理论的物质基础，为新药研制、扩大资源、寻找新药源提供有效途径，为合理采集、妥善贮藏提供科学依据，为真伪鉴别、质量控制提供可观指标，为合理炮制提供化学依据，为探索天然药物治病机理创造有利条件。

天然药物化学成分的研究包括以下内容。

（1）化学成分研究　天然药物化学成分的研究、天然药物饮片中化学成分的研究、中成药中化学成分的研究、天然药物饮片煎煮前后化学成分的变化研究、天然药物饮片炮制前后化学成分的变化研究、药对配伍对天然药物化学成分的影响研究、复方配伍对天然药物化学成分的影响研究。

从化学的角度研究天然药物化学成分，研究较多的是炮制与配伍，天然药物炮制的目的主要是减毒和增效，通过天然药物炮制可以消减有毒成分的含量并提高有效成分的煎出量、破坏或改变毒性成分的化学结构、破坏共存酶的活力以防止酶解作用的发生、与某种特殊的辅料起到协同作用等。例如，马钱子经炮制减毒的机理是其在砂烫或油炸等加热过程中，马钱子碱首先被破坏，而士的宁部分被破坏，同时转化成异马钱子碱、异士的宁碱及其氮氧化物。又如，黄芩经用沸水煮或蒸软后切片，其色黄而鲜艳，若用冷水泡软切片，则饮片变绿色，这是因为黄酮含有酶，冷水能使其中的黄芩苷和汉黄芩苷酶解后产生葡萄糖醛酸和两种相应的苷元，而其中的黄芩素是一种邻位的三羟基黄酮，本身不稳定，容易转化为醌类而变成绿色[2]。天然药物炮制的方法有很多，如酒制、蜜制、醋制等。炮制方法的研究难度较大，炮制的条件不容易控制，因此要实现天然药物的现代化，炮制的规范化也是非常重要的。

天然药物配伍是指在使用两味以上的药物时，必须有所选择，达到增效减毒的目的。传统天然药物多为汤剂，天然药物配伍以后在煎煮制备过程中可能会发生许多复杂的物理化学变化，由于多种成分的共存，煎煮过程中可能产生不溶性成分或产生新的化合物，如生物碱与鞣质可形成鞣酸生物碱沉淀，酚性化合物及含羧基的化合物与金属离子形成络合物；pH 的变化使某些化学成分的含量发生变化。复方配伍也可以降低有毒成分的含量，如附子与甘草配伍后乌头碱可以与甘草酸生成沉淀从而降低乌头碱在药液中的含量达到减毒的目的。将单味药的化学成分与复方配伍以后的化学成分进行数量和质量上的对比，分析天然药物配伍的规律，用实验的方法阐明天然药物复方的配伍不是药物数及量上的简单相加，也不是机械的毒、副作用的抵消，而是通过药物之间复杂的配伍作用使之发生质的改变。何桂霞等研究了芍药汤配伍的化学变化[3]，结果表明，酸性成分（大黄蒽醌类、黄芩苷、甘草酸、鞣质等）与碱性成分（小檗碱）形成沉淀而影响活性物质的含量，煎煮液中加入人工胃液后有效成分的含量均有提高[4]。复方煎煮过程中也会产生新物质，主要有配位化合物、分子配合物和化学反应产物等。

（2）与机体相互作用研究　主要包括药效学研究、药物动力学研究、代谢组学研究。

药效学是研究药物对机体作用的学科，药效学研究是对药效成分药理作用的观测和作用机理的探讨。药效学的研究目的是确定药物的治疗作用及药物的一般药理作用，为新药临床试验提供可靠依据。天然药物化学成分的药效学研究可通过观测生理机能的改变（如对中枢神经系统产生兴奋还是抑制、对心肌收缩力或胃肠道运动是加强还是减弱等），通过测定生化指标的变化（如血糖、电解质，血管紧张素等生理活性物质）以及观测组织形态学变化（如血细胞大小、甲状腺大小等）来探讨天然药物化学成分对机体的作用机理。

药物动力学是研究机体对药物作用的学科，主要研究药物进入体内后在吸收、分布、代谢、排泄过程中量的变化或血药浓度的变化。定量描述这一动态变化即为药物动力学（又常称药代动力学、药动学、药代学等）。目前国内申报一、二类新药都必须有药物动力学的研究资料。在美国，约有 40% 的先导物就因动力学有问题而被淘汰，可见血药浓度测定在药物动力学研究中的重要性。由于检测体内药物存在浓度低、变化大、干扰多等特点，故高选择性和高灵敏度的微量检测技术就成为研究的有力手段。

此外，药动学研究中的代谢过程研究对于新药开发也是必不可少的。由于药物在体内发生了代谢反应，代谢产物与原型药物相比，其结构发生了一定程度的变化，同时其理化性质和药理活性均发生了一定程度的改变。一些药物经代谢后活性下降或者失去了药理活性，随尿和粪便最终排出体外，但也有一些药物通过代谢产生了有药理活性或毒性的代谢产物。药物进入体内后，经过血液循环到达各个组织器官，发挥药效或产生毒性。但是这些作用并不一定全部由原型药物所产生，由于药物经过代谢后产生的代谢产物也有可能具有同样的药理作用或毒性，所以有必要对代谢产物进行研究，发现并确定药物产生药理或毒性作用的物质基础。相比较于原型药物，代谢产物活性变化较为复杂，概括起来大致有下列几种变化[5]：①代谢产物活性小于母药，如维拉帕米的代谢产物去甲维拉帕米的活性小于母药；②代谢产物的活性与母药相当，如普鲁卡因胺在体内被代谢为乙酰普鲁卡因胺，两者均具有抗心律失常活性，且活性相当，只是两者的药动学行为发生了改变；③代谢产物的活性消失，如去甲肾上腺素和氯霉素在体内代谢后失活；④代谢产物活性大于母药，如氯雷他定的代谢产物去羧乙氧基氯雷他定的抗组胺活性大于氯雷他定，因此通过活性代谢产物来寻找更为安全有效的药物是目前新药开发研究的一条重要线索；⑤还有一些代谢产物产生与原药不同的活性，如药物本身没有药理活性，需在体内经代谢激活，才能发挥作用，被称为前体药物（prodrug）。它们一般是通过Ⅰ相代谢反应被激活，再通过Ⅰ和Ⅱ相代谢反应失活和消除。如抗帕金森病药左旋多巴，可迅速进入中枢神经系统的神经元，在那里代谢为多巴胺，发挥治疗作用，一方面提高了药物作用的选择性，另一方面降低了两者的外周不良反应发生率。同时代谢产物在毒性上也可能与原型药物不同：①代谢产物的毒性较原药升高了；②代谢产物毒性降低，如特非那定在体内代谢后毒性降低；③有些代谢产物产生出新的毒性，如一些药物在体内经代谢转化后可形成毒性代谢产物，如对乙酰氨基酚在体内可以形成具有肝毒性的中间代谢产物；磺胺噻唑的乙酰化产物溶解度降低，导致在肾小管析出结晶，引起肾损害。

近20余年的研究结果表明，多数药物可在体内转化产生具活泼反应性的代谢产物，进而产生新的药理活性和毒性。因此，药物代谢不仅影响药物作用的强弱和持续时间的长短，而且还会影响药物治疗的安全性。对药物的代谢产物进行全面的分离鉴定，在此基础上进行药效和毒性研究，可以明确药物的生物转化过程，揭示药物产生药效和毒性的物质基础和作用机制。

代谢组学是继基因组学、转录组学、蛋白质组学后发展起来的一门新兴学科，是系统生物学的重要组成部分。代谢组学的概念来源于代谢组，代谢组是指某一生物或细胞在一特定生理时期内所有的低分子量代谢产物，代谢组学则是对某一生物或细胞在一特定生理时期内所有低分子量代谢产物同时进行定性和定量分析的一门学科。代谢组学研究的对象是内源性代谢物，通过体液的"代谢指纹图谱"可直接反映体内生物化学过程，从而为新的生物标志物的发现、新药筛选、作用机制研究、毒性评价提供一个新的研究系统。由于新药的发现最终必须在整体动物的药理和疾病模型上予以证实，才能将活性物质作为候选药物进行开发研究，因此通过代谢组学能鉴别和确证药效和毒性模型，并认识"代谢指纹图谱"变化的原因，从而阐明药物作用的靶点或受体。

1.1.1.3　天然药物化学成分的研究方法

天然药物化学成分的研究方法包括定性方法与定量方法。

（1）定性方法　主要采用现代的仪器分析技术，包括用于成分分离的色谱法和用于结构鉴定的波谱法。天然药物化学成分的分离已从耗时的人工过柱子方法发展到了逆流色谱、组合色谱自动收集化学成分的方法，并已成为分离天然药物化学成分的主要方法，各种气相色谱、液相色谱技术目前已成为常规的分离与检测手段，近年来毛细管电泳也已应用于成分分离。在结构鉴定上，紫外、红外、核磁共振与质谱的联合应用仍是主要手段，特别是近年来质谱仪器在离子源和质量分析器上的技术革新，使复杂成分鉴定更为简便。

（2）定量方法　主要采用色谱法及色谱-质谱联用法，对于某类混合成分的定量方法主要采用紫外光谱法。

1.1.2　天然药物的质量控制

天然药物的质量是保证天然药物走上国际市场的前提，要想提高天然药物的质量，就要对天然药物进行标准化，制定天然药物的质量控制标准。要想实现天然药物的标准化，就要将天然药物的种植、采收、加工等均进行标准化，应用现代的分析方法对天然药物及其制剂中所含的活性成分、毒性成分、农药残留量及杂质定量分析，使之达到规定的质量标准，最终实现天然药物化学成分的标准化。

1.1.3　天然药物复方的研究

天然药物很少以单味药的形式应用于临床，大多以复方的形式用于防治疾病。天然药物复方最大的特点就在于它的整体性和复杂性，天然药物复方按照君、臣、佐、使的组方原则，构成有主次之分的一个有机整体。天然药物复方中存在着各味药物之间化学成分的相互影响，中医理论称之为相须、相使、相乘、相恶等，从而产生与单味天然药物药理作用的差异。天然药物复方的药效成分并不是方中各味天然药物化学成分的简单加和，因此产生的药理作用也不是单味药药理作用的加和。对天然药物复方的研究可采用与单味天然药物相同的研究思路与分析检测手段对其总体化学成分、药理作用、代谢组学进行研究，可以从其君药着手，按照由主到次的顺序进行研究；复方君药的成分往往是方中的主要成分，因此可以对复方中含量较高的一种或几种化学成分进行研究，从而阐明复方治疗疾病的物质基础；还可对药味较多的天然药物复方进行拆方研究其治疗效果与物质基础，逐渐缩小研究范围，确定方中必不可少的天然药物，然后去寻找发挥药效的最佳配比，尽可能在保持原有疗效的基础上简化复方组成；复方中发挥药效的成分很可能不是所有单味药中的任何化学成分，而是各味天然药物配伍后产生的新的化学成分发挥的作用，在这种情况下，就要清楚各味天然药物的化学成分，从而通过比较复方中化学成分与各味药原有化学成分来阐明复方的药效作用是否是新化合物作用的结果；还可以将一个天然药物复方视为整体化学组，确定一定的适应证及可评价模型和参数。在保证疗效的前提下，按照药材或化学性质分为若干子化学组，研究各组关系后进行取舍提炼。如清开灵注射液可以分为 9 个子化学物质组，在保证减毒和疗效的前提下，最佳配伍为胆酸类、黄芩苷类、栀子环烯醚萜类、珍珠母提取物四组，从而开发了一类治疗脑水肿的新药[6]。

1.2
液相色谱技术应用简介

1.2.1　薄层色谱原理及其在天然药物化学成分研究中的应用

薄层色谱法（TLC），是将适宜的固定相涂布于玻璃板、塑料或铝基片上，成一均匀薄层。待点样，展开剂展开后，根据比移值（R_f）与适宜的对照物按同法所得的色谱图的比移值作对比，用以进行药品的鉴别、杂质检查或含量测定的方法。薄层色谱法是快速分离和定性分析少量物质的一种很重要的实验技术，也用于跟踪反应进程。

薄层色谱法是一种吸附薄层色谱分离法，它利用各成分对同一吸附剂吸附能力的不同，使在展开剂（流动相）流过吸附剂（固定相）的过程中，连续地产生吸附、解吸附、再吸附、再解吸附，从而达到各成分的互相分离的目的。吸附剂一般是极性的，如硅胶、氧化铝和磷酸钙等，化合物的分离是基于吸附剂、被吸附物质和展开剂的性质不同而发生的。当把已经点样的极性吸附剂涂布的薄板放入展开剂时，展开剂则凭借毛细效应开始进入相互连接的薄层板中。随着展开剂在薄层板上的移动，点在薄层板上的样品就不同程度地随着展开剂的移动而移动，但是因被分离化合物的极性有差异，故不同化合物与吸附剂和展开剂的亲和力就有差异，进而出现展开时化合物在薄层板上移动的距离不一样，从而使样品中各组分得到分离。

比移值（R_f）表示溶质（样品）在流动相和固定相中运动的状况，也就是溶质移动和流动相移动的关系，因为二者是在同一时间、同一起点展层，所以可用它们之间移动距离比表示，R_f＝展开后斑点与原点之间的距离/原点与溶剂前沿之间的距离。在薄层色谱中影响 R_f 值的因素有很多，例如薄层的厚度、展开方式、温度、相对湿度、展开溶剂等。因此，根据 R_f 值直接定性，准确性往往较差，故在实际工作中采用标准对照法，这种方法是在同一薄层板上，同时分别点加样品溶液及待测化合物的标准溶液，展开后若待测样品化合物的 R_f 值与标准物质的 R_f 值相同，则可认为待测化合物与标准物质相同，由于这种方法是在同一张薄层板上进行色谱分离，其条件相同，故数据相对准确可靠。

薄层色谱可根据作为固定相的支持物不同，分为薄层吸附色谱（吸附剂）、薄层分配色谱（纤维素）、薄层离子交换色谱（离子交换剂）、薄层凝胶色谱（分子筛凝胶）等。一般实验中应用较多的是以吸附剂为固定相的薄层吸附色谱。玻璃板在使用前必须洗净、干燥备用。玻璃板除另有规定外，用 $5cm×20cm$，$10cm×20cm$ 或 $20cm×20cm$ 的规格，要求光滑、平整，洗净后不附水珠，晾干。

薄层色谱中最常用的吸附剂有硅胶 G、硅胶 GF 254、硅胶 H、硅胶 HF254，其次有硅藻土、硅藻土 G、氧化铝、氧化铝 G、微晶纤维素、微晶纤维素 F254 等，其颗粒大小，一般要求直径为 $10~40\mu m$。对于薄层的涂布，一般可分无黏合剂和含黏合剂两种，前者系将固定相直接涂布于玻璃板上，后者系在固定相中加入一定量的黏合剂，一般常用 $10\%~15\%$ 煅石膏（$CaSO_4·2H_2O$ 在 140℃烘 4h），混匀后加水适量使用，或用羧甲基纤维素钠水溶液（$0.5\%~0.7\%$）适量调成糊状，均匀涂布于玻璃板上。

点样分为手动点样和自动点样，手动点样主要器具为微量毛细管和微量注射器；自用点样采用半自动点样仪或全自动点样仪，按预设程序自动点样。手动点样灵活方便，常用于各种 TLC 鉴别中，器具以微量毛细管最常用。仪器的自动点样准确性好，常用于薄层扫描法的含量测定。

展开剂也称溶剂系统、流动相或洗脱剂，主要任务是溶解被分离的物质，在吸附剂薄层上转移被分离物质，使各组分的 R_f 值在 0.2~0.8 之间并对被分离物质要有适当的选择性。

最后就是对薄层板的显色，通用显色剂有硫酸溶液（硫酸：水＝1：1，硫酸：乙醇＝1：1）、0.5%碘的三氯甲烷溶液、中性 0.05%高锰酸钾溶液、碱性高锰酸钾溶液；还有一些专属显色剂，如显色甾苷类的茴香醛硫酸溶液、萜类的磷钼酸溶液、酚类的 $FeCl_3$ 溶液等。

薄层色谱能够提供图像用以直接观测并传达色谱结果，具有速度快、灵敏度高、溶剂消耗量少、制备量大、成本低、操作方便简单等优点[7]。薄层色谱在天然药物研究中的应用主要有药用植物活性成分提取分离及含量测定、中药材品种真伪鉴定及其代用品寻找、探索柱色谱分离条件、精制和制备纯品的药物等。常用的薄层色谱法有薄层扫描法（TLC scanning method）、高效薄层色谱（HPTLC）、制备薄层色谱（PLC）、反相薄层色谱（RP-TLC）、微乳薄层色谱（METLC）、二维薄层色谱加压薄层色谱（OPLC）、离心薄层色谱（RPC）以及薄层色谱联用技术（TLC-coupling techniques）。

1.2.1.1 薄层扫描法

被测样品经薄层板分离后，用薄层扫描仪在样品特定吸收波长处扫描，利用仪器测量透过斑点或被斑点反射的光束强度的变化来进行定量分析，是一种高效、方便、精确地定量测定样品成分含量的方法[8]。需要根据薄层斑点的面积积分，利用回归方程来算出样品各成分含量。利用薄层色谱扫描法具有以下优势：有很高的分离选择性，因为可以选择不同的流动相和固定相，可以选择强制展开、梯度展开及一维、二维和多维薄层色谱；效率高；检测非常方便、廉价；可反复用不同的方法扫描；对制样要求不高。但用薄层色谱扫描法进行定量分析，其准确性和重现性与高效薄层色谱法有一定的差距，故可能逐步被高效薄层色谱。邓双运用薄层色谱新型内标法测定了黄芩及含黄芩的中成药中有效成分黄芩苷的含量[9]。戚爱棣等通过双波长薄层扫描法测定了提取液中姜黄素的含量[10]。沈宁研究了基于数字图像原理的薄层扫描色谱技术在南五味子中五味子甲素含量测定中的应用，证明基于数字图像原理的薄层扫描色谱技术定量分析方法是一种简便快速、经济可靠的分析方法[11]。

1.2.1.2　高效薄层色谱

诞生于 20 世纪 70 年代的高效薄层色谱，目前已经成为平面色谱里最重要的一种。高效薄层色谱的分离能力比薄层色谱法高得多，因为薄层色谱过程中的分辨率与吸附剂半径的平方成反比，高效薄层色谱的吸附剂颗粒细小，粒径分布窄，一般为 $3 \sim 8 \mu m$，可用喷雾法喷在薄板上制成；点样方式有所改进，和毛细管点样器相比可以自动或半自动完成，使得在同一块板上点样数增加；展开方式除了可同普通薄层色谱一样直线展开外，还可采用圆心式展开和向心式展开。随着点样技术、板技术的改进以及检测灵敏度的提高，高效薄层色谱的分离能力大大提高。现代高效薄层色谱结合其他联用检测技术，其灵敏度和可靠性已接近或达到高效液相色谱效果[12]，高效薄层色谱有如下突出的优点[13]：容量大，一块高效薄层色谱能同时对多达 40 个样品进行分离；效率高，平均 1min 分离 5 个以上组分；因为使用的是一次性的固定相，故避免了记忆效应；鉴定可靠、快速、价廉；定量准确、灵敏，广泛地应用于医药、环境、食品化学等方面的定性和定量分析[14]。Kaur 等[15] 采用高效薄层色谱分析了止泻木（*Holarhena antidysenterica*）中的止泻木碱（conessine）。杨成等[16] 采用高效薄层色谱法分析多糖酸水解产物，同时应用两种显色剂以及薄层扫描技术获得可区别中药多糖的特征图谱以及多糖酸水解产物中两类成分的特征薄层色谱，可用于区分来自冬虫夏草、灵芝、黄芪、人参、西洋参和三七的 6 种多糖组分。Evans 等[17] 采用高效薄层色谱在不同条件下分析了光滑双脐螺（*Biomphalaria glabrata*）中的 β 胡萝卜素和叶黄素的含量。刘和平等[18] 以柴胡正品北柴胡为基础建立柴胡皂苷高效薄层荧光色谱指纹图谱，并对同属品种南柴胡、锥叶柴胡、多枝柴胡、三岛柴胡、西藏柴胡等的指纹图谱进行比较分析。Zhou 等[19] 利用高效薄层色谱分析了球茎草芦中的生物碱。刘美廷等[20] 建立何首乌与制何首乌的高效薄层色谱指纹图谱，并对不同干燥方式、生长年限、产地来源的药材进行比较分析。

1.2.1.3　制备薄层色谱

通常用于分离提纯 1～1000mg 的物质，比分析型的薄层色谱处理量要大。分析型的薄层色谱载样量一般小于 1mg/g（样品/吸附剂），制备薄层色谱样品过载，一般大于 1mg/g（样品/吸附剂）。制备型薄层色谱的尺寸和厚度均比分析型的要大（通常厚度为 0.5～2.0mm）。制备薄层色谱最主要的目标不是要达到最大的峰容量，而是要得到最大的分离收率，以得到纯的化合物来进行色谱、光谱分析或进行生物活性检测等，故其非常适合微量制备分离的场合。展开剂可以通过毛细作用展开，也可以通过压力展开（或强迫流动展开）[21,22]。相对于分析型的薄层色谱，制备薄层色谱由于板尺寸大，吸附剂的颗粒大，而且样品过载，所以同等条件下制备薄层色谱的分离效果比分析型的薄层色谱的分离效果要差。制备薄层色谱要得到较好的分离效果，其使用的展开剂用来展开分析薄层色谱板时，至少保证 $0.1R_f$ 的分离度。制备薄层色谱板的厚度大于 1.5mm 时，分离效果下降，最优的厚度为 0.5～1.0mm，展开距离不能超过 20cm。制备薄层色谱与分析型薄层色谱的操作程序基本一样。目前制备薄层色谱法有微量吸管法、融污斑点法、接触加样法、热微量转移技术及滤纸移样法等上样方式[23]。中药研究中纯品的制备一般通过制备薄层色谱法，因为和制备高效液相色谱比较，制备薄层色谱成本低、方便、快速，而且所用试剂对环境的污染也少些。程德军等[24] 将杜仲叶粉通过两次制备薄层色谱纯化得到绿原酸。Meyer 等[25] 利用制备薄层色谱从臭春黄菊（*Anthemis cotula*）中提取出纯的倍半萜内酯-臭春黄菊内酯（一种致敏原）标准品。Katarina[26] 等利用制备薄层色谱从散点金丝桃（*Hypericum atomarium* ssp. Degenii）中提取出抗菌活性物质异戊烯化间苯三酚类成分 hyperalmarin。Zhu 等[27] 利用制备薄层色谱纯化制备了 1-脱氧野尻霉素（DNJ）。蔡建等[28] 通过制备薄层色谱和反相 HPLC 多种色谱分离方法相结合，从中药钩藤水煎煮提取物中分离得到 5 种生物碱类化合物。

1.2.1.4　反相薄层色谱法

当流动相的极性大于固定相的极性时，就形成反相薄层色谱，一般反相薄层色谱的固定相是化学键合相，虽然制备稍复杂，但其斑点扩散小，广泛用于天然药物的分离，特别适合于组分复杂的混合物的分离。目前可以比较便宜地得到羟基键合了十八烷基的硅胶板。化学键合相硅胶的硅烷化程度也可为分离提供选择性，可根据样品性质选择适当固定相材料，实现最佳分离效果。反相薄层色谱主要用于极性成分复杂的样品，又可用来考察摸索高效液相色谱的分离条件。兰亦青等[29] 建立了用反相薄层色谱同时分析白芍中丹皮酚、苯甲酸和芍药苷 3 组分的定量方法。Marchand 等[30] 用反相薄层色谱分析了青蒿（*Artemisia annua* L.）的青蒿素，并将其与正相薄层色谱作了比较。Atrrog 等[31] 用反相薄层色谱从菊科植物 *Amphoricarpos neumayeri* 中分离了愈创木内酯。

1.2.1.5 微乳薄层色谱法

微乳薄层色谱中的微乳是由油相、水相、表面活性剂以及助表面活性剂在适当比例下自发形成的一种透明或半透明、低黏度、各相同性且热力学稳定的油水混合体系。一般由表面活性剂和助表面活性剂共同起稳定作用。胶束色谱理论认为，当流动相中存在胶束及两性表面活性剂，展开体系具有增溶、降低界面张力作用，并且因静电、疏水、立体、萃取与反萃取等效应，使其具有独特的选择性，适用于分离差别细微的物质。微乳与胶束皆属缔合体，均为无色透明、低黏度的热力学稳定体系，但微乳与胶束相比，具有更大的增溶量，因而更有利于对待测组分进行分离鉴定。与传统薄层色谱相比，微乳薄层色谱分离效果显著提高，分离的斑点数增加且斑点圆而集中，灵敏度较高，重现性和溶剂稳定性良好。崔淑芬等[32]将微乳薄层色谱应用于3种甘草药材的鉴别。康纯等[33]以6种十二烷基磺酸钠（SDS）-正丁醇-正庚烷-水微乳液作为展开剂，通过聚酰胺薄层色谱，分离和检测14种中药材、饮片及中成药的黄酮类成分，考察了微乳液类型、酸度等因素对分离效果的影响。潘弟仪等[34]以聚酰胺薄膜为固定相，以SDS-正丁醇-正庚烷-水微乳液为展开剂，采用黄芩苷、黄芩素为对照品，通过单因素试验逐一考察微乳液各成分比例对黄芩药材薄层分离的影响，确定最优的微乳展开剂。张晓梦等[35]以5种配比的SDS-正丁醇-正庚烷-水微乳系统为展开剂，以聚酰胺薄膜为固定相，鉴别槐花甘枳丸中多种药味的特征成分。

1.2.1.6 二维薄层色谱

一种新型的薄层色谱技术。特别适用于常规一维薄层色谱不能分离的多组分复杂的混合物，已广泛地应用于生物化学、生物学、天然产物、药物和环境化学的分离分析。常用的二维薄层色谱主要有三种：单固定相二维色谱、双固定相二维色谱以及二维移植色谱。

（1）单固定相二维薄层色谱　即薄层板只有一种固定相涂层。样品在薄层板的一角点状点样，在第一个方向上展开，晾干之后，旋转90°，在第二个方向再次展开，整个过程见图1-1。

为达到较好的分离效果，一般可选择中等极性的固定相，并在两个方向上使用不同的溶剂系统，使两个维度分别为正相展开系统和反相展开系统。当然，理论上也可以在两个维度上都使用相同的展开系统，但这样只是相当于延长了展距，对分离效果并无明显的提升，因此较少被采用。由于两次展开都在同一块薄层板上进行，因此第一维所使用的展开剂很可能会对固定相的性质造成一定的影响，为了避免这种情况的发生，在两次展开之间的流动相去除步骤十分关键。倘若第一维展开剂中含水，则干燥过程将十分耗时，且很难控制薄层板的含水量，故建议将含水展开剂放在第二维，以确保方法的重现性。

（2）双固定相二维薄层色谱　即薄层板铺有两种不同的固定相涂层，一种涂层

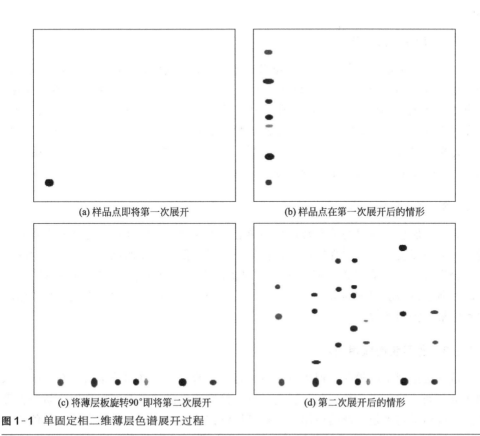

(a) 样品点即将第一次展开

(b) 样品点在第一次展开后的情形

(c) 将薄层板旋转90°即将第二次展开

(d) 第二次展开后的情形

图1-1 单固定相二维薄层色谱展开过程

为一窄条带，薄层板的剩余空间铺满另一种涂层。样品在条带涂层的一端点状点样，在第一个方向上展开，晾干之后，旋转90°，在第二种涂层上进行展开[36]。第一维固定相还能起到预浓缩的作用，使第二维展开的条带更细，展开结果更为美观。

（3）二维移植薄层色谱　与双固定相二维色谱有些许相似，也是在第一维的固定相展开之后，旋转90°，将样品在另一种固定相上进行展开，但不同之处在于两种固定相是相互独立的，样品从第一相到第二相的转移是通过将两块薄层板面对面放置，部分重合后用夹子固定住，利用洗脱能力较强的展开剂将样品从第一维固定相中推至第二维固定相中。二维移植色谱可实现多个样品同时展开，只需在第一维展开时将样品并列点在同一块薄层板上，展开过程结束之后沿着展开方向将薄层板裁成狭窄条带，下一步分别转移至各自的相同或不同的第二维固定相进行展开即可。二维移植色谱与前两种二维色谱相比，有更为广泛的固定相类型可供选择，可在不同的分离维度上选择不同的固定相进行组合，取得更为理想的分离效果。

王婷等[37] 研究探讨了二维薄层色谱在准噶尔乌头中生物碱成分分析中的应用，对准噶尔乌头中多种生物碱进行分离，对其种类进行定性分析。戴待等[38] 采用单因素法，筛选出最佳一维薄层色谱条件，结合二维薄层色谱法对17批不同批次的新疆雪菊药材进行鉴别。

1.2.1.7 加压薄层色谱

加压薄层色谱依靠加压泵将展开剂直接泵入薄层板中，并通过泵来调节展开剂的流速。分析方式主要有：①离线点样-分离-离线扫描，可同时分析多个样品；②离线点样-分离-在线检测，可以和紫外等检测器连接测定连续洗脱后的展开剂；③在线进样-分离-离线扫描，与进样器连接，直接在线进样分离后取出薄层板检测，每次只能分析一个样品；④在线进样-分离-在线检测，与高效液相色谱法相似。可根据试验需要选择不同分析方法。

1.2.1.8 离心薄层色谱

离心薄层色谱通过高速旋转产生的离心力加速展开剂的运动，主要特点有分离量大、分离速度快、分离性能好、操作简单、成本低等。李水红[39] 对田七中的有效成分进行提取，采用离心薄层色谱仪制备出人参皂苷 Rg_1 单体。徐晨等[40] 采用离心薄层色谱法提取纯大豆磷脂酰胆碱，找到了离心薄层色谱法提纯大豆磷脂酰胆碱的最佳控制条件。

1.2.1.9 薄层色谱联用技术

该方法出现得比较晚，但该方法特别是高效薄层色谱联用技术由于有自己特殊的优势，如适应性强、得到的干扰信息少、检测后已经分离开的样品很容易回收等优点，得到了越来越广泛的应用。包括薄层色谱或高效薄层色谱与高效液相色谱联用、薄层色谱-质谱联用以及薄层色谱与拉曼光谱联用等。薄层色谱是一种分离效率高、成本低、样品用量少、应用广泛的微量分离手段，而质谱是一种灵敏度高、选择性好、可进行有效定性分析的现代仪器。因此两者的联用，实现了优势互补，为复杂样品的定性提供了一条有效的途径。薄层色谱-质谱联用技术接口技术包括提纯直接引入法、热蒸发法特殊洗脱技术和毛细管技术等。Schulte 等[41] 用高效薄层色谱-拉曼光谱联用分析了树花粉中的类胡萝卜素。Berkel 等[42] 用薄层色谱-质谱联用技术分析了北美黄连中的生物碱。

薄层色谱技术发展到目前已经很成熟了，和各种检测技术的联用，使得薄层色谱成为一种越来越强大的技术手段，在天然药物中有效成分的分离提取研究中，也得到越来越广泛的应用。

1.2.2 高效液相色谱原理及其在天然药物研究中的应用

作为色谱分析法的一个分支，高效液相色谱法是在 20 世纪 60 年代末期，在经典液相色谱法和气相色谱法的基础上，发展起来的新型分离分析技术。液相色谱包括传统的柱色谱、薄层色谱和纸色谱。50 年代后期气相色谱法在色谱理论研究和实验技术上迅速崛起，而液相色谱技术仍停留在经典操作方式，其操作繁琐，分析时间冗长，因而未受到重视。60 年代以后，随着气相色谱法对高沸点有机物分析局限性的逐渐显现，人们又重新认识到液相色谱法可弥补气相色谱法的不足之处。60 年代末随着色谱理论的发展，色谱工作者已认识到采用微粒固定相是提高柱效的重要途径，随着微粒固定相的研制成功，液相色谱仪制造商在借鉴了气相色谱仪研制经验的基础上，成功地制造了高压输液泵和高灵敏度检测器，从而使液相色谱法获得新生。

高效液相色谱（high performance liquid chromatography，HPLC）是化学、生物化学与分子生物学、医药、农业、环保、商检、药检、法检等学科领域与专业最为重要的分离分析技术，是分析化学家、生物化学家等用以解决他们面临的各种实际分离分析课题必不可缺少的工具。国际市场调查表明，高效液相色谱仪在分析仪器销售市场中占有最大的份额，增长速度最快。

从分析原理上讲，高效液相色谱法和经典液相（柱）色谱法没有本质的差别，但由于它采用了新型高压输液泵、高灵敏度检测器和高效微粒固定相，而使经典的液相色谱法焕发出新的活力。经过几十年的发展，现在高效液相色谱法在分析速度、分离效能、检测灵敏度和操作自动化方面，都达到了和气相色谱法相媲美的程度，并保持了经典液相色谱对样品适用范围广、可供选择的流动相种类多和便于用作制备色谱等优点。高效液相色谱法具有以下特点：

（1）分离效能高　由于新型高效微粒固定相填料的使用，液相色谱填充柱的柱效高。

（2）选择性高　由于液相色谱柱具有高柱效，并且流动相可以控制和改善分离过程的选择性。因此，高效液相色谱法不仅可以分析不同类型的有机化合物及其同分异构体，还可分析在性质上极为相似的旋光异构体，并已在高疗效的合成药物和生化药物的生产控制分析中发挥了重要作用。

（3）检测灵敏度高　在高效液相色谱法中使用的检测器大多数都具有较高的灵敏度，如被广泛使用的紫外吸收检测器，最小检出量可达 10^{-9} g；用于痕量分析的荧光检测器，最小检出量可达 10^{-12} g。

（4）分析速度快　由于高压输液泵的使用，相对于经典液相（柱）色谱，其分析时间大大缩短，当输液压力增加时，流动相流速会加快，完成一个样品的分析时间仅需几分钟到几十分钟。

高效液相色谱法除具有以上特点外，它的应用范围也日益扩展，由于它主要使用了非破坏性检测器，样品被分析后，在大多数情况下，可除去流动相，实现对少量珍贵样品的回收，亦可用于样品的纯化制备。其缺点是：价格昂贵，要用各种填料柱，容量小，分析生物大分子和无机离子困难，流动相消耗大且有毒性的居多。

1.2.2.1　高效液相色谱原理

（1）吸附系数　在液固色谱法中，固定相是固相吸附剂，它们是一些多孔性的极性微粒物质，如氧化铝、硅胶等。它们的表面存在着分散的吸附中心，溶质分子和流动相分子在吸附剂表面呈现的吸附活性中心上进行竞争吸附，这种作用还存在于不同溶质分子间，以及同一溶质分子中不同官能团之间。由于这些竞争作用，便形成不同溶质在吸附剂表面的吸附-解吸平衡，这就是液固吸附色谱具有选择性分离能力的基础。

当溶质分子在吸附剂表面被吸附时，必然会置换已吸附在吸附剂表面的流动相分子，这种竞争吸附可用下式表示：

$$X_m + nM_s \xrightleftharpoons[\text{解吸}]{\text{吸附}} X_s + nM_m$$

式中，X_m 和 X_s 分别表示在流动相中和吸附在吸附剂表面上的溶质分子；M_m 和 M_s 分别表示在流动相中和在吸附剂上被吸附的流动相分子；n 表示被溶质分子取代的流动相分子的数目。当达到吸附平衡时，其吸附系数（adsorption coefficient）为：

$$K_A = \frac{[X_s][M_m]^n}{[X_m][M_s]^n}$$

K_A 值的大小由溶质和吸附剂分子间用互作用的强弱决定。当用流动相洗脱时，随流动相分子吸附量的相对增加，会将溶质从吸附剂上置换下来，即从色谱柱上洗脱下来。吸附系数可通过吸附等温线数据或薄层色谱的 R_f 值进行估算。

溶质分子与极性吸附剂吸附中心的相互作用，会随溶质分子上官能团极性的增加或官能团数的增加而加强，这会使溶质在固定相上的保留值增大。不同类型的有机化合物，在极性吸附剂上的保留顺序如下：

氟碳化合物＜饱和烃＜烯烃＜芳烃＜有机卤化物＜醚＜硝基化合物＜腈＜叔胺＜酯、酮、醛＜醇＜伯胺＜酰胺＜羧酸＜磺酸

此外，溶质保留值的大小与空间效应有关。若与官能团相邻的为庞大的烷基，则会使保留值减小；而顺式异构体要比反式升构体有更强的保留。此外，溶质的保留还与吸附剂的表面结构，即吸附中心的几何排布有关。当溶质的具有一定几何形状的官能团与吸附剂表面的活性中心平行排列时，其吸附作用最强。因此液固色谱法表现出对结构异构体和几何异构体有良好的选择性；对芳烃异构体及卤代烷的同分异构体也显示良好的分离能力。

（2）分配系数　在液液分配色谱中，固定液被机械吸附在惰性载体上，溶质分子依据它们在固定液和流动相中的溶解度，分别进入两相进行分配，当系统达到分配平衡时，分配系数（partition coefficient）为：

$$K_P = \frac{C_s}{C_m} = k'\frac{V_m}{V_s} = k'\beta, \quad \beta = \frac{V_m}{V_s}$$

式中，C_s 和 C_m 分别表示溶质在固定相和流动相中的浓度，k' 为容量因子，V_m 和 V_s 分别表示色谱柱中流动相和固定相的体积，β 为相比率。

由于可用作固定液的有机化合物种类繁多，因此液液色谱法对各种样品都能提供良好的选择性。依据固定相和流动相的相对极性的不同液液色谱法可分为：正相

液液色谱法（固定相的极性大于流动相的极性）和反相液液色谱法（固定相的极性小于流动相的极性）。正相和反相液液色谱法都可用于分离同系物及含有不同官能团的多组分的混合物。在正相液液色谱中，固定相载体上涂布的是极性固定液，流动相是非极性溶剂。它可用来分离极性较强的水溶性样品，洗脱顺序与液固色谱法在极性吸附剂上的洗脱结果相似，即非极性组分先洗脱出来，极性组分后洗脱出来。在反相液液色谱中，固定相载体上涂布极性较弱或非极性固定液，而用极性强的溶剂作流动相。它可用来分离油溶性样品，其洗脱顺序与正相液液色谱相反，即极性组分先被洗脱，非极性组分后被洗脱。

（3）固定相

① 极性固定相　在极性吸附剂中、硅胶和硅酸镁为酸性吸附剂（表面 pH 5）、氧化铝和氧化镁为碱性吸附剂（表面 pH 10～12）。如用酸性吸附剂分离碱性物质，或用碱性吸附剂分离酸性物质，就可能造成色谱峰的严重拖尾或不可逆的保留，为克服此现象，可向流动相中加入改性剂。如用硅胶分离碱性样品时，若向流动相中加入少许碱性物质（如三乙胺），就可减轻色谱峰的拖尾或永久性吸附。

最常用的硅胶吸附剂，其含水量对色谱分离性能有很大的影响。对于未经加热处理的硅胶，其表面游离型硅羟基皆被水分子覆盖，不呈现吸附活性，当将其在 150～200℃ 以下加热，进行活化处理时，会除去一些水分子，使表面相邻的游离羟基之间形成氢键，而获得具有最强活性吸附中心的氢键型硅羟基，用于高效液效色谱的商品硅胶皆属于此种类型。若加热超过 200℃，部分氢键型硅胶再脱水，就形成吸附性能很差的硅氧烷键型。对大孔硅胶上述活化处理过程是可逆的，对小孔硅胶此过程是不可逆的。若加热温度超过 600℃，则硅胶表面皆成为硅氧烷键而失去吸附活性。

购置的商品硅胶吸附剂，表面皆为氢键型硅羟基，表现出很强的吸附活性，反而会引起化学吸附，造成色谱峰峰形拖尾，并延长吸附柱的再生时间。为消除此种不良影响，常向硅胶柱中加入少量极性改性剂，如在流动相中加入适量水，就可钝化较强的吸附活性中心，使其由氢键型硅羟基转化成对样品有适当吸附作用的游离型硅羟基。

② 非极性固定相　用聚合物涂渍或包覆硅胶、氧化铝、氧化锆的新型非极性疏水周定相近年来获快速发展。如在硅胶表面涂渍聚乙烯、氧化铝表面涂渍聚丁二烯等。这类固定相表现出既提高选择性，又增加了化学稳定性。

（4）流动相　在高效液相色谱分析中，除了固定相对样品的分离起主要作用外，流动相的恰当选择对改善分离效果也产生重要的辅助效应。

从实用角度考虑，选用作为流动相的溶剂应当价廉，容易购得，使用安全，纯度要高。除此之外，还应满足高效液相色谱分析的下述要求：

① 用作流动相的溶剂应与固定相不互溶，并能保持色谱柱的稳定性；所用溶剂应有高纯度，以防所含微量杂质在柱中积累，引起柱性能的改变。

② 选用的溶剂性能应与所使用的检测器相匹配。如使用紫外吸收检测器，就

不能选用在检测波长有紫外吸收的溶剂；若使用示差折光检测器，就不能使用梯度洗脱（因随溶剂组成的改变，流动相的折光指数也在改变，就无法使基线稳定）。

③ 选用的溶剂应对样品有足够的溶解能力，以提高测定的灵敏度。

④ 选用的溶剂应具有低的黏度和适当低的沸点。使用低黏度溶剂，可减小溶质的传质阻力，利于提高柱效。另外从制备、纯化样品考虑，低沸点的溶剂易用蒸馏方法从柱后收集液中除去，利于样品的纯化。

⑤ 应尽量避免使用具有显著毒性的溶剂，以保证操作人员的安全。

反相色谱最常用的流动相及其冲洗强度如下：

$$H_2O < 甲醇 < 乙腈 < 乙醇 < 丙醇 < 异丙醇 < 四氢呋喃$$

最常用的流动相组成是："甲醇-H_2O"和"乙腈-H_2O"，由于乙腈的剧毒性，通常优先考虑"甲醇-H_2O"流动相。

反相色谱中，溶质按其疏水性大小进行分离，极性越大、疏水性越小的溶质，越不易与非极性的固定相结合，所以先被洗脱下来。流动相的pH对样品溶质的电离状态影响很大，进而影响其疏水性，所以在分离肽类和蛋白质等生物大分子的过程中，经常要加入修饰性的离子对物质，最常用的离子对试剂是三氟乙酸（TFA），使用浓度为0.1%，使流动相的pH值为2~3，这样可以有效地抑制氨基酸上 α-羧基的离解，使其疏水性增加，延长洗脱时间，提高分辨率和分离效果。

完全离子化的溶质，例如强酸或强碱，其在反相键合相上的保留值很低，近于死时间流出，不能进行分析。根据离子对色谱的原理将一种与样品离子电荷相反的离子，称为对离子，加入到流动相中，使其与样品离子结合生成弱极性的离子对，即中性缔合物，从而增强了样品的疏水性，加大了保留值，改善了分离效果。

正相色谱常用的流动相及其冲洗强度的顺序是：

$$正己烷 < 乙醚 < 乙酸乙酯 < 异丙醇$$

其中最常用的是正己烷，虽然其价格较贵，但80%的顺、反和邻位、对位异构体仍然要用正相色谱来进行分离。

流动相的选择原则是：①样品易溶，且溶解度尽可能大。②化学性质稳定，不损伤柱子。③不妨碍检测器检测，紫外波长处无吸收。④黏度低，流动性好。⑤易于从其中回收样品。⑥无毒或低毒，易于操作。⑦易于制成高纯度，即色谱纯。⑧废液易处理，不污染环境。图1-2为反相色谱法的一般流程。

（5）高效液相色谱仪结构和分类　高效液相色谱仪是用高压输送流动相，用以特殊方法小粒径填料填充而成的色谱柱分离，同时柱后连有高灵敏度检测器，可对流出物进行连续检测的液相色谱仪，如图1-3所示。其基本的工作流程是：贮液罐中的流动相被高压泵打入系统，样品溶液经进样器进入流动相，被流动相载入色谱柱内，由于样品溶液中的各组分在两相中具有不同的分配系数，在两相中作相对运动时，经过反复多次的吸附-解吸的分配过程，各组分在移动速度上产生较大的差别，被分离成单个组分依次从柱内流出，通过检测器时，样品浓度被转换成电信号传送到记录仪，数据以图谱形式打印出来。

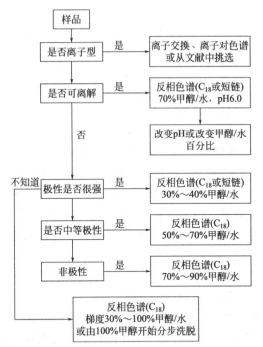

图1-2 反相色谱法一般流程

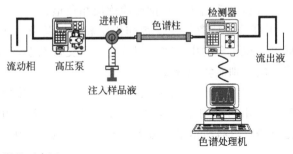

图1-3 高效液相色谱仪示意图

　　贮液罐的材料应耐腐蚀，可为玻璃、不锈钢、氟塑料或特种塑料聚醚醚酮（PEEK），容积为0.5～2.0L，对凝胶色谱仪、制备型仪器，其容积应大些。贮液罐放置位置要高于泵体，以便保持一定的输液静压差。在使用过程中贮液罐应密闭，以防溶剂蒸发引起流动相组成的变化，还可防止空气中氧气和二氧化碳重新溶解于已脱气的流动相中。

　　高压输液泵可分为恒压泵和恒流泵。对高压输液泵的要求是：①泵体材料能耐化学腐蚀，通常采用普通耐酸不锈钢或优质耐酸不锈钢；②能在高压下连续工作，通常要求耐压40～50MPa/cm，能在8～24h连续工作；③输出流量范围宽；④输出流量稳定，重复性高。

色谱柱包括柱管和固定相两部分。柱壁材料有玻璃、不锈钢、铝、铜及内壁光滑的聚合材料的其他金属。一般色谱柱长5～30cm，内径为2～5mm，凝胶色谱柱内径为3～12mm，制备色谱柱内径较大，可达25mm以上。

高效液相色谱法中的检测器主要用来监视经色谱柱分离后的组分随淋洗液流出的浓度变化，所描记的图形用于进行定性和定量分析，因此，要求检测器应该具有灵敏度高、重复性好、线性范围宽、适应范围广、对流量和温度的变化不敏感等特性。在高效液相色谱中没有通用检测器，实际应用时按需要和结合各种检测器的特点进行选择应用。一般常用的有固定波长紫外检测器、可调波长紫外/可见光检测器、可编程紫外/可见光检测器、光电二极管矩阵检测器、示差折光检测器、荧光检测器、电化学检测器、电导检测器，其他的还有放射性检测器、质谱检测器、热能检测器、LALLS检测器、蒸发质量检测器、黏度检测器等。

高效液相色谱仪依据样品在固定相和流动相分离过程的物理化学原理，可分为以下五种。

① 吸附色谱　用固体吸附剂作固定相，以不同极性溶剂作流动相，依据样品中各组分在吸附剂上吸附性能的差别来实现分离。

② 分配色谱　用载带在固相基体上的固定液作固定相，以不同极性溶质作流动相，依据样品中各组分在固定液上分配性能的差别来实现分离。根据固定相和液体流动相相对极性的差别，又可分为正相分配色谱和反相分配色谱。当固定相的极性大于流动相的极性时，可称为正相分配色谱或简称正相色谱；若固定相的极性小于流动相的极性时，可称为反相分配色谱或简称反相色谱。

③ 离子色谱　用高效微粒离子交换剂作固定相，以具有一定pH值的缓冲溶液作流动相，依据离子型化合物中各离子组分与离子交换剂上表面带电荷基团进行可逆性离子交换能力的差别而实现分离。

④ 体积排阻色谱　用化学惰性的多孔性凝胶作固定相，按固定相对样品中各组分分子体积排阻滞作用的差别来实现分离。以水溶液作流动相的体积排阻色谱柱，称为凝胶过滤色谱；以有机溶剂作流动相的体积排阻色谱法，称为凝胶渗透色谱法。

⑤ 亲和色谱　以在不同基体上，键合多种不同特性的配位体作固定相，用具有不同pH值的缓冲溶液作流动相，依据生物分子与基体上键联的配位体之间存在特异性亲和作用能力的差别，而实现对具有生物活性的生物分子的分离。

随着中药研究现代化以及生物化工的迅速发展，制备型高效液相色谱作为一种快速高效的制备分离技术在中药研究中的应用越来越广泛、成为一种必不可少的分离手段，很多高纯样品只能通过制备液相技术分离，有很多中药中的微量化合物，或是中药中的新的有效化学成分的分离，都离不开制备高效液相色谱的富集与分离。相对于分析型高效液相色谱仪，制备型高效液相色谱的核心就是色谱柱，内径一般为10～50mm。为了提高制备量，在满足分离度要求的前提下，可以采用增加制备柱内径的方法提高制备量。

1.2.2.2 高效液相色谱在天然药物中的应用

高效液相色谱在天然药物中的应用主要是天然药物中有效成分的定性与定量、天然药物的指纹图谱、中药炮制、药理研究等方面。

（1）中药化学成分的定性和定量

① 氨基酸、多肽和蛋白质的分析研究　随着生物工程技术的迅速发展，人们对天然药物中的氨基酸、多肽、蛋白质等生物分子的研究兴趣日益增加。这些生物活性分子是维持人类生命延续必须摄入的成分，因此，涉及它们的分离与分析问题也日益重要。

采用高效液相色谱进行氨基酸的分析已经进行了大量的研究工作，由于仅有少数氨基酸（如酪氨酸、苯丙氨酸、色氨酸、脯氨酸、组氨酸）具有紫外吸收，可用紫外吸收检测器测定外，其他氨基酸需要柱前或柱后衍生后才可使用检测器测定。如若用反相键合相柱分离氨基酸，通常呈酸性和带羟基的氨基酸先洗脱下来，然后是中性氨基酸，最后是碱性氨基酸；在同类型的氨基酸中，短碳链的小分子先洗脱下来，长碳链的大分子后洗脱下来，如甘氨酸先于丙氨酸洗脱出来；对于碳数相同的氨基酸，有支链的先流出，无支链的后流出，如异亮氨酸先于亮氨酸流出；碳链上若存在羟基可加速流出，如丝氨酸先于丙氨酸流出。高攀峰[43]设计合成了一种新型氨基荧光衍生试剂1,3,5,7-四甲基-8-N-羟基琥珀酰亚胺丁酸酯-二氟化硼-二吡咯甲烷（TMBB-Su），以之为柱前衍生试剂，结合 HPLC-荧光检测，建立了一系列高灵敏度、高选择性的氨基化合物检测新方法。温浩然等[44]以邻苯二甲醛（OPA）和9-芴甲基氯甲酸酯（FMOC）为柱前衍生化试剂，色谱柱为 AJS-02 氨基酸分析专用柱 C_{18}（4.6mm×150mm，3μm）；流动相 A 为磷酸氢二钠-四硼酸钠缓冲液（pH8.2），流动相 B 为甲醇-乙腈-水（9∶9∶2，体积比），梯度洗脱；流速为1.6mL/min；柱温为50℃；检测波长为338nm（一级氨基酸）和262nm（二级氨基酸），建立了一种利用高效液相色谱同时测定培植牛黄药材中18种氨基酸含量的方法。韩晓菲等[45]利用代谢组学手段研究血浆氨基酸代谢谱与糖尿病相关性，采用邻苯二甲醛（OPA）柱前在线衍生反相高效液相色谱法，建立了血浆中21种氨基酸代谢谱的相对定量分析方法，衍生由自动进样器在线自动完成，紫外检测器检测，流动相 A 为10mmol/L Na_2HPO_4-$Na_2B_4O_7$缓冲液（pH7.95），B为乙腈-甲醇-水（45∶45∶10，体积比），线性梯度洗脱，流动相 B 在30min 内由5%增加至46%，27min 内21种氨基酸全部得到良好分离，用此方法测定了51位临床糖尿病患者血浆氨基酸代谢谱。

肽是由一个氨基酸的α-羧基与另一个氨基酸的α-氨基，经脱水缩合生成的化合物。由两个氨基酸缩合形成的叫二肽，由多个氨基酸缩合形成的叫多肽。在多肽分离中，常使用一定 pH 值得缓冲溶液（如磷酸盐、甲酸盐缓冲溶液）作流动相，可减少峰型扩散，改善分离度。肽键在紫外200～220nm 有吸收峰，因此对于大多数肽的分离，都可以使用紫外检测器在此波长范围内进行测定。若多肽的肽链中含有酪氨酸、苯丙氨酸、色氨酸时，可直接用 254nm 检测。灵敏度低时，也可以使用柱前衍生方法，然后用荧光检测器检测。户佩等[46]采用凝胶过滤色谱 Sephadex G-50 和反相高效液相色谱对胡萝卜籽中的抗氧化肽进行分离纯化得到一个具有较强抗氧化活性的多肽。江磊等[47]以塞隆骨水提取物为研究对象，以亲水性 $C_{18}AQ$ 制备型高效色谱柱为第一维分离柱，首先在一维分离中将目标混合物分成若干组分，然后以 $C_{18}MP$ 制备型高效液相色谱柱为第二维色谱分离柱，将第一维分离后得到的组分纯化为单体化合物，建立了一种新型的利用二维制备型高效液相色谱系统分离强极性动物多肽的方法，最终得到 5 个塞隆骨单体化合物。

蛋白质是由几十到几千个氨基酸分子通过肽键和二硫键相互连接的多肽链。作为生物大分子的蛋白质，它们在溶液中的扩散系数比较小、黏度大，易受外界温度、pH、有机溶剂的影响而发生变性，并引起结构的改变。对于一般的蛋白质分子，其分子内有由疏水侧链组成的疏水核心，在其表面上分布亲水基团，形成表面亲水区，这是蛋白质分子的结构特点。进行蛋白质分离时，可使用体积排阻色谱法、离子交换色谱法、反相色谱法和亲和色谱法。当使用反相色谱法时应考虑蛋白质变性问题，因为蛋白质接触到反相色谱所用到的有机溶剂时会引起变性并失去生物活性，或是吸附在反相固定相上，若使用中等极性的反相键合柱，以磷酸盐的异丙醇-水体系为流动相，保持 pH 3~7 范围，许多蛋白质经反相色谱分离后，仍可保持生物活性。郭玉女[48]采用自主研发的反相 C_8MHA 色谱柱，以卵清蛋白为对象，通过色谱条件的优化系统的评价了 C_8MHA 柱的分辨率和重复性并建立了蛋白的分离方法，通过发展基于新型反相色谱分离材料的糖蛋白分离方法和糖肽亲水富集方法，实现糖蛋白的高效分离和糖肽的高选择性富集，并将此方法应用于酵母表达糖蛋白的分离和糖基化结构鉴定中。

②生物碱类成分研究　生物碱存在于自然界（主要为植物，但有的也存在于动物）中的一类含氮的碱性有机化合物，大多数有复杂的环状结构，氮元素多包含在环内，有显著的生物活性，是天然产物中重要的有效成分之一。按照生物碱的基本结构，生物碱的主要类型有：有机胺类（麻黄碱、益母草碱、秋水仙碱）、吡咯烷类（古豆碱、千里光碱、野百合碱）、吡啶类（菸碱、槟榔碱、半边莲碱）、异喹啉类（小檗碱、吗啡、粉防己碱）、吲哚类（利血平、长春新碱、麦角新碱）、莨菪烷类（阿托品、东莨菪碱）、咪唑类（毛果芸香碱）、喹唑酮类（常山碱）、嘌呤类（咖啡碱、茶碱）、甾体类（茄碱、浙贝母碱、澳洲茄碱）、二萜类（乌头碱、飞燕草碱）、其他类（加兰他敏、雷公藤碱）。HPLC 法测定生物碱成分时，常加入磷酸缓冲溶液或季铵盐，以达到满意的分离效果，同时加入三乙胺可抑制色谱峰拖尾。袁海建等[49]建立了反相高效液相色谱法快速测定龙葵中 3 种甾体生物碱的含量，采用 Agilent Zorbax SB-C_{18}（4.6mm×150mm，5μm）色谱柱，以乙腈-1%磷酸为流动相，流速 1.0mL/min，进样量 20μL，柱温 30℃，检测波长 205nm 条件下检测，以梯度洗脱方式在 30min 内分离了澳洲茄碱、澳洲茄边碱和客西茄碱 3 种生物碱。黄松等[50]采用 Kromasil C_{18} 色谱柱（250mm×4.6mm，5μm），以甲

醇-乙腈-乙酸铵缓冲溶液（浓氨水调 pH 至 8.5）为流动相进行梯度洗脱，流速 1.0mL/min，检测波长 220nm（氧化苦参碱、苦参碱）、265nm（小檗碱），柱温为 25℃，建立高效液相色谱法同时测定妇科栓剂中氧化苦参碱、苦参碱和小檗碱 3 个有效成分的含量。马奋刚等[51] 为控制化风丹药母的稳定性，探究化风丹药母在发酵过程中 6 个酯型生物碱的含量变化，采用高效液相色谱法，选用色谱柱 Wondasil C$_{18}$（4.6mm×250mm，5μm），流动相以 0.1mol/L 乙酸铵溶液-乙腈-四氢呋喃梯度洗脱，流速 1.0mL/min，检测波长 235nm，柱温 30℃，在此色谱条件下，苯甲酰新乌头碱、苯甲酰乌头碱、苯甲酰次乌头碱、次乌头碱、新乌头碱和乌头碱这 6 个酯型生物碱成分达到较好分离。徐婷等[52] 建立了 RP-HPLC 法同时测定辣椒碱透皮贴剂中辣椒碱、二氢辣椒碱、降二氢辣椒碱和高二氢辣椒碱 4 种生物碱类成分含量，采用 Kromasil C$_{18}$（4.60mm×250mm，5μm）柱，以乙腈-水（体积比为 42∶58）为流动相，流速为 1.0mL/min，柱温 40℃，检测波长为 280nm，运用该色谱条件 4 种生物碱类成分的色谱峰与邻近色谱峰均能良好的分离，该方法可用于辣椒碱透皮贴剂的质量控制。

③ 苷类成分的定性与定量　苷类又称配糖体，是由糖或糖衍生物的端基碳原子与另一类非糖物质（称为配基或苷元）连接形成的化合物。根据苷元的结构类型分为氰苷、酚苷、醇苷、蒽苷、黄酮苷、皂苷、强心苷、香豆素苷和环烯醚萜苷等；根据糖的名称分葡萄糖苷、鼠李糖苷、三糖苷、芸香糖苷等；根据糖的数目分为单糖苷、双糖苷、三糖苷等；根据苷在生物体中是原存的还是次生的，分为原生苷与次生苷；根据苷原子不同分为氧苷、硫苷、氮苷、碳苷，天然界中氧苷最为常见。苷类成分能降低液体表面张力而产生泡沫，故可作为乳化剂。内服后能刺激消化道黏膜，反射地促进呼吸道和消化道黏液腺的分泌，故具祛痰止咳的功效，如桔梗、远志、紫菀常用作祛痰药；桑寄生、接骨木中的苷类成分具祛风湿作用；人参皂苷具强壮、大补元气作用，并对某些病理状态的机体起双向调节作用。不少皂苷还有降胆固醇、抗炎、抑菌、免疫调节、兴奋或抑制中枢神经、抑制胃液分泌、杀精子、杀软体动物等作用。有些甾体皂苷也有抗肿瘤、抗真菌、抑菌及降胆固醇作用，大量用作合成甾体激素的原料。黄再强等[53] 采用高效液相色谱法比较不同生长年限三七花的化学成分类别及人参皂苷含量的差异，探讨生长年限对三七花品质的影响，对不同生长年限三七花共 30 批样品中的人参皂苷 Rb$_1$、Rb$_2$、Rb$_3$、Rc 进行含量测定。李晓青等[54] 采用 HPLC-UV 法，以 10 批不同来源的人参花药材为研究对象，用人参皂苷 Re 为内参物测定其与人参皂苷 Rg$_1$、Rg$_2$、Rb$_1$、Rc、Rb$_2$、Rd 的相对校正因子，计算出各皂苷的含量，比较计算值与外标法实测值的差异，该研究在短缺人参皂苷对照品的情况下，采用一测多评法方法，通过相对校正因子测定人参花中人参皂苷 Rg$_1$、Re、Rg$_2$、Rb$_1$、Rc、Rb$_2$、Rd 的含量，验证一测多评方法在人参花中人参皂苷含量测定上的可行性。邹惠亮等[55] 建立测定护肝片中柴胡皂苷 a、柴胡皂苷 b$_1$、柴胡皂苷 b$_2$、柴胡皂苷 c、柴胡皂苷 d 的定量分析方法，采用 Agilent Eclipse Plus C$_{18}$（4.6mm×250mm，5μm）色谱柱，流动相

为乙腈（A）-水（B），梯度洗脱（0~40min，30％A→53％A；40~48min，53％A→98％A），检测波长210nm（柴胡皂苷 a、柴胡皂苷 c、柴胡皂苷 d）、254nm（柴胡皂苷 b_1、b_2），流速1mL/min，柱温25℃，在该色谱条件下5个柴胡皂苷分离度良好，该方法可用于护肝片中5个柴胡皂苷的含量测定，为护肝片的全面质量控制提供科学依据。

④ 黄酮类成分　黄酮类化合物（flavonoids）是一类存在于自然界的、具有2-苯基色原酮（flavone）结构的化合物。它们分子中有一个酮式羰基，第一位上的氧原子具碱性，能与强酸成盐，其羟基衍生物多具黄色，故又称黄碱素或黄酮。黄酮类化合物在植物体中通常与糖结合成苷类，小部分以游离态（苷元）的形式存在。绝大多数植物体内都含有黄酮类化合物，它在植物的生长、发育、开花、结果以及抗菌防病等方面起着重要的作用。冯敬骞等[56] 采用高效液相色谱法测定不同采集地的10批衢枳壳样品中12种黄酮类成分（圣草次苷、芸香柚皮苷、柚皮苷、柚皮素、橙皮苷、新橙皮苷、水合橙皮内酯、木犀草素、橙皮内酯、川陈皮素、橘皮素、橙皮油内酯）的含量，色谱柱为 Agilent Extend C_{18}，流动相为0.1％甲酸水溶液-乙腈溶液（梯度洗脱），流速为1.0mL/min，柱温为35℃，检测波长为330nm，本方法可用于同时测定衢枳壳中12个黄酮类成分的含量，并为衢枳壳质量控制标准的建立提供了参考依据。郭千祥等[57] 采用高效液相色谱法（HPLC）建立指纹图谱并检测5种异黄酮类成分的含量，色谱柱为 Phenomenex C_{18}，流动相为乙腈-0.12％甲酸水溶液（梯度洗脱），流速为1mL/min，检测波长为260nm，柱温为30℃，以大豆苷为参照，绘制12批黑豆药材样品的 HPLC 指纹图谱，采用《中药特征指纹图谱相似度评价系统》（2012A 版）进行相似度评价，确定共有峰，分别采用 SPSS 20.0 软件和 SIMCA 13.0 软件进行聚类分析和主成分分析，12批黑豆药材样品共有19个共有峰，相似度均大于0.94；指认了5个成分，分别为大豆苷、黄豆黄苷、染料木苷、大豆苷元、染料木素，所建指纹图谱和5种异黄酮类成分的含量测定方法均可用于黑豆药材的质量控制，不同产地黑豆药材中异黄酮类成分相似，但含量有所差异，为更好地控制该药材的质量提供参考结论。肖远灿等[58] 建立 HPLC 法同时测定藏药烈香杜鹃中金丝桃苷、芦丁、槲皮苷、槲皮素、木犀草素、山奈酚和异鼠李素7个黄酮类成分的含量，比较了不同部位中该7个成分含量的差异，采用 Agilent Exlipse Extend C_{18} 色谱柱（4.6mm×250mm，5μm），以甲醇-0.05％甲酸水溶液为流动相，梯度洗脱，流速1.0mL/min，柱温30℃，检测波长254nm，结果显示7个黄酮类成分的总含量叶＞嫩枝＞花＞老枝＞根，金丝桃苷、芦丁、槲皮素和木犀草素是烈香杜鹃中含量较高的黄酮类成分，且主要集中分布于嫩枝、叶和花中，该方法可用于烈香杜鹃中黄酮类成分的含量测定和质量评价，不同部位中黄酮类成分的分布特征，为烈香杜鹃资源的合理利用提供依据。

（2）中药指纹图谱的应用　中药指纹图谱是一种综合的、量化的色谱鉴别手段，可借以鉴别药材真伪，区分不同部位，评价原料药材、半成品和成品质量优劣，追踪生产工艺过程中某一化学成分的变化，监测成品批间、成品与原料间质量的稳定性。此外，对有对照品的已知组分还可以进行定量测定。中药材源于自然界，由于生长环境、采收季节、加工方法和贮存条件不同，其所含化学成分、质量乃至临床疗效都可能有很大差异，所以监控药材的质量是保证成品质量稳定的根本。从中药的实质讲，它们是完全由非常多的化学物质按照特定的相对含量比例组合而成的复杂的复方制剂，从化学的角度出发，要实现这一复杂的复方制剂的质量控制，除主成分含量测定等相关项目的检查外，理论上应将其全部的化学物质的结构和相对组成方式完全阐明，并且由于中药药效是多种化学物质综合作用的结果，因此，各化学成分的相对含量的阐明非常重要。邓秀平等[59]采用高效液相色谱法同时测定清肺汤市售制剂中绿原酸、苦杏仁苷、栀子苷、橙皮苷、黄芩苷、汉黄芩苷、甘草酸铵、五味子醇甲等指标成分的含量并建立清肺汤的指纹图谱，通过指纹图谱相似度评价、热图聚类分析等方法，表征与区分不同来源的清肺汤市售制剂。林柳悦等[60]建立不同产地猫人参HPLC指纹图谱，方法采用Shim-pack CLC-ODS（4.6mm×250mm，5μm）色谱柱，DIKMA EasyGuard C_{18}（10mm×4.6mm）保护柱，乙腈-0.5%醋酸水溶液为流动相，梯度洗脱，检测波长280nm，流速1mL/min，建立不同产地猫人参指纹图谱，结果13批猫人参的HPLC指纹图谱有24个共有峰，7个样品相似度在0.8以上，3个样品的相似度在0.7~0.8范围，3个样品的相似度小于0.7，该分析方法可快速有效的对猫人参药材进行鉴定和质量评价。

（3）中药炮制的研究　中药必须经过炮制之后才能入药，是中医用药的特点之一。中药炮制是根据中医药理论，依照辨证施治用药的需要和药物自身性质，以及调剂、制剂的不同要求所采取的制药技术。药物的炮制方法是根据药物的性质和治疗的需要而定的。药物的性质决定了药物的理化作用。不同的炮制方法和加入不同的辅料，对药物的理化性质和治疗作用有着不同的影响。中药经过炮制以后，由于温度、时间、溶剂以及不同辅料的处理，使其所含的成分产生不同的变化。中药材的化学成分是很复杂的，就某种具体的中药材来说，其中所含的具有一定的生理作用的化学成分，在治疗疾病的过程中，可能是起治疗作用的有效成分，也可能是无效甚至是有害的成分。尽管目前对于大多数中药材的有效成分还不十分清楚，然而人们从实践中认识到在中药材中可能起生理作用的化学成分，主要在生物碱类、苷类、挥发油、树脂、有机酸、油脂、无机盐等几类成分中。炮制就是要保留有治疗作用的成分，去除无效甚至是有害的成分。王恒等[61]建立HPLC同时测定青娥丸中12种指标成分的方法，研究不同炮制品配伍的青娥丸中指标性成分含量变化，采用色谱柱Purospher STAR LPRP-C_{18} endcapped（250mm×4.6mm，5μm），流动相0.1%甲酸水-乙腈梯度洗脱，流速1.0mL/min，检测波长240nm，柱温30℃，在上述色谱条件下，青娥丸中12个成分分离度良好，盐炙品青娥丸中补骨脂素、异补骨脂素、补骨脂定、补骨脂二氢黄酮甲醚、Corlifol A、补骨脂酚、异补骨脂查尔酮7种成分含量明显下降，其他成分无明显变化，本研究所建立的方法可用于青娥丸炮制的质量控制。高兴[62]采用超声辅助提取法提取黄精化学物质，结合 HPLC 获得黄精 HPLC 指纹图谱，确定黄精"九蒸九晒"炮制前后差异性化学物质，采用组合分离技术（大孔树脂联用制备色谱）分离纯化差异性化学物质，利用"四大光谱"（核磁、质谱、紫外、红外）解析鉴定刺激性化学物质结构，创新采用绿色组合分离技术分离纯化差异物质。

（4）中药药理研究　中药药理学是研究中药与机体间相互作用规律及其药物作用机制的一门科学，主要包括药效动力学和药代动力学两个方面。前者是阐明药物对机体的作用和作用原理，后者阐明药物在体内吸收、分布、生物转化和排泄等过程，及药物效应和血药浓度随时间消长的规律。中药药理学是以中医基本理论为指导，用药理学的方法研究中药对机体各种功能的影响及其作用原理的科学。重点研究与中医理论有关的现代科学研究中药的成果，通过研究和实验了解中药药理研究的概貌。中药药理学的研究目的，主要是使医务工作者在用药时进一步认识中药防病治病的作用原理，以及产生疗效的物质基础。是中药学范畴中一个重要的组成部分。其任务主要有以下几点：①通过实验研究，弄清中药的作用性质和活性强度，有助于阐明祖国医药学理论；②将中药理论与现代科学研究成果结合起来，有助于促进中药学的发展；③用实验药理学的方法，结合中药有效成分的分离提取，为进一步研究中药的配伍应用、改良剂型、提高疗效、减少毒性，提供科学实验依据；④通过实验药理学方法，发展新的有药用价值的中草药，扩大药源，老药新用。张继业等[63]研究补阳还五汤（BHD）小鼠体内的药效动力学过程，为临床合理用药提供参考，测定小鼠喂食 BHD 后肝脏组织中丙二醛（MDA）水平和超氧化物歧化酶（SOD）活性，制备 BHD 含药血清，并观察含药血清对小鼠空白肝匀浆内 MDA 水平和 SOD 活性的影响，并进一步考察 BHD 对 MDA 及 SOD 活性影响的时效、量效关系，估算相应的药效动力学参数，结果 BHD 整体给药及其含药血清均显著降低小鼠肝内 MDA 水平，增强 SOD 的活性，与对照组相比，差异显著（$P < 0.05$），结果 BHD 具有显著的抗氧化效应，且药效强度较高，作用时间长，其单次给药的药效动力学模型为一室开放模型。程再兴等[64]研究巴戟天、吴茱萸和远志 3 味中药采用不同比例甘草炮制后对细胞色素 P450 酶（CYP）中 CYP3A 探针氨苯砜在大鼠体内药动学的影响，进而探究中药采用甘草炮制的目的，采用 HPLC 检测 CYP3A 体内探针（氨苯砜）的含量，结果显示巴戟天、吴茱萸和远志 3 味中药生品均可减慢氨苯砜在大鼠体内的消除过程，采用不同比例甘草炮制后可使氨苯砜的消除加快，其中采用生品与甘草饮片比例为 100：6 的甘草炮制后对氨苯砜的药动学过程影响均不明显。

1.2.3　超高效液相色谱原理及其在天然药物研究中的应用

自 20 世纪 70 年代以来，随着高效液相色谱技术的不断发展，美国 Waters 公司于 2004 年的匹兹堡会议上推出了最新研制的 ACQUITY 超高效液相色谱（ultra performance liquid chromatography，UPLC），其采用 $1.7\mu m$ 细粒径的新型固定相，可获得高达 2 万块/m 理论塔板数的超高柱效，并以系统整体设计的创新技术，全面提升了液相色谱的速度、灵敏度和分离度，造就了液相色谱性能上的飞跃和进步并形成分离科学的一个新兴领域。超高效液相色谱使用亚 $1.7\mu m$ 填料色谱柱，操作压力超过 60MPa，是一种快速、高效的色谱分离模式。高压下，对仪器的密封性、进样阀的进样、泵的输液、检测器等性能提出了更高的要求。目前，商品化的仪器，如 Waters ACQUITY UPLC I-CLASS 超高效液相色谱仪、Thermo Fisher UltiMate 3000 超高效液相色谱仪，仪器耐受压力均达到 60MPa 以上。这类仪器在天然药物研究，代谢组学、药物分析、环境监测等领域已有应用，且具有很好的推广价值。随着小颗粒填料、仪器耐压、检测等相关技术的进一步完善，具有高效、高速、高分辨率特点的超高压液相色谱仪器将成为未来分析仪器的主流。UPLC 的问世，使得药学工作者可以在更短的时间、更高的色谱分离度、更少的溶剂消耗下对中药复杂样品进行分析测定。UPLC 在中药的化学成分识别、指纹图谱及代谢组学等分析领域逐步得到了应用，促进了中药的质量评控。UPLC 与 HPLC 基于相同分离原理，但 UPLC 因其分离能力更强大、灵敏度更高、分离速度更快、溶剂消耗更少等优势，因而具有广阔的应用前景。对给定色谱体系和操作条件，在一定时间内，UPLC 比 HPLC 更多地能从色谱柱洗出达到一定分离度的色谱峰个数，如图 1-4 所示。与常规的 HPLC 相比，UPLC 具备许多优势：①通过性能卓越的小粒径色谱柱（UPLC 色谱柱通常采用 $1.7\mu m$ 粒径填料，HPLC 色谱柱通常采用 $5.0\mu m$ 粒径填料）增加单位长度内的理论塔板数，显著提高了色谱分离度，进而增加了分析通量；②UPLC 配备了高精确度的超高压输液泵和高灵敏度的检测

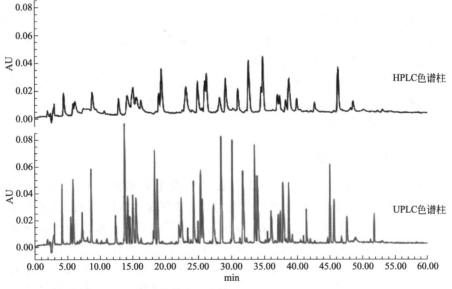

图 1-4 UPLC 色谱柱和 HPLC 色谱柱峰容量比较

器，系统硬件和软件的全面改善，使得 UPLC 能够承受更高的系统反压，大大提高了色谱峰容量、灵敏度、分析效率；③UPLC 中配备了低扩散、低交叉污染的自动进样系统，改善了小体积样品的重复性，在长期稳定性实验中，可获得良好的结果重现性，为中药复杂成分的分离、解析提供了良好的技术平台；④UPLC 色谱柱能够耐受更高的柱温，使得药学工作者可以在更宽的温度范围内进行方法开发。邓少东等[65] 比较了土茯苓药材的 UPLC-UV 和 HPLC-UV 指纹图谱，结果显示HPLC 需要 75min 才能完成分析，而 UPLC 在 10min 内完成了色谱分离，大大节省了分析时间。Wang 等[66] 采用 UPLC-UV 法对大黄中 5 种蒽醌衍生物进行分析测定，结果显示 HPLC 需要 30min 才能完成分析，而 UPLC 在 3min 内即完成色谱分离，分析效率提高了 10 倍。其次，同 HPLC 一样，UPLC 在中药指纹图谱、药材的炮制、中药药理等方面也有广泛应用，这里就不一一赘述。

1.3
质谱技术在天然药物研究中的应用简介

1.3.1 质谱的分类与工作原理

1.3.1.1 质谱的概念

质谱技术是用来测量离子质荷比（质量-电荷比）的分析方法，其基本原理是使试样中各组分在离子源中发生电离，生成不同质荷比的带正电荷或负电荷的离子，经加速电场的作用，形成离子束，进入质量分析器；在质量分析器中，再利用电场和磁场作用使其发生相反的速度色散，将它们分别聚焦进入到检测器；最终得到按照质荷比（m/z）大小依次排列形成的图谱，即质谱（mass spectrum）。质谱测定所使用的仪器称为质谱仪。

1.3.1.2 质谱技术的发展历程

早在 1886 年，E. Goldstein 在低压放电实验中观察到正电荷粒子。之后，W. Wein 发现正电荷粒子束在磁场中发生偏转，这些观察结果为质谱的诞生奠定了基础。1910 年，英国科学家 J. J. Thomson 开展了正电荷粒子束的物理学研究，研制出第一台现代意义上的质谱仪。1911 年，C. F. Knipp 首次设计出电子轰击电离源。1918 年，A. J. Dempster 组装了以电子轰击作为电离源，以电流计作为记录器的质谱计。1919 年，F. W. Aston 改进并研制了用感光板作记录器的质谱仪。1942年，出现了第一台商品质谱仪，质谱技术进入了实际应用阶段。20 世纪 50 年代，四极杆质谱仪、飞行时间质谱仪相继出现。20 世纪 60 年代，开发研制了 GC-MS，使色谱与质谱联用技术成为了现实。20 世纪 70 年代，Paul 发明和应用了离子阱技术[67]。在 1974 年，出现了等离子体解析质谱（plasma desorption-mass spectrometry，PD-MS）[68]。20 世纪 80 年代初出现了快原子轰击质谱（fast atom bombardment-mass spectrometry，FAB-MS）[69]，随后出现了电喷雾电离（electrospray ionization，ESI）[70] 和基质辅助激光解吸电离（matrix-assisted laser desorption ionization，MALDI）[71] 技术，ESI 和 MALDI 被公认为是质谱技术在生命科学应用中的重大突破。而具有电喷雾及基质辅助激光解吸电离功能的傅里叶变换离子回旋共振质谱（FTICR-MS），已成为高性能的结构分析及生命科学研究领域的最强有力手段之一[72]。

质谱技术经历了一个世纪的发展，凭借高灵敏、高精确、低样品消耗量等优势，已成为气相离子化学、物理化学、有机化学、高分子化学、生物化学、药物化学、天然产物化学、药物动力学、代谢组学等领域不可缺少的重要分析手段。

1.3.1.3 质谱仪的构造与分类

质谱仪由进样系统、离子源、质量分析器、检测器及数据处理系统组成。从质谱仪开始研制至今，其技术上的革新主要体现在离子源与质量分析器上，离子源的选择由待测化合物的物理化学性质决定，质量分析器的选择由分析检测的目的决定，因此由各类离子源与质量分析器组合的质谱仪相继出现，从而为质谱技术应用的广泛性创造了条件。

质谱仪按其应用范围分为同位素质谱仪、无机质谱仪、有机质谱仪和生物质谱仪；按分辨本领分为高分辨、中分辨和低分辨质谱仪。其中，有机质谱在天然药物研究中的应用相对更为广泛。

现代有机质谱技术按离子源的工作原理可分为：电子轰击质谱（EI-MS）、快原子轰击质谱（FAB-MS）、化学电离质谱（CI-MS）、大气压化学电离质谱（APCI-MS）、基质辅助激光解吸电离质谱（MALDI-MS）、电喷雾电离质谱（ESI-MS）、解析喷雾质谱（DESI-MS）、实时分析质谱（DART-MS）。按质量分析器的工作原理可分为：磁质谱（magnetic MS）、离子阱质谱（IT-MS）、三重四极杆质谱（TQ-MS）、飞行时间质谱（TOF-MS）、傅里叶变换离子回旋共振质谱仪（FT-MS）。按质量分析器的联用方式可分为时间串联质谱（如离子阱质谱）和空间串联质谱（如三重四极杆质谱）。

由于生物样品的非挥发性、热不稳定性并且分子量大等特性使得传统的电子轰击（EI）、化学离子源（CI）等电离技术的应用受到极大的限制。随着 FAB、MALDI、ESI、离子喷雾（IS）、大气压化学电离（APCI）等"软电离"技术的出现，大大提高了质谱的测定范围，改善了测量灵敏度，并在一定程度上解决了溶剂分子干扰等问题，使得质谱在生物分析上的应用得到进一步发展。接下来将主要介绍在天然药物研究中广泛应用的电喷雾离子源和几种质量分析器的工作原理。

1.3.1.4 质谱仪的工作原理

(1) 电喷雾离子源的工作原理 对于小分子化合物，ESI-MS 是最常用的软电离技术。在电喷雾条件下，溶液被转为带电的小液滴进而成为带电离子。对电离机制的研究不仅具有理论上的意义，也有利于控制实验参数，得到理想的实验结果。通常认为电喷雾可以用两种机理来解释。①带电残基模型：在喷嘴与施加电压的电极之间形成了强的电场，该电场使液体带电，带电的溶液在电场的作用下向带相反电荷的电极运动，并形成带电的液滴，在脱溶剂气的作用下，溶剂蒸发，带电液滴体积逐渐减小，表面电荷密度逐渐增大，结果使带电雾滴表面积的场强高达 $10^8 \mathrm{V/cm^2}$，达到 Rayleigh 极限时，电荷间的库仑斥力大于表面张力，液滴不再稳定，于是产生液滴的"爆裂"。重复此过程，最终产生分子离子。②离子蒸发机理：电场使溶液带电，结果形成带电液滴，强电场的存在能克服液滴表面溶质分子之间以及溶质分子与溶剂分子之间的相互作用力，使溶质分子挣脱束缚蒸发到气相中去，液滴所带电荷在去溶剂时被保留在溶质上，结果形成溶质的气相分子离子（见图 1-5）。有证据表明小离子通过离子蒸发途径产生，而多电荷的球蛋白等大分子的电离符合带电残基模型[73]。

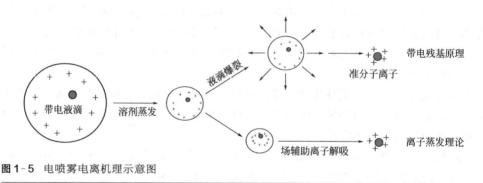

图 1-5 电喷雾电离机理示意图

(2) 离子阱质谱的工作原理 离子阱技术是由 Paul 于 20 世纪 50 年代发明的，它具有储存离子和质量分析的功能。利用这种性质，一种新概念的串联质谱—时间尺度上的串联质谱，即 IT-MS 诞生了。将离子产生、质量选择、离子活化、质量分析甚至多级上述过程统一在同一空间（离子阱）中，而不同于多级质谱在空间上串联形成的"传统"的串联质谱。离子阱质谱和常规质谱仪相比，因其结构简单，质量分析和多级串联于一体[74,75]。

离子阱由环形电极（ring electrode）和两个端帽电极（end cop electrode）构成。离子经四极杆被引入阱中后，经 RF 射频电压扫描，不同质荷比的离子相继排出得到检测。由于离子阱对研究的离子具有较长的捕集时间，加上新的电路和软件设计，使得分析物在离子阱内能实现多级串联质谱的功能。串联质谱数据如子离子谱、母离子谱、恒定中性丢失谱及选择离子监测等，可提供离子碎裂过程中彼此间的亲缘关系，对了解化合物的结构特征提供重要的信息。在阱内实现多级串联是离子阱质谱的最大优势之一。在质量选择中，通过增加 RF 值到合适的量值，可以将所有低于选定 m/z 值的离子从阱中排出；这样如果环电压降低，较低 m/z 值的离子也可以被贮存，则有母离子产生的碎片离子也将被捕集。在两个端帽之间施加一个小的与选择母离子轴向运动基本频率一致的（一般为 0.1～5V）交流电压，碰撞诱导解离便可以有效地进行。与交流电压谐振的离子被加速，在较大的轨道运动，获得动能并与氦缓冲气体发生碰撞而解离。传递到活化离子的能量取决于加到环形电极上的 RF 电压、活化时间和加到两个端帽电极间的交流电压。上述过程重复进行即可实现多级串联（MS^n），按理论设计可以完成十级串联。

离子阱质谱的优点在于高灵敏度（低至 10^{-18} g 分子）、高分辨率（达 25000/半峰宽）、快速扫描以及可在一个离子阱检测器内实现多级串联质谱功能。缺点是离子阱质谱法中存在空间电荷效应（阱内有太多的离子导致离子间的相互作用），但可以通过控制电子门宽度和 FR-DC 法排出非待测离子来得到缓解。

电喷雾电离能有效地与离子阱质谱相结合，形成电喷雾离子阱质谱（ESI-ITMS），从而可以测量分子量高达几十万的生物大分子。离子阱质谱仪的构造见图 1-6。

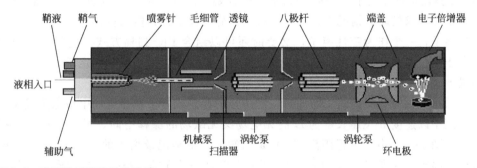

图 1-6 离子阱质谱仪的构造图

（3）三重四极杆质谱的工作原理　三重四极杆（triple quadrupole）质谱，顾名思义是由三个四极杆组成的质量分析器，属于空间串联质谱，每个四极杆都由两对对称的电极组成。对于三重四极杆质量分析器，每一个四极杆都有各自独特的作用：第一个四极杆（Q1）用于选择目标母离子，符合设定的质荷比和电压的离子可以稳定的通过，进入到第二个四极杆；第二个四极杆（Q2）也称碰撞池，用于聚集和传送离子，同时离子的飞行途中，引入碰撞气，得到碎片离子；第三个四极杆（Q3）用于分析在碰撞池中产生的碎片离子（见图 1-7）。

三重四极杆质谱的扫描方式主要有以下几种。①全扫描（full scan）：全扫描得到一段质量范围的质谱图，主要用于未知物的结构分析及寻找母离子的最佳电离参数。②子离子扫描方式（daughter scan）：这种扫描方式由 Q1 选定母离子，用 Q3 扫描指定母离子的子离子碎片，得到子离子扫描图，此时的子离子谱图只能是

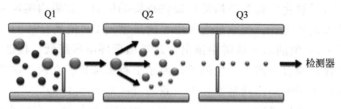

图1-7 三重四极杆质量分析器的构造

由指定母离子经碰撞产生。③母离子扫描方式（parent scan）：用Q1扫描能丢失指定质谱碎片的母离子，得到的母离子谱图一定是能丢失指定质谱碎片的母离子。④中性碎片丢失扫描（constant neutral loss scan）：在这种扫描方式中，Q1和Q3同时扫描，Q1扫描能丢失指定中性碎片的母离子，Q3扫描能丢失指定中性碎片得到的子离子，只有满足相差固定质量的离子才能被检测到。⑤选择离子监测（selected ion recording）：指监测单个离子或一系列单个离子，主要用于目标化合物的跟踪，提高采集灵敏度。⑥多离子反应监测方式（multiple reaction monitor）：根据待测的目标化合物，选择一灵敏度较高的子离子，此时构成母离子-子离子对，由Q2扫描符合此离子对的碎片离子，符合要求的碎片离子可以进入Q3被监测。在准确度要求较高的情况下，尽量选择两个碎片离子作为监测目标，其中一个作为定量离子，一个作为定性离子，必要时还可以结合PIC扫描方式。这种方式非常适合于从很多复杂的体系中选择某特定质量，经常用于微小成分的定量分析。此种扫描方式是定量测定中最常用的扫描方式。

（4）飞行时间质谱的工作原理 当中性的原子或分子在静电场中被电离成离子后，离子以速度 v 飞越长度为 L 的无电场又无磁场的漂移空间，最后到达离子接收器（图1-8）。由于飞行距离（L）是已知的，精确纪录离子的飞行时间（t）即可得到离子的速度（$v=L/t$）。而离子的动能也是已知的，根据动能与质量的关系即可得到离子的质量。所以，在 L 和 U（加速电压）等参数不变的情况下，离子由离子源到达接收器的飞行时间 t 与质荷比的平方根成正比，测得离子飞行时间即可得到原子或分子的质量。

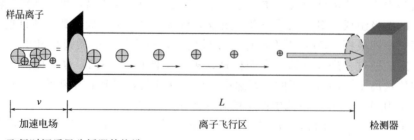

图1-8 飞行时间质量分析器的构造

1.3.2　质谱在天然药物研究中的应用

近年来，关于质谱在药用植物和中药分析中应用的报道与日俱增。早期的电子电离（electron ionization，EI）、化学电离（chemical ionization，CI）、场解吸电离（field desorption ionization，FD）及快原子轰击（fast atom bombardment，FAB）质谱技术已被广泛应用到化学的诸多领域，如石油化学、化工、环境化学、食品化学、药物化学、天然产物化学等。传统有机质谱（EI、CI 等）不能解决热不稳定的生物大分子的电离问题。随着 20 世纪 80 年代末期电喷雾电离（electrospray ionization，ESI）和基质辅助激光解吸附电离（matrix-assisted laser desorption ionization，MALDI）质谱的出现，尤其是电喷雾技术引入，极大地扩展了质谱在天然产物和中药领域的分析应用范围。ESI 技术具有以下特点：①ESI 是一种灵敏度很高的软电离技术，能够分析极性大、热不稳定的生物大分子，如蛋白质核酸及天然产物与中药中的极性成分等，且 ESI 的谱图简单，易于解析；②电离源的设计和构造简单，可在大气压和溶剂存在的环境下操作。因此，ESI 和高效液相色谱（HPLC）联用能够分析复杂的混合物。HPLC-ESI-MS 使我们能够完成中药中极为复杂的混合物分析，在中药研究中扮演非常重要的角色。液相色谱-质谱联用仪以液相色谱作为分离系统，以质谱为检测系统，样品在色谱部分被分离，经过大气压电离源离子化后，由质谱的质量分析器将祥品离子按质荷比分开，得到质谱图。液质联用体现了色谱和质谱优势的互补，将色谱对复杂样品的高分离能力与 MS 具有高选择性、高灵敏度及能够提供分子质量与结构信息等优点结合起来。Huang 等[76] 通过 LC-MS 研究了五味子（Schisandra chinensis（Turcz.）Baill.）中木脂素的质谱特征，并鉴定了 16 个木脂素类化合物。Yue 等[77] 通过 LC-MS 鉴定了附子中的 117 个生物碱成分。Lin 等[78] 研究了川麦冬和杭麦冬中的高异黄酮类成分，分别从其中鉴定了 17 个和 19 个该类化合物，并从化学成分组成上对 2 种麦冬进行了区分。超高效液相色谱（ultra performance liquid chromatography，UPLC）的应用，使分析时间大大缩短，但同时也对质谱的离子化效率和检测器灵敏度提出了挑战。伍建林等[79] 对大鼠血浆样品中的二氯苯氧氯酚代谢产物和动力学曲线的研究，发挥了 UPLC 分离血浆极复杂样品和 MS 目标定量的优势。色谱-质谱联用技术，除了液相色谱质谱联用，还包括气相色谱质谱联用（gas chromatography-mass spectrometry，GC-MS）和毛细管电泳质谱联用（capillary electrophoresis-mass spectrometry，CE-MS）以及质谱本身串联质谱（tandem mass spectrometry，MSⁿ）等。上述技术都被应用于分析天然产物和中药，使天然药物研究与现代化的分析手段相结合。

毛细管电泳-质谱（CE-MS）技术于 1987 年被首次报道，它可以在分析中同时得到迁移时间、分子质量和碎片信息，是 LC-MS 的有力补充。CE-MS 对植物提取物中生物碱的分析效果最好，技术的关键是毛细管电泳缓冲液的挥发性。强挥发性的缓冲液，如甲酸、乙酸、碳酸铵和乙酸铵符合 CE-MS 技术的要求。乙酸铵、四氢呋喃和乙酸组成的无水缓冲液被用于确定甲基生物碱。马兜铃酸存在于马兜铃（*Aristolochia debilis*）、关木通（*Aristolochiae manshuriensis* Caulis）等中药材中，作为减肥药的主要成分曾经导致严重的中毒事件，CE-MS 检测马兜铃酸方法的高灵敏度证明了其在中药材检测和代谢物分析中的广泛适应性[80]。CE-MS 在代谢组学方面的应用主要是血样或尿样中氨基酸、核苷等小分子图谱的分析，旨在从中筛选出生物标志物，为疾病的诊断和治疗提供依据。Mayboroda 等[81] 通过 CE-MS 对尿样中的氨基酸进行分析，采用 pH 调制堆积进样富集模式，大多数氨基酸的检出限（LOD）可低于 50nmol 并成功分析了关节炎患者的尿样。

在质谱联用技术中，气相色谱-质谱（GC-MS）联用技术最早出现于 20 世纪 60 年代，主要是连接 EI 电离源质谱，是分析天然产物、中药材提取物和中成药的非极性成分和挥发油成分的有效手段。Chen 等[82] 在 1987 年描述了一种直接雾化装置，它方法简单，避免提取步骤造成的潜在干扰，他们用 GC-MS 技术确定了 3 种中药材中的约 130 种挥发性成分。魏刚等[83] 采用 GC-MS 法对不同产地广藿香（石牌、高要、海南藿香），组织培养广藿香，以及超临界提取广藿香、广藿香对照品共 21 个样品进行主成分分析，建立广藿香挥发油指纹特征图谱，为广藿香的内在质量评价和鉴定提供特征数据。Lie 等[84] 用 GC-MS 分析中药种子油中的脂肪酸和脂质类化合物。Hou 等[85] 通过 GC-MS 的方法分离和鉴定了 3 种传统中药材吉林人参（*Panax ginseng* C. A. Meyer）、木香（*V. souliei*（Franch.）Ling）和陈皮（*Citrus aurantium* L.）的乙醚提取物中挥发油成分。郑俊华等[86] 利用 GC-MS 技术分析了荔枝核中油脂类成分，首次发现了 12 种该植物的组分。GC-MS 技术已被证明是一个分析植物中挥发油成分的有效方法。但是 GC-MS 技术不能直接分析非挥发性成分，如人参皂苷等。因此，为增加其挥发性，需将人参皂苷等进行乙酰化、全甲基化衍生，这样才使 EI-MS 技术和 GC-MS 技术分析得以实现。衍生化后，EI-MS 数据显示了寡糖链中糖连接顺序等有价值信息。人参皂苷经与正丁醇加热发生解离，能够区分 20(S)-原二醇或 20(S)-原三醇的异构体[87]。目前，研究者在分析实践中积累收集了中草药提取物样本及其衍生物成分的 GC-MS、LC-MS 和 MS-MS 的指纹图谱并且建立信息库，以供常规分析时，与已知的标准谱图对照。常用的质谱数据库有 NIST Chemistry WebBook、ECDY-BASE、MASS Spectrometry Database、Chemspider 等。

串联质谱法（MS-MS）是质谱自身联用技术和质量分析器的综合体，是一种分析鉴定复杂混合物中的某一目标化合物结构而无需分离的有效技术。串联质谱法有选择性好、灵敏度高和分析速度快的特点，是其他分离技术不能比拟的。串联质谱法可分为空间串联和对间串联。反几何（reversed geometry）的电磁双聚集质谱仪（磁场在前，电磁在后，碰撞室立于其间，实际上所记录的是质量分析的离子动能谱）、三级串联四极杆仪器 QQQ 都属于空间串联质谱仪。以三级串联四极杆仪器 QQQ 为例，第一级选择感兴趣离子，又称目标离子；第二级 Q 作为碰撞室，在那里引入中性气体，使之与目标离子相碰撞，发生碰撞诱导分解反应（collision induced dissociation，CID）；第三级 Q 作为质量分析器，检测到产物离子的质谱图。时间串联质谱仪有离子阱、回旋共振两种类型。它们的离子选择、碰撞及质量分析都是在同一空间，不同时间段完成的。上述的串联质谱方法都适用于中药提取物和传统复方中药的复杂混合物体系分析。Ranasinghe 等[88] 使用 MS-MS 技术的快速筛选法，从黄花蒿中分离青蒿素及其类似物，在 MS-MS 中，用中性分子丢失、单离子监测（SIM）、选择反应监测（SRM）和多反应监测（MRM）选择不同的消除反应来对相关组的黄花蒿正己烷提取物进行检查。Liu 等[89] 利用 LC-MS-MS 技术对丹参及其相关产品进行质量控制取得了很好的效果。Jong 等[90] 运用这种方法成功地对 9 种细辛属植物的甲醇提取物中的 AAI 进行定量。Wong 等[91] 使用 LC-MS-MS 技术来分析中成药中存在的有毒成分。

在多种质量分析器中，离子阱质量分析器因具有显著优势而被广泛采用，特别是因其 MS^n 技术在结构分析方面所起到的作用。离子阱技术能完或多级串质谱（MS^n），是鉴定未知分子和结构分析的有力手段。例如，对于常用的离子阱质谱仪，实验中得到的目标离子 5～6 级串联质谱数据已经足够确定离子结构。当然串联质谱的级数和质量取决于很多因素，如待测离子强度、仪器调试状态等，尤其是分辨率限制。Fang 等[92] 利用离子阱质谱技术在进行蒺藜皂苷和人参皂苷结构测定时曾利用 6 级串联质谱的数据。蒺藜是传统中药，用于增强机体的抵抗力，恢复身体正常功能，促进血液循环。多级串联质谱数据结果能够确定蒺藜皂苷 F 的结构，包括皂苷元、侧链上寡糖的单糖序列、分支情况，并通过糖环内断裂，清楚得到糖环连接方式的确凿信息。Fuzzati 等[93] 应用反向液相色谱和离子阱质谱技术成功确定了 25 种人参皂苷。Tawab 等[94] 报道用电喷雾多级串联离子阱质谱技术分析鉴定人参皂苷，确定人参皂苷中单糖的序列和连接位置，并阐明经过半乳糖酶作用后的产物的结构。MS^n 质谱适用于直接阐明天然植物中提取的皂苷结构，Cui 等[95] 利用 ESI-MS^n 技术来研究典型中药刺五加的粗提取物中 3 种三种皂苷的结构，运用离子阱质谱仪建立了 LC-ESI-MS 技术同时测定人参提取物中人参皂苷的分析方法。结果表明，离子阱的正离子和负离子模式，可以用来迅速佐证和补充提取物中人参皂苷分子质量和提供结构信息。特别是［M－H］$^-$ 只产生与糖苷键解离相对应碎片离子，可以从 MS^n 谱得到的糖链序列的结构信息，既简单又明晰。Liu 等[96] 提出在分析时，根据糖类对不同金属的亲和能差别，来控制皂苷与不同金属复合离子的内能，从而获得不同 CID 谱图。这些 CID 谱图包含不同层面结构的特征。越皓等[97] 和 Wang 等[98] 利用离子阱串联质谱技术系统地研究了有毒中药附子（Aconitum carmichaeli debx.）的炮制方法并对传统炮制方法给予科学评价。许庆轩等[99] 和王勇等[100] 采用碰撞诱导解离技术成功分析了八味地黄汤与人参四逆汤中各药对的影响。生物样品成分复杂时，分析干扰大，而串联质谱在生物样品的分析中具有优势，其中离子阱质谱在活性成分的代谢，三重四极杆质谱在目标化合物定量分析，Q-TOF 质谱在化合物分子质量确认和半定量分析研究中都得到了很好的应用。

　　傅里叶变换离子回旋共振质谱仪（FT-MS）是高端的离子质量分析器，它的核心部件是带傅里叶变换程序的计算机和捕获离子的分析室。分析室是一个置于强磁场中的立方体结构。离子被引入分析室后，在强磁场作用下被迫以很小的轨道半径做圆周运动，离子的回旋频率与离子质量成反比，此时不产生可检出信号。如果在立方体的一对面上（发射极）加一快速扫频电压，一对极板施加一个射频电压，当其频率与离子回旋频率相等时则满足共振条件，离子吸收射频能量，运动轨道半径增大，撞到检测器产生可检出信号。这种信号是一种正弦波，振幅与共振离子数目成正比。实际使用中测得的信号是在同一时间内所对应的正弦波信号的叠加。这种信号输入计算机进行快速傅里叶变换，利用频率和质量的已知关系可得到质谱图。傅里叶变换质谱仪具有很高的分辨率和很高的灵敏度，但仪器价格和维护费用也很高。另外它还可以灵活地根据所测样品来选择不同的串联质谱技术来获得碎片信息，为结构的确认提供有参考价值的依据。近年来 FT-MS 在生物大分子的分析，尤其是蛋白质组的研究天然产物复杂成分的化学结构等分析及气相离子化学等方面有着重要的应用。Huang 等[76] 利用 FT-ICR-MS 研究了五味子中的木脂素成分特征性质谱碎裂规律，方法准确可靠，可用于五味子的快速鉴别。基于此方法，丹参、马钱子（*Strychnos nux-vomica* Linn.）、黄连（*Coptis chinensis* Franch.）中的化学成分也被透彻地分析[101,102]。Li 等[103] 将超滤技术与 FT-MS 结合，筛选出基于人血清白蛋白作用靶点的 7 个天然产物活性成分。

　　四极杆质量分析器能够通过对电场的调节进行质量扫描或质量选择，质量分析器的体积能够做到很小，扫描速度快，无论是操作性还是机械构造，均相对简单，它在量化中药活性成分时展现了出色的灵敏度。但其分辨率不高，杆体易被污染，因此常与其他质量分析器联用，如四极杆飞行时间质谱（Q-TOF）。飞行时间（time of fight，TOF）质量分析器具有结构简单、灵敏度高和质量范围宽等优点，目前，TOF 能够测量的质荷比已接近 10^6。虽然对 ICR 而言，TOF 的分辨率和动态线性范围较差，如对分子量超过 5000 的有机物，同位素的峰不能分辨。但是，它对大分子的质量测量精度则可达到 0.01%，比传统生物化学方法（如离心电泳、尺寸筛析色谱等）的精度好得多。许国旺研究组[104,105] 通过液相色谱四极杆飞行时间质谱和代谢组学方法，进行了新地胶囊等中成药和中药活性成分人参皂苷 Rg_3 的作用研究。蔡宗苇课题组[106,107] 通过液相色谱四极杆飞行时间质谱研究了马兜铃酸与 DNA 的加合作用，将色谱质谱技术应用于 DNA 加合物的研究，使其成为继同位素标记法后的最重要研究方法。Q-TOF 以其高分辨率和高灵敏度，与PCA、PLS 等聚类分析方法结合，能够找到植物中的化学标记物，进而鉴定植物的品种、产地和质量[108]。另外，基于 Q-TOF 仪器开发的离子淌度（ion mobility，IM）质谱由对蛋白质、多肽的生物样品分析发展到中药化学成分的同分异构体的分离。

　　多糖是一类由醛糖或酮糖通过糖苷键连接而成的天然高分子多聚物，是中药主要活性成分之一。中药多糖的生物学功能与结构密切相关，中药多糖结构的测定也就成了研究的热点。质谱技术于 20 世纪 50 年代末开始用于糖的分析，它可以提供分子质量、单糖组成、异头碳构型、糖苷键的类型及分支状况等多种信息，在糖类的分析中发挥着不可替代的作用。近年来，电喷雾质谱和基质辅助激光解吸质谱使糖生物学的研究取得了很大的进展[109]。1988 年，Domon 和 Costello 利用串联质谱技术对寡糖的断裂规律进行了研究，并对其产生的碎片进行了系统的归属[110]，这为串联质谱应用于糖类的结构分析奠定了基础。目前，高其品[111] 课题组已经利用多种分离手段结合 ESI-MS 及 GC-MS 的分析方法确定了人参中部分低聚糖（聚合度为 2～7）的结构。刘志强课题组则利用简单的凝胶分离结合 ESI-MS-MS 完成了人参中水溶性寡糖（聚合度为 2～12）的识别及结构测定，还利用 FT-ICR-MS 和多级串联质谱技术详细研究了红参加工过程中还原糖与氨基酸之间的美拉德反应的初级产物结构[112]。在糖类的分析中，其分子质量测定是确定多糖结构的首要工作。基质辅助激光解吸质谱（MALDI-MS）作为一种新型的"软电离"生物质谱，具有大多产生单电荷准分子离子及能够耐受一定量的盐和干扰物等优点，在多糖的结构研究中具有巨大的潜力。2003 年，邓惠敏等[113] 对未经分级的高聚合度葡聚糖样品进行测定，检测到的葡聚糖最大分子质量达 18000Da。与传统的利用 HPLC、凝胶色谱、电泳等测定多糖分子质量的方法相比，MALDI-MS 具有无需对样品进行分级及衍生化而可以直接进行分析的优点，从而更加快速、准确。MALDI-MS 除了能测定寡糖和多糖的分子质量外，还能给出一定的结构信息，如将样品酸水解或酶解后进行 MALDI-MS 分析可以确定多糖的重复单元、单糖的连接顺序及取代基的取代位点，这为多糖的结构阐明提供了重要依据。MALDI-MS 不仅适用于中性多糖的结构测定，也适用于含有糖醛酸的酸性多糖、硫酸化、唾液酸化的酸性多糖及含有其他取代基团的多糖的结构分析。Gur'janov 等[114] 对 Linum usitatissimum L. 中的聚鼠李半乳糖醛酸（RG）进行分析，阐明了 RG 的聚合度及其中的 gal 和 rha 等单糖的连接序列。Mazumder 等[115] 利用 MALDI-MS 对酶解后的乙酰化木葡聚糖（xyloglucan）的重复单元进行了分析，并且准确定位了乙酰基的取代位点。然而，质谱在多糖结构分析中存在一定的局限性，如检测聚合度较高的时，如果用 ESI-MS 分析，一种多糖可以带多个电荷而产生复杂的谱图，这使分析过程变得更加复杂；而用 MALDI-MS 进行分析，可用的基质种类还比较少，需要寻找发现更多有效的基质。同时，将质谱技术与传统的方法相结合，一定可以使糖类结构得到更好的阐明，进一步促进糖类生物学的发展。

应用 MALDI-TOF-MS 可以快速地鉴定中药中的活性成分，如中药杜仲（Eucommia ulmoides Oliver）中具有抗真菌的含二硫键的多肽[116]；中药紫花地丁（Viola philippics Cav.）中具有抗病毒活性的环肽[117]；中药附子中的生物碱成分[118]；中药绣球藤（Clematis montana Buch.-Ham. ex DC.）中具有抗病毒和细胞凋亡诱导活性的甘露糖结合凝集素[119]；高等植物中的果聚糖[120] 和大豆 [Glycine max (Linn.) Merr.] 中的化学成分[121] 等。

MALDI-TOF-MS 的成功之处主要是可应用于生物大分子的分析，它在用于小分子化合物分析时往往受到常规基质的干扰。为了克服这个缺点，比较成功的方法是使用纳米材料、其他无机和有机材料作基质。Chen 等[122] 应用氧化的碳纳米管做基质，分析了从传统中药补骨脂（*Malaytea Scurfpea* Fruit）中提取分离的 11 个部分的化合物。在可鉴定的 188 种化合物中，92 种化合物只有用 MALDI-TOF-MS 才能检测出，因此 MALDI-TOF-MS 结合纳米材料作基质是分析小分子化合物的完美技术。Wang 等[123] 将强度衰减 MALDI-MS 引入了中药小分子与蛋白质相互作用的研究，利用该方法研究了蜂毒肽及生物碱类成分与钙调蛋白之间的相互作用，并通过滴定法和竞争实验比较了不同药物与靶蛋白的相对结合强度。

近年来 MALD-TOF-MS 技术在用于直接分析生物组织轮廓（profiling）和成像（imaging）分析方面表现了巨大的潜力。研究表明，应用 MALDI-TOF-MS 技术分别针对正常和疾病组织的直接轮廓分析能够提供重要的信息，有利于说明正常和病理情况下的生理过程，从而发现疾病的生物标志物[124,125]。该技术避免了复杂的样品制备特别是针对生物样品，样品的制备过程会导致样品的变性而失真。成像技术已经用于细胞生理过程、特殊蛋白模式、药效分析等研究，用于分析生物组织中低分子质量药物分布[126,127] 和植物组织切片中的药物成分[128,129]。Wu 等[130,131] 采用 MALDI-TOF-MS 技术分析了中药元胡和黄连组织切片中的生物碱类成分，以及有毒中药炮制前后组织切片中生物碱成分，获得较好的结果，并且进一步分析了药材炮制后成分的变化，为药材炮制解毒机制提供佐证，并为药材真伪鉴别提供了快速可靠的表征方法。Taira[132] 利用 MALDI-MS 成像技术确定了人参皂苷位于侧根的皮层和周皮多于其髓质部位，揭示了在根尖位置的人参皂苷含量高于根中心的。可见，对于快速评价和鉴定植物组织中的药用皂苷来说，成像途径是有前途的技术。

近年来发展的常压电离源质谱（ambient ionization mass spectrometry）技术能够在无需样品预处理的条件下直接对各种复杂基体样品进行快速分析。它具备原位、实时、在线、非破坏、高通量、低损耗、低污染的特征。2004 年 Cooks 等发明了电喷雾解吸电离技术（desorption electrospray ionization，DESI，随即在国际上掀起了基于直接离子化技术的快速质谱分析研究热潮。目前，其在食品、药品、环境、活体分析等领域得到了广泛的应用。DESI 兼有 ESI 和其他解析电离（DI）技术的特点，样品的离子化是通过向样品喷射由 ESI 产生的带电雾滴实现的。DESI 的优势在于：①DESI 是常压环境下的一种表面分析技术，对于普通表面上的物质无需处理即可进行质谱分析；②它是一种"软电离"离子化技术，其质谱谱图与使用 ESI 离子化技术得到的谱图相近；③它可以应用于界面化学的研究，实现非破坏地对产物直接进行分析。在天然产物方面，DESI 已应用于丹参叶的研究，并与 TLC 方法结合半定量分析 Salvinorin A，鉴别丹参叶的真伪[133]。将吴茱萸药材粉碎后压片，通过甲醇溶液喷雾溶剂，可获取吴茱萸的 DESI-MS 指纹图谱，利用串联质谱，吴茱萸碱、吴茱萸酰胺、羟基吴茱萸碱、吴茱萸次碱和吴茱萸酰胺甲 5 种活性生物碱得到了确定[134]。它还可以应用于毒芹（Cicuta virosa Linn.）、曼陀罗（Datura stramonium Linn.）和颠茄（Atropa belladonna）等植物的组织、种子、茎、叶、花和根中生物碱的测定，溶剂直接喷雾于原植物或植物新鲜切口的表面，测定在数秒内完成。包括去氢毒芹碱、毒芹碱在内的所有已知毒芹生物碱，曼陀罗中的 15 种生物碱及包括颠茄碱和东莨菪碱在内的颠茄主要生物碱均可被检测和鉴定[135]。

萃取电喷雾电离（extractive electrospray ionization，EESI）技术最早用于液体样品的测定，由电喷雾产生的带电液滴及离子与雾化产生的样品液滴碰撞，样品溶液中的待测物被萃取出来并电离，待测物离子由毛细管接口引入质谱仪。复杂基体样品在 EESI 离子源中被分散在一个相对较大的空间内，能量与电荷的传递、中性物质的萃取和离子化过程均在此空间内完成。该方法可以根据能量和电荷载体不同需要，发生选择性的萃取或化学反应，增加了该过程的可控性。EESI 特别是在人参提取液的样本检测中，发挥了 EESI 微量（飞克级）、低样品交叉污染和快速的优势，其动态范围宽，能够用用以区分商陆（Radix pokeveed）、桔梗（Platycodon grandiforus）等人参的伪品[136]。

另一种重要的技术是实时直接分析离子源技术（diret analysis in real time DART），它是一种非表面接触型解析/离子化质谱分析离子源技术。其原理是在大气压条件下，中性或情性气体（如氦气）经放电产生电子激发态氦原子，该激发态原子能级与周围或其他分子或离子能级较近，易于发生所谓的彭宁电离，使得周围分子或样品分子进行电离，或使其瞬间与待测样品表面解吸附和进行离子分子反应，实现样品电离，而后进行质谱或串联质谱检测，从而实现样品的实时直进分析。不同于 ESI 或 DESI 等易受离子或溶剂抑制效应影响的离子化技术，DART 即使有高浓度的盐存在，或有难挥发的溶剂存在，离子信号也不被干扰。DART 不产生钠或钾加合离子。正电荷仅有质子化离子，负电荷仅有去质子化离子，仅产生单电荷离子，质谱图更简洁，易于谱图解析和定量分析。通过 DART 分析。DART 离子化在生物碱、黄酮和木脂素类成分的研究方面均适用[137]。

此外，还有多种常压电离技术，如表面解吸大气压化学电离技术（DAPCI）。采用常压电晕放电（APCI）为基本手段，首先将电场的能量转移到带电的载体中，在无有机溶剂和无高速雾化气流的条件下工作，利用空气中的水生成初级离子进行工作，电离效率高，能够在单位时空内产生能量/电荷载体。然后能量/电荷载体被电场加速后溅射到载有样品的二维表面上，直接与裸露在固体表面的待测物发生能量/电荷传递作用，从而完成待测物分子的离子化。对挥发性物质或者在该固体表面上结合不牢固的物质的灵敏度较高。对于非挥发性、表面结合致密牢固的样品，首先利用辅助溶剂产生高密度的带电液滴，然后将液滴喷射在固体表面，在表面形成局部解吸，由于液滴带有大量电荷，解吸物质则根据其对电荷的结合能力大小结合不同数目的电荷，随着液滴中的溶剂迅速蒸发，微小的液滴和气相离子形成，完成表面物质电离的过程。六味地黄丸作为中成药的代表，能够由 DAPCI 技术结合

PCA 法区分不同剂型、产地[138]。DAPCI 还被成功地应用于红茶、绿茶、乌龙茶和普洱茶的指纹图谱识别分析[139]。DAPCI 同样在测定含挥发性组分的样品方面具有优势，如对洋葱、蒜、韭菜的指纹图谱研究中，发现了各香辛蔬菜的化学标记物[140]。

根茎植物中含有大量的淀粉，常压电离源的辅助气温度较高，易造成样品碳化，气流辅助离子化电离（air flow assisted ionization，AFAI）技术能够解决这一问题[141]，实验证明该技术对极性和非极性化合物的离子化效率均很好，灵敏度高，并且有望与其他常压电离源相结合。另外冷喷雾电离（cold spray ionization，CSD）和线性柱气流放电离子源（line cylinder glow discharge ion source）同样不需要高温气体，它们在蛋白的检测方面已经发挥出优势，可以填补植物蛋白常压离子化研究的空白[142]。此外，谢建台等报道了一系列的基于激光解吸附的常压电离（laserbased desorption ambient ionization）的质谱技术，如表面辅助激光解吸电离源（surface assisted laser desorption ionization，SALDI）质谱、电喷雾辅助激光解吸附电离（electrospray assisted laser desorption ionization，ELDD）质谱和激光诱导声波解吸附（laser induced acoustic desorption，LIAD）质谱成功地应用于TLC 分离后的小分子化合物识别研究，能够大大简化天然产物分离纯化的程序[143]。

质谱技术具有高灵敏度、高选择性、快速分析等优势，质谱分析不需提纯化合物，适合痕量成分分析，专属性强，能够同时定量检测多个成分，因此，质谱已成为现代中药研究中不可或缺的研究手段。目前，质谱技术已经在中药的成分研究、作用机制、质量控制等多方面，化学、生物学、药理学等多领域多学科发挥重要的作用。随着现代研究的不断发展，质谱技术和应用方法层出不穷，不仅推进了质谱学的进步，而且极大地促进了中药和天然产物的研究开发进程，有助于将中国民族医药推向世界。

1.4
液质联用技术在天然药物研究中的应用简介

HPLC 是目前分离复杂体系最为有效的分析工具，由于其仪器自动化、普及化程度愈来愈高，已成为中药分析最常用的仪器之一。但目前中药分析中运用的HPLC 仪器绝大多数与 UV 或 DAD 检测器相联接，对于单个色谱峰仅能提供保留时间及紫外图谱等信号，而对未知成分所能提供的结构信息相当有限，对中药等复杂体系的定性结果可能给出错误的结论。MS 是一种高灵敏度的检测器，且不同化合物的特征性强，可用于部分解析未知化合物的结构。天然药物是一个非常复杂的化学体系，其中含有大量的次生代谢产物，其结构复杂、性质相似，有的化合物还不稳定。HPLC-MS 将 HPLC 的高分离效能与 MS 的强大结构测定功能组合起来，为中药化学成分的快速分析提供了一个重要的新技术。

对于极性强、挥发度低、分子量大及热不稳定的混合体系，GC-MS 联用技术不适用。然而，在实际分析中，绝大多数化合物具有上述特性，而这些物质的分离需要采用液相色谱才能完成，因此，液相色谱和质谱的联用才逐步发展起来。LC-MS 联用的研究起于 20 世纪 70 年代，但进展缓慢，直至 80 年代中期，几种接口相继研制成功，并迅速商品化，才使得 LC-MS 步入实用性阶段。至今，LC-MS 联用仍然是质谱研究领域中最为活跃的分支。

1.4.1 液质联用在天然药物化学成分定性研究中的应用

1.4.1.1 中药化学成分的快速鉴定

采用现有的常规方法阐明中药的活性成分，需对其进行大量的提取分离，得到一定量的纯化合物（一般需 5mg 以上），再进行 NMR、MS 等光谱测定，最终确定其化学结构。整个过程需耗时数月乃至更长，不仅繁琐，而且目的性差，在确定其结构之前对目标化合物的性质了解甚少，往往分离出来的成分并不是感兴趣的化合物。LC-MS 分析则是将中药提取物先经过 HPLC 分离，流分直接导入质谱仪进行分析，根据采集的质谱图（一级乃至多级），可解析流份的部分结构（如化合物类型、特征取代基等）。这样，仅需几十分钟的时间即可获得待测样品的大量化学信息，包括化合物的可能结构（对于有些裂解规律明确的化合物，甚至可以确定其确切结构）以及相对含量。有些微量或痕量成分在传统的分离过程中很可能被忽略，而 MS 具有高度的灵敏性，可检测到皮克级物质，因此很容易发现新化合物的存在。显然，这些优越性是传统的植化分离方法所不具备的。

（1）黄酮类化合物的鉴定　黄酮类化合物是自然界分布非常广泛的次生代谢产物，主要以黄酮苷元、黄酮氧苷、黄酮碳苷和黄酮碳氧苷等形式存在，另外黄酮的糖苷配基可以发生酰化，常见的有乙酰基、丙二酰基、苯甲酰基等。通常，氧糖基化发生在黄酮、异黄酮、二氢黄酮和黄酮醇的 C-7 位以及黄酮醇和花色素的 C-3 位；碳糖基化则在黄酮的 C-6 位和 C-8 位。常见的黄酮类化合物类型、编号和碎片的命名见图 1-9。

Claeys 的研究小组[144] 使用液质联用技术详细研究了黄酮类化合物苷元的裂解途径。Waridel 等[145] 分别使用四极杆/飞行时间串联质谱和离子阱质谱技术，测定了各种黄酮、黄酮醇、二氢黄酮和黄烷酮在不同碰撞能量下的质谱。在正离子模式下，黄酮类化合物主要生成 $[M+H]^+$，经碰撞诱导解离，会失去一系列中性小分子或自由基，例如 H_2O，CO 和 $H_2C =\!\!= C =\!\!= O$，丢失甲基自由基 $CH_3 \cdot$ 是氧甲基化的异黄酮、黄酮和黄酮醇的特征；丢失 C_4H_8（56Da）中性碎片，说明在

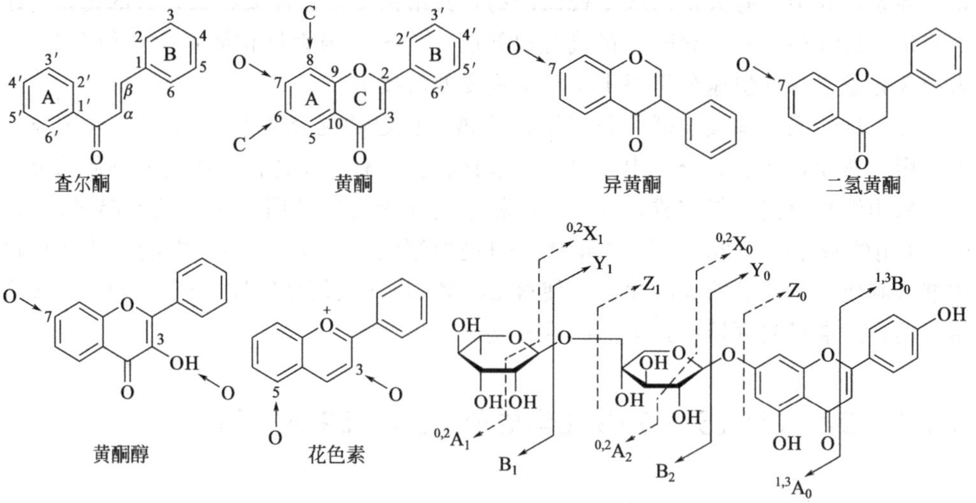

图 1-9 黄酮类化合物的类型、编号和碎片的命名

黄酮类化合物的 C-3、C-6 或 C-8 位存在异戊烯基。Kuhn 等[146] 采用常压电离离子阱质谱法研究了 7 对异黄酮/异黄酮苷元（单羟基化和/或甲氧基化）在正/负离子模式下的裂解行为，以用正离子模式的离子阱串联质谱技术区分黄酮和异黄酮的同分异构体。异黄酮丢失 C 环上两分子 CO 后的碎片的丰度很高，而黄酮的质谱图中仅可以观测到丢失一分子 CO 的碎片。黄酮类化合物 C 环的裂解对于其解析至关重要，C 环裂解生成的碎片最初是由 Claeys 研究小组命名，现已被广泛接受。根据保留电荷的环的不同，将碎片离子命名为 A 或 B。C 环上断裂的两根键的位置用上标表示。通常，在质谱图中可同时看到相同的 C 环裂解后生成的 A 离子和 B 离子。另外，A 离子和 B 离子也可能进一步丢失 H_2O 和 CO 而生成相应的碎片。最重要的 C 环裂解是 1,3 断裂，即 C 环的 RDA（retro-Diels-Alder）裂解，往往这样生成的碎片离子丰度最高，几乎所有的黄酮类化合物都可以看到 $^{1,3}A^+$。若已知黄酮类化合物苷元的质量数，那么就可以根据 $^{1,3}A^+$ 和 $^{1,3}B^+$ 推测其在 A 环和 B 环上的取代基。RDA 裂解是二氢黄酮、二羟基黄酮醇、黄酮、黄酮醇和黄烷醇最重要的 C 环裂解途径，而对于甲基取代的黄酮，由 RDA 裂解生成的碎片丰度较低。具有特定基团的黄酮，也可观测到其他形式的 C 环裂解。在黄酮类化合物的结构解析中，正离子模式较常用，但是负离子模式更灵敏。在负离子模式下，可观测到不同的裂解行为，从而能很好地作为正离子模式的补充。C 环的 RDA 裂解（生成 $^{1,3}A^-$ 和 $^{1,3}B^-$）也是最重要的裂解途径，已报道的大部分黄酮类化合物可生成 $^{1,3}A^-$ 和 $^{1,3}B^-$，$^{1,3}B^-$ 是异黄酮的特征离子。异黄酮和黄酮发生 0,3 断裂，生成 $^{0,3}A^-$ 和 $^{0,3}B^-$，异黄酮也可观测到 0,4 断裂的碎片。在负离子模式下，同样可以观测到丢失 H_2O 和 CO 的碎片。Justesen 详细研究了甲基化黄酮丢失 $CH_3 \cdot$ 的现象[147]。单甲基黄酮先失去 $CH_3 \cdot$，然后丢失 CO 或 $HCO \cdot$，而多甲基黄酮丢

失 $CH_3\cdot$ 后，再失去 $CH_3\cdot$ 或 $CH_3\cdot$ 和 CO，丢失 30Da 也可能是失去 $H_2C=O$ 的结果，这是多甲基化合物的裂解中常发生的反应。互为同分异构体的甲基化黄酮显示了不同的裂解行为，但仍需要标准品才能确定甲基化的位置。通过比较一级质谱（MS）和二级质谱（MS-MS）的差异，可以区分黄酮类化合物的氧糖苷、碳糖苷和氧碳糖苷。氧糖苷的糖苷键发生氢重排，可丢失一分子脱水糖单元（如异槲皮苷失去 162Da 的脱水葡萄糖 $C_6H_{10}O_5$）；而碳糖苷仅可生成糖环开裂的碎片（如牡荆苷失去 120Da 的 $C_4H_8O_4$）。在黄酮类化合物氧双糖目的 MS-MS 谱图中，可观测到糖苷键依次断裂后生成的离子（Y 离子，电荷保留在苷元上），有时也可看到相应的 B 离子。因为糖苷残基丢失对应于特定的中性碎片，所以可以三重四极杆的中性丢失扫描模式来筛选植物粗提物中的糖苷类化合物[148]。在正离子模式，仅可以观测到糖苷键断裂后生成的偶电子离子，而在负离子模式下，还可观测到由黄酮氧苷发生自由基断裂形成的奇电子苷元产物离子。自由基离子的生成与黄酮类化合物的抗氧化活性有关。二氢黄酮和二氢查耳酮没有观测到自由基离子，说明 2,3 位的双键对于稳定自由基苷元产物离子是必须的。袁杰等[149] 采用 HPLC-MS^2 联用的方法对淫羊藿的成分进行分析，根据多级质谱所得的碎片峰，结合紫外光谱、HPLC 保留时间鉴定出 9 个黄酮苷类化合物。范姣姣等采用快速液相色谱仪与四极杆飞行时间串联质谱仪（UPLC-Q-TOF-MS）对白花蛇舌草中黄酮类化学成分进行快速分析和鉴别：共鉴别出白花蛇舌草中的 13 个黄酮类成分。采用 HPLC/DAD/ESI-MS^2 技术，可快速、灵敏的检测降香中黄酮类化合物的分析方法，采用负离子 ESI-MS 模式，通过与对照品对照分析，从降香中同时鉴定了 23 个黄酮苷元，包括 7 种不同类型，分别为异黄酮类、二氢异黄酮类、新黄酮类、二氢黄酮类、查尔酮类、二氢异黄酮醇类和紫檀烷类，典型色谱图如图 1-10。每类化合物都显示了与其结构相关的特征性 MS-MS 裂解行为，这些特异性的裂解规律有助于黄酮类化合物的快速检测和结构鉴定，如图 1-11 以化合物 pinocembrin 为例，说明了降香中黄酮类化合物在负离子 ESI-MS-MS 模式下的裂解途径。这种实验方法可以用于全面评价降香药材的质量，在耗时方面明显优于传统的提取分离方法。

（2）生物碱类化合物的鉴定 生物碱存在于自然界（主要存在于植物，但有的也存在于动物）中的一类含氮的碱性有机化合物，有似碱的性质，液质联用是天然产物中分离生物碱类化合物和鉴定生物碱类化合物结构分析的重要工具。由于分子中含有 N 原子，生物碱具有独特的裂解规律，大多数已发生有氮原子相关的裂解，主要裂解方式是以氮原子为中心的 α 断裂和 RDA 断裂，形成的丰度较高的离子多为含氮的结构碎片。石蒜属（*Lycoris* Herb.）是石蒜科（Amaryllidaceae）东亚特有属，富含多种类型的生物碱类成分。这些生物碱类成分具有抗肿瘤、抗炎和抗心血管疾病等药理活性，具有极高的研究价值。Li 等[150] 首次建立了基于 UPLC-QTOF-MS-MS 技术的石蒜科生物碱定性分析方法。首先，通过质谱研究生物碱对照品的质谱裂解规律，然后从 UPLC-QTOF-MS-MS 和二级质谱获取生物碱的色谱保留时间和母离子及子离子的精确分子量信息。基于对照品的结构特征和裂解规

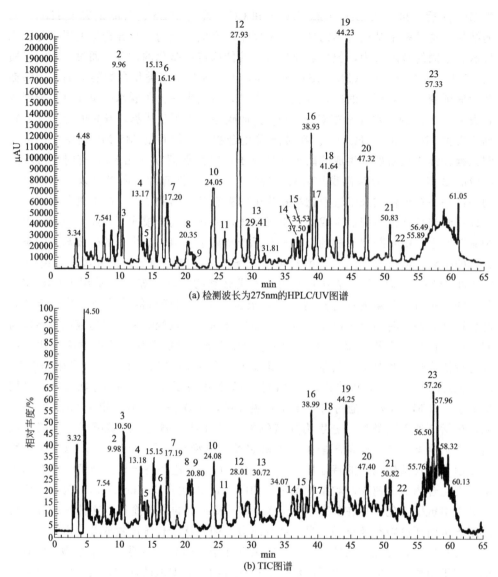

图 1-10　HPLC/DAD/ESI-MS^n 分析降香药材色谱图

律，石蒜碱型生物碱可以划分为 4 个亚型：Subtype L1 的 C 环和 D 环没有双键，且 C-3 和 C-3a 间无氧桥；Subtype L2 的 C-3 与 C-3a 间有双键；Subtype L3 的 C-3a 和 C-4 间有一个双键，且 C-1、C-2 和 C-3 有取代基；Subtype L4，C 环和 D 环没有双键，C-3 和 C-3a 间存在氧桥。结合对照品的裂解行为，运用该方法共鉴定出 37 种石蒜科生物碱，其中 16 种为未经报道的新化合物，所建立的定性分析策略为石蒜属植物的质量控制与评价奠定了基础。张加余等[151] 采用高效液相色谱-电喷雾离子化串联质谱联用技术（HPLC-ESI-MS-MS）对马钱子 4 类生物碱（马钱

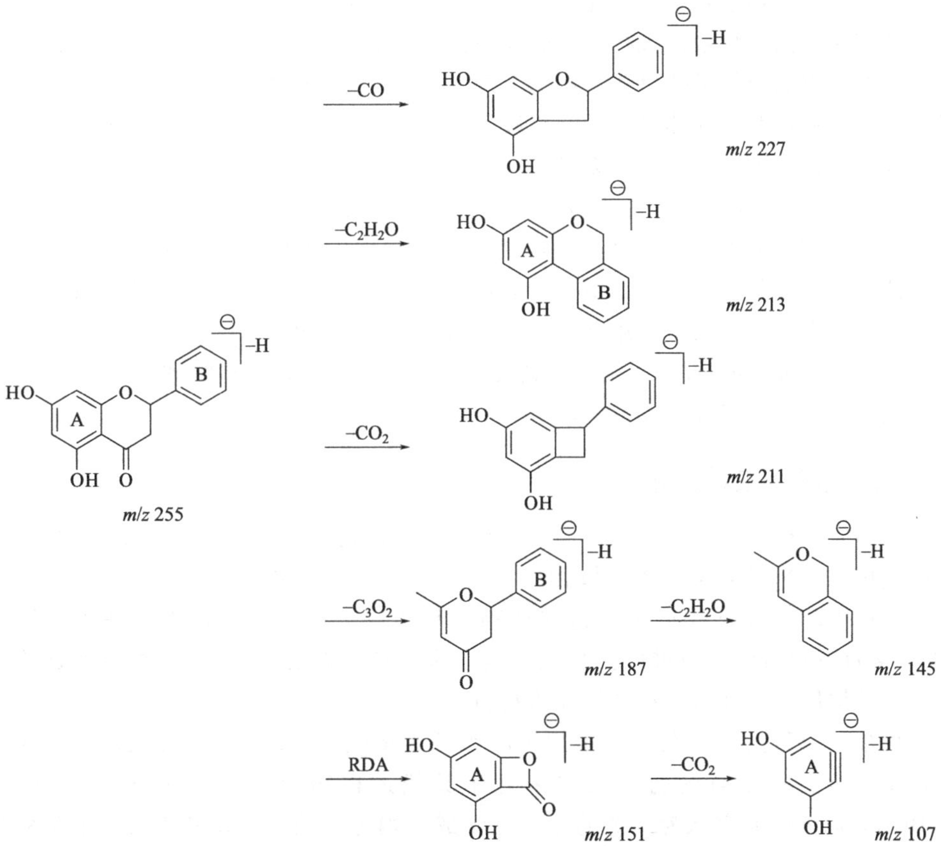

图 1-11 降香中黄酮类化合物在负离子 ESI-MS-MS 模式下的裂解途径

子生物碱类成分根据母核结构的差异可以分为士的宁型、伪型、氮氧化物型、氮甲基型 4 类）的裂解规律进行研究，结果 4 类生物碱结构上的不同导致它们在裂解方式上存在较大差异，根据这些特征性的裂解方式，结合保留时间、质荷比以及多级串联质谱数据，共鉴定了 18 个生物碱成分，其中士的宁型 8 个，伪型 2 个，氮氧化物型 5 个，氮甲基型 3 个，该研究为马钱子的成分分析与质量控制提供了一种快速、有效的方法。

（3）皂苷类化合物的鉴定　皂苷是一类结构比较复杂的糖苷类化合物。约有一半以上的植物中含有皂苷类化合物，其中以百合科、桔梗科、云参科、毛茛科等分布最广。在人参、蒺藜、甘草、三七、黄芪、刺五加、麦冬等许多中药中均含有皂苷类成分并且具有活性。皂苷由苷元和糖链组成。组成皂苷的糖链（糖和糖醛酸）中常见的单糖有葡萄糖、鼠李糖、半乳糖、阿拉伯糖、木糖、半乳糖等；糖醛酸有葡糖糖醛酸、半乳糖醛酸等。皂苷按苷元结构可分为甾体皂苷和三萜皂苷两大类。质谱在皂苷类化合物的结构分析上发挥了重要的作用，与其他类型的电离方式相比，电喷雾电离质谱用于皂苷检测时具有更高的灵敏度和可重现性，多级串联质谱所得到的皂苷结构信息在皂苷化合物定性分析也具有很大优势。Kang 等[152] 采用超高效液相色谱与混合四极杆飞行时间质谱法（qTOF-MS^E）快速分离鉴定胡芦巴种子提取物粗品中的甾体皂苷。利用 UPLC/qTOF 进行 MS^E 数据采集，仪器对样品一次采集就可获得前体母离子和片段离子信息。总结了胡芦巴中五大类皂苷的裂解规律，并探讨了可能的裂解途径。通过分子离子和碎片离子的精确质量测量和保留时间并和相关标准品对照，鉴定共 95 种皂苷，其中包括 22 对异构体，30 个皂苷为首次鉴定。云南甘草根是我国西南地区的传统药用甘草，Ji 等[153] 采用制备色谱法从云南甘草根中分离得到三萜皂苷化学成分，通过 NMR 和 HR-MS 等光谱分析鉴定了它们的结构，并建立了在三重四极质谱仪上进行中性损失扫描和前体离子扫描的 LC-MS-MS 方法，结合高精度 qTOF 质谱分析，共检测到 50 种皂苷，并对其结构进行了鉴定或初步鉴定。

1.4.1.2　中药材品种鉴别

很多中药材历来存在多品种、多来源的问题，尤其是同属不同种植物均作同一药材使用，或相近亲缘关系的植物以次充优，如柴胡、威灵仙、牛膝、甘草、姜黄、木通等均存在此类问题。这些植物的化学成分往往比较接近，采用传统的 TLC 或 HPLC 方法有时难以找到明显的鉴别特征。而 LC-MS 因能提供大量特征性强的结构信息，可用于不同品种的鉴别。

例如，中药菟丝子在药典中规定的来源为菟丝子（*Cuscuta chinensis* Lam.）的种子，而实际流通的药材大多来源于其相近植物南方菟丝子（*C. australis* R. Br.），以前的研究认为二者的主要化学成分均为黄酮醇，即柳皮素、山奈酚及其苷，成分基本相似，因此可以混同使用[154]，为彻底澄清此品种问题，用 LC-MS 分析方法可以简便快速地分别对两种不同植物来源的菟丝子进行分析。LC-MS 分析的结果出乎意料，菟丝子的酚性成分比以前报道的情况要复杂得多。实验共鉴定了 50 个成分，分别属于黄酮、木脂素及氯原酸类，多数成分为首次发现。其中黄酮为主要成分，且具有显著的分类学特征：*C. australis* 的主要成分为山奈酚及紫云英苷，而 *C. chinensis* 的主要成分为金丝桃苷，其他酚性成分亦存在显著差异[155]。以前的研究结果大多认为两种菟丝子的主成分均为金丝桃苷，可能是由于金丝桃苷与紫云英苷的性质十分相似，在 TLC 及 HPLC 分析中发生混淆所致。而在 LC-MS 分析中，虽然二者的保留时间比较接近，但提供的 MS 信息明显不同。

1.4.1.3　中药代谢研究

中药代谢的研究，包括药物及其在各种复杂的样品基质（全血、血浆、尿、胆汁及生物组织）中代谢物的分离、结构鉴定以及痕量分析测定。利用 LC-MS 技术，不仅可以避免复杂、繁琐、耗时的分离纯化代谢物样品的工作，而且能分离鉴定以往难于辨识的痕量药物代谢物，从而迅速方便地解决问题。由于 MS 具有很强的选择性，可以利用 LC-MS-MS 及多反应监测（multiple reaction monitoring，MRM）等技术排除样品中其他成分的干扰，提高分析的专一性及改善信噪比，从而实现对原型药物及其代谢产物的定性定量分析。利用 LC-UV-DAD-ESI-MS 技术的高灵敏度和高选择性的优点，对大鼠灌胃降香总黄酮的体内代谢情况进行初步研究，对大鼠血清、尿液和组织样品进行了快速、准确的定性分析[156]。通过将生物样品及其酶水解样品与 22 个对照品的保留时间 t_R、MS 和 UV 的 λ_{max} 数据对比，明确判定生物样品中是否含有这些黄酮类成分的原型和二相代谢产物。图 1-12 为降香体内代谢研究中典型的 LC-MS 图谱。实验结果表明：在大鼠灌胃降香总黄酮后血样、尿样及其相应的酶水解样品中均指认了 18 个黄酮类成分，在给药后 45min 的肝、肾、肺、心、脾脏样品中分别指认了 16、17、7、10 和 7 个黄酮类成分。通过对降香的体内代谢过程的初步研究，为临床制定安全、有效、合理的用药方案提供了基础，为降香的质量控制和进一步开发利用提供了依据。

此外，在对丹参总酚酸及丹参注射液的体用内代谢研究中，将 LC-MS 技术与其他分析手段相结合，对大鼠灌胃丹参总酚酸和静脉注射丹参注射液后多酚酸类成分的体内代谢途径分别进行推测[157]。图 1-13 为大鼠灌胃丹参总酚酸后 0～12h 尿液的选择性离子检测（SIR）图谱，其中 M_2 的准分子离子 $[M+H]^+$ 为 181，推断为咖啡酸，M_3 和 M_4 的准分子离子 $[M+H]^+$ 为 195，推测 M_3 和 M_4 为阿魏酸或异阿魏酸，由咖啡酸经甲基化产生，M_5 的准分子离子 $[M+H]$ 为 209，推测为甲基化阿魏酸，由阿魏酸经甲基化产生。将丹参素、原儿茶醛、咖啡酸、阿魏酸对照品溶液按照代谢物的色谱条件进行分析，对代谢物进行了进步确证。综合实验结果，推测大鼠口服总酚酸后，多酚酸类成分首先代谢转化为丹参素（M1）及咖啡酸（M_2），咖啡酸（M_2）进一步发生甲基化代谢成阿魏酸（M_3）和异阿魏酸（M_4），阿魏酸和异阿魏酸进一步甲基化生成甲基化阿魏酸（M_5），代谢途径如图 1-14；推测大鼠静脉注射丹参注射液后，多酚酸类成分代谢转化为丹参素及咖啡酸，咖啡酸进一步发生甲基化代谢成阿魏酸，多酚酸类成分代谢转化率较高，主要以代谢物的形式在 0～12h 内从尿中排泄。

1.4.2 液质联用在天然药物化学成分定量研究中的应用

传统的中医药以中医药理论为主要指导，根据其独特的理论体系和应用形式用于预防和治疗疾病。中医药中采用的药物大都是具有康复和保健作用的天然药物及其加工代用品，对患者的疾病治疗具有显著的疗效。丰富的中医药知识是我国劳动人民几千年来在与疾病作斗争的过程中，通过实践，逐渐认识积累下来的，对中华民族的繁荣昌盛有着巨大的贡献。但是由于中药中含有的化学成分数量和结构类型等存在差异性，所以对其进行采集加工较为困难，使得中药的质量控制存在偏差，不能达到国际公认的质量控制方法体系，这也使得我国的中药在国际天然药物市场中的占比份额较小，无法大量流入国际市场。目前中药质量控制主要是对一些主要

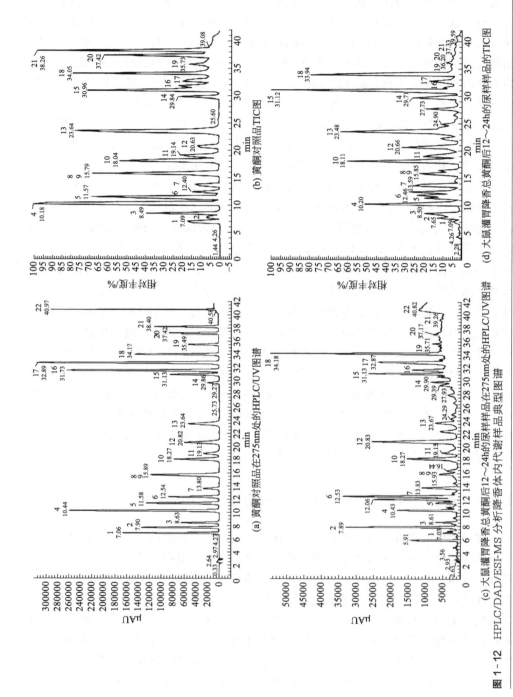

图 1-12 HPLC/DAD/ESI-MS 分析降香体内代谢样品典型图谱

(a) 黄酮对照品在275nm处的HPLC/UV图谱

(b) 黄酮对照品TIC图

(c) 大鼠灌胃降香总黄酮后12~24h的尿样样品在275nm处的HPLC/UV图谱

(d) 大鼠灌胃降香总黄酮后12~24h的尿样样品的TIC图

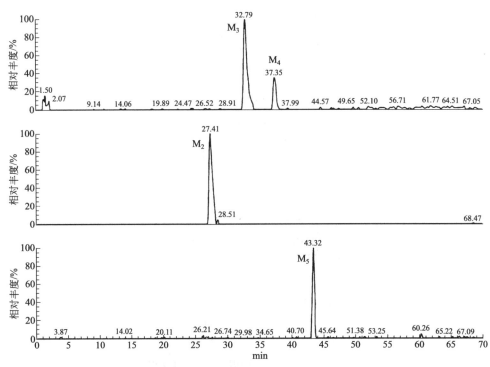

图 1-13 大鼠灌胃丹参总酚酸后 0~12h 尿液的选择性离子检测（SIR）图谱

成分或特征性成分进行定性鉴别及含量测定。但大量研究表明，中药的药效并非是某几个"指标成分"或"主要成分"在起作用，而是多成分共同作用的结果。因此，对中药进行更为"全面"的成分分析是中药质量控制研究的必然趋势。中药指纹图谱技术即是基于此观点而兴起的一种半定量分析技术。然而，目前开展的指纹图谱研究大多数采用 HPLC/UV 分析方法，很难对其中的大多数指纹峰进行指认，导致指纹图谱难以与药物的活性直接联系起来，亦难以用于指导制剂工艺的优化。在应用 LC-MS 技术之前，色谱峰的指认必须有对照品，而大多数中药化学成分的对照品是很难获得的。为了进一步提高我国中药质量控制标准，研究人员在通过多种分析技术后发现液质联用技术是目前分离和鉴定分析方法中最好的一种，因其具有选择性强、灵敏度高和分离效果好的优势，可以提供未知色谱峰丰富的结构信息，据此推导其可能的化学结构，LC-MS 技术逐渐地成为中药质量控制的强大助力。从定量角度来看，在很多 HPLC-UV 分析捉襟见肘的情况下，如检测成分紫外吸收弱，或不能与其他成分达到基线分离，LC-MS 均显示出其独特的优越性。低分辨质谱仪（如 QQQ、QTRAP）的 MRM 扫描模式，由于同时监测分析物的前体离子和产物离子，因而有较好的灵敏度和选择性，适合靶标的定量分析。蟾酥药材 HPLC-DAD-APCI-MS-MS 定性定量分析方法即是一个很好的实例[158]，可显著提高蟾酥药材及相关制剂的质量控制水平。在蟾酥药材中共鉴定了 35 个蟾毒内酯

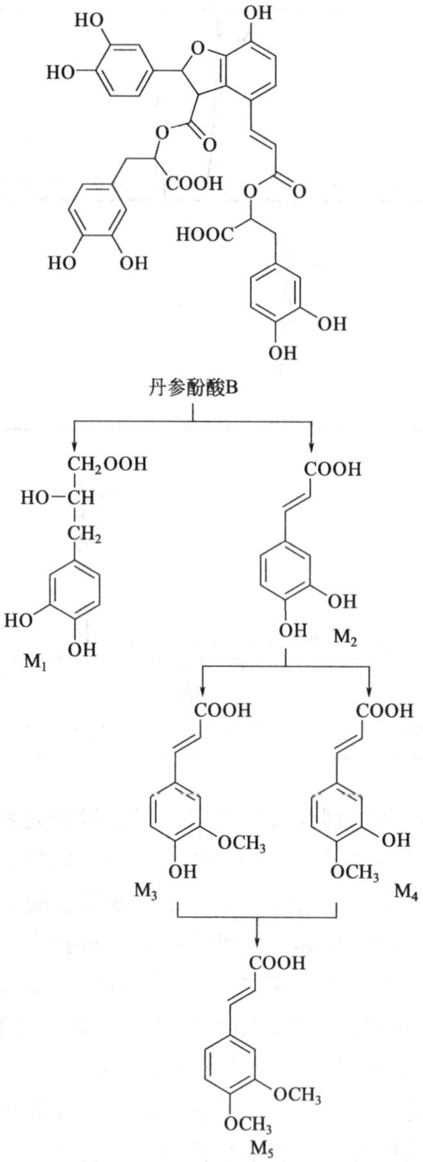

图 1-14　大鼠灌胃丹参总酚酸后代谢途径推测

M₁—丹参素；M₂—咖啡酸；M₃—阿魏酸；M₄—异阿魏酸；M₅—甲基化阿魏酸

类成分，其中 4 个成分为首次发现。通过进一步实验，分别对 17 个蟾毒内酯类化合物进行多极质谱（MS^n，$n=2\sim4$）裂解方式研究，根据化学结构和裂解规律将蟾毒内酯类化合物分为 5 类。此外，还可对蟾酥药材中 8 个主要蟾毒内酯类成分进行定量分析，典型色谱图如图 1-15 所示。使用 LC-MS 方法不仅可以快速、灵敏地分析蟾毒内酯类成分，还能够对蟾酥药材及相关制剂进行有效的质量控制。

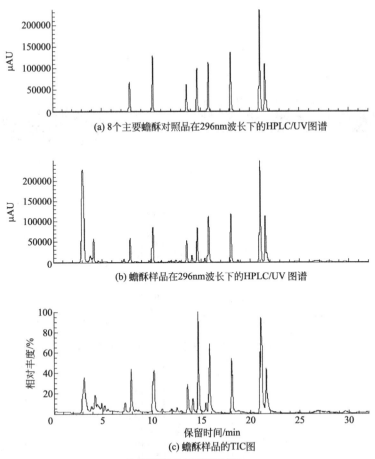

(a) 8个主要蟾酥对照品在296nm波长下的HPLC/UV图谱

(b) 蟾酥样品在296nm波长下的HPLC/UV 图谱

(c) 蟾酥样品的TIC图

图 1-15 HPLC/DAD/APCI-MS/MS 分析蟾酥的甲醇提取物

采用 HPLC-MS-MS 方法，以多反应监测（MRM）方式测定血浆中芍药苷和芍药内酯苷的浓度[159]。图 1-16 为采用 HPLC-MS-MS 方法同时测定血浆样品中芍药苷和芍药内酯苷的典型 MRM 图谱。由于同时对母离子和产物离子进行监测，使得背景噪声降低，方法的灵敏度和专属性显著提高，解决了芍药苷和芍药内酯苷在正常剂量给药时的检测问题。利用该方法分别研究了灌胃给予大鼠单体芍药苷、不同剂量的芍药内酯苷和白芍有效部位白芍总苷后的药物动力学，对临床合理用药具有指导意义。

1.4.3 液质联用在天然药物作用机理研究中的应用

天然产物是创新药物的重要源泉，天然药物的任何疗效均与其治病的化学物质基础紧密相连，如何从丰富多彩的天然产物中发现活性化合物是我们从事天然产物方向研究人员的目标。代谢组学是基因组学的最终产物，因此中药及中药配伍产生

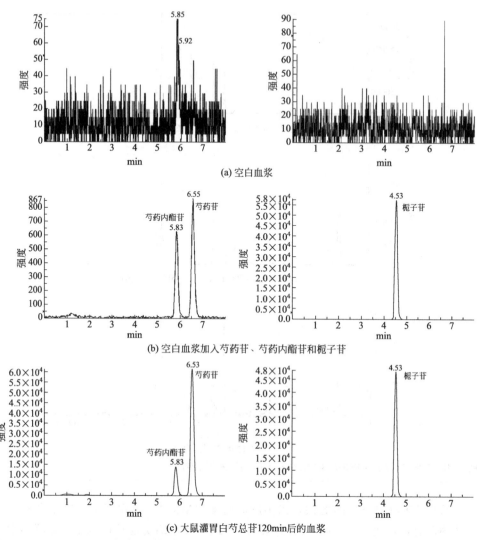

图 1-16　HPLC-MS/MS 方法同时测定血浆样品中芍药苷和芍药内酯苷的典型 MRM 图谱

的变化可以通过代谢组学层面反映出来。与转录组学、蛋白质组学相比，代谢组学的优势在于：①一切外源性刺激（如药物、食品、环境等因素）都会促使生物体系进行调节并导致代谢组的变化，这种变化是生物过程的最终结果，生物体许多不能从转录组、蛋白质组体现出的变化可以通过代谢组体现；②代谢组学放大了基因和蛋白表达的微小变化，从而使检测更容易；③代谢组学的研究不需建立全基因组测序及大量表达序列标签（EST）的数据库，且代谢物的种类要远小于基因和蛋白的数目；④由于给定的代谢物在每个组织中都是一样的，所以研究中采用的技术更为通用也更易被人们所接受[160]，正如 Billy David 所言："基因组学和蛋白质组学告诉你可能发生什么，而代谢组学则告诉你已经发生了什么。"[161] 代谢组学的研究通过对某一病证相关特定组分的共性加以分析、判断，能够帮助人们更好地理解病变过程及机体内物质的代谢途径和代谢状况，同时代谢组学还有助于发现疾病的生物标记物而达到辅助临床诊断的目的。它能够通过检测不同时间患者的尿液或血液，对这些由疾病引起的代谢产物的响应进行分析，即代谢物组分析。其准确性依赖于仪器的性能，可以提高诊治的科学化、定量化，避免人为因素的误诊。通过分析对照组和模型组代谢差异以及代谢通路的异同，运用化学计量方法寻找差异性，并对其进行鉴定，寻找代谢物与生理病理变化的相对关系。疾病是系统化、动态化、整体化的过程，在治疗时应随疾病的进程不同而调整药物剂量，甚至药物的种类，而以单一成分作用到单靶点的西药对此束手无策，因为疾病发生的不同阶段需要不同的药物组分发挥调节作用，复方药或多组分药将在疾病治疗中担当重要角色。利用代谢组学技术可以较为客观地反映中药在机体的血浆、血清或排泄物中代谢产物的变化，对中药发挥功效特点的阐释具有一定的科学意义。中药代谢组学着重研究中药给药后，对生物体代谢通路的影响。由于中药作用靶点多，往往会对多条代谢通路造成影响，质谱是中药代谢组学研究的有力工具。基于色谱-质谱联用（如 GC-MS，LC-MS 等）的代谢组学技术已广泛应用于中药代谢轮廓及作用机制研究。

Wei 等[162] 采用 LC-ESI-MS 法进行了复方丹参制剂体内代谢组学研究，分析测定了 14 种皂苷、13 种酚酸和 9 种醌类化合物，而且检测了口服该药后鼠血浆、尿液和粪便中的 53 种代谢产物，包括 30 种原型化合物和 23 种转化后的化合物，并且得到了复方丹参制剂中几种成分的代谢途径，揭示了该复方制剂的体内过程和活性物质基础。四君子汤在临床上可以治疗腹泻和便秘，这种可治疗截然相反的两个疾病的方剂在西医里是不可思议的。其实中医用它来主治脾胃气虚证，而脾胃气虚证可以理解成导致代谢网络产生特定的损伤或破坏，这种损伤的两个"极端"的结果就是腹泻和便秘，四君子汤的使用一旦"方证对应"，就可以通过多种成分、多层次、多靶点地对"网络性"损伤进行修复，从而达到治疗疾病（甚至是相反疾病的）的效果。中药（尤其是复方）的整体性作用机制和疗效在系统代谢组学的研究方法中，将可能得到充分的展示和挖掘。Li 等[163] 采用超高效液相色谱-质谱结合多元统计分析方法对淫羊藿的药效物质组学及其对氢化可的松诱导肾虚证大鼠的代谢物谱的影响进行了初步研究，通过比较正常组、模型组及淫羊藿醇提取物给药组大鼠的血清和尿样的代谢谱，发现淫羊藿苷和朝藿定 C 可能为淫羊藿的主要药效物质基础，进而对大鼠体内基础代谢物图谱、肾阳虚大鼠代谢物图谱及给药淫羊藿后大鼠体内代谢物图谱进行比较研究，寻找与肾阳虚大鼠相关的生物标记物，发现淫羊藿可使肾阳虚大鼠网络得以修复，由此探讨了淫羊藿补肾的作用机制。目前，受体学说已经成为现代医学科学的重要理论，在神经冲动传递过程中的化学递质传送研究中，应用代谢组学方法可测定给药动物血清中多种内源性神经递质（Ach、DA、NE、5-TH 等）的动态变化，从代谢组分及体内代谢过程中代谢物含量变化的实时监测中发现具有疗效的生物活性标志物，从中发现中药的某些作用和起效机制。

虽然 LC-MS 技术在中药研究中具有可观的应用潜力，但其普遍性远不及 HPLC/GC-MS。除因仪器普及程度较低以外，最主要的原因是谱图解析困难，研究人员往往不能充分利用实验提供的信息解决具体研究中的问题。因此，LC-MS 技术在中药研究中的广泛应用，应以阐明各种中药成分的质谱裂解规律为基础，唯有如此，才能将中药的研究深入下去。但是，质谱图的解析对专业人员的技术要求比较高，是阻碍 LC-MS 广泛应用的主要因素。而 GC-MS 普遍用于中药挥发油的分析，则得益于商品化谱图库的出现，使得依靠计算机搜索即可初步判断化合物的结构。因此，建立天然产物的 LC-MS 谱图库是该技术实现普及应用的根本途径。然而，GC-MS 采集 EI-MS 图谱的特点在于其操作条件相对单一，且提供的信息（裂解碎片）比较丰富，而 LC-MS 使用的 ESI、APCI 等电离源对不同类型物质的电离条件各不相同，受条件影响大，且裂解信息少，往往需测定多级裂解的谱图才能得到有鉴别意义的特征，此外，中药成分的化学结构较挥发油（多为萜、烃、醇、酯类）显然复杂得多。这些因素的存在给建立天然产物的 LC-MS 谱图库造成了较大的障碍。

参 考 文 献

[1] 刘皋林. 我国新药研究开发的现状及存在的问题[J]. 上海医药，2002，23(10)：445-446.

[2] 严永清. 天然药物现代化研究中的思路与方法[M]. 北京：化学工业出版社，649-660.

[3] 何桂霞，蒋孟良，冯映冰. 芍药汤配伍的化学变化研究[J]. 中国天然药物杂志，1998，23(7)：432-435.

[4] 郝福，蒋晔，李艳荣，丁翔宁. 复方天然药物化学成分的研究进展[J]. 中成药，2007，29(2)：258-262.

[5] 王广基. 药物代谢动力学[M]. 北京：化学工业出版社，2005.

[6] 罗国安，梁琼麟，张荣利，王义明，刘清飞. 化学物质组学与天然药物方剂研究[J]. 现代科学技术，2006，8(1)：6-15.

[7] Poole C F. Thin-layer chromatography: challenges and opportunities[J]. Journal of Chromatography A, 2003, 1000(1): 963-984.

[8] 熊裕堂，王培兰. 薄层色谱扫描定量分析原理[J]. 大学化学，1996，8(3)：34-40.

[9] 邓双. 薄层色谱扫描法测定中成药中有效成分含量的研究[D]. 西安：陕西师范大学，2000.

[10] 戚爱棣，于虹，朱晨. 薄层扫描法测定姜黄、郁金、莪术中姜黄素的含量[J]. 天津中医学院学报，2002，21(2)：32-33.

[11] 沈宁. 薄层扫描色谱在中药质量评价中应用的研究[D]. 成都：四川大学，2006.

[12] Rathore A S, Sathiyanarayanan L, Mahadik K R. Development of Validated HPLC and HPTLC Methods for Simultaneous Determination of Levocetirizine Dihydrochloride and Montelukast Sodium in Bulk Drug and Pharmaceutical Dosage Form[J]. Pharmaceutica Analytica Acta, 2010, 01(1).

[13] Salo P K, Pertovaara A M, Salo V M A, et al. High-Performance Thin-Layer Chromatography Method for Assessment of the Quality of Combinatorial Libraries and Comparison with Liquid Chromatography Ultraviolet Mass Spectrometry[J]. Journal of Combinatorial Chemistry, 2003, 5(3): 223-232.

[14] H. Kalász, M. Báthori. Pharmaceutical Applications of TLC[J]. LC GC Europe, 2001, 14(5): 311-321.

[15] Kaur A D, Ravichandran V, Jain P K, et al. High-performance thin layer chromatography method for estimation of conessine in herbal extract and pharmaceutical dosage formulations [J]. Journal of Pharmaceutical & Biomedical Analysis, 2008, 46(2): 391-394.

[16] 杨成，管佳，章江生，等. 高效薄层色谱法鉴别 6 种中药多糖[C] // 中国药学会学术年会暨中国药师周，2008.

[17] Evans R T，Fried B，Sherma J. Effects of diet and larval trematode parasitism on lutein and β-carotene concentrations in planorbid snails as determined by quantitative high performance reversed phase thin layer chromatography[J]. Comparative Biochemistry & Physiology Part B Biochemistry & Molecular Biology，2004，137(2)：180-186.

[18] 刘和平，谢培山，田润涛. 柴胡属药材皂苷高效薄层色谱指纹图谱的研究 [J]. 中药新药与临床药理，2008，019(001)：38-42.

[19] Zhou L，Hopkins A A，Huhman D V，et al. Efficient and Sensitive Method for Quantitative Analysis of Alkaloids in Hardinggrass(Phalaris aquatica L.)[J]. Journal of Agricultural & Food Chemistry，2006，54(25)：9287-9291.

[20] 刘美廷，李倩，屈敏红，等. 何首乌与制何首乌的高效薄层色谱指纹图谱研究[J]. 华西药学杂志，2018.

[21] Kowalska T. Preparative layer chromatography[M]. Boca Raton：Crc Press，2006.

[22] 何轶，鲁静，林瑞超. 加压薄层色谱法的原理及其应用[J]. 色谱，2006，024(001)：99-102.

[23] 何焕基，关婕. 制备薄层色谱上样技术的改进[J]. 中国公共卫生，2000，16(10).

[24] 程德军，梁冰，董海英，等. 两次制备薄层色谱分离纯化杜仲叶中的绿原酸[J]. 西南民族大学学报：自然科学版，2007(03)：104-107.

[25] Meyer A，Zimmermann S，Hempel B，et al. Anthecotulide：purification, analytical data, absence from chamomile preparations, stability and reactivity, and anti-infective testing [J]. Journal of Natural Products，2005，68(3)：432-434.

[26] Katarina S，Ivana A，Vajs V，et al. Hyperatomarin, an Antibacterial Prenylated Phloroglucinol from Hypericum atomarium ssp. Degenii[J]. Journal of Natural Products，2003，66(9)：1236-1238.

[27] Zhu Y P，Yamaki K，Yoshihashi T，et al. Purification and identification of 1-deoxynojirimycin(DNJ)in okara fermented by Bacillus subtilis B2 from Chinese traditional food (Meitaoza)[J]. Journal of Agricultural & Food Chemistry，2010，58(7)：4097-4103.

[28] 蔡建，郭庆兰，李若斐，等. 钩藤水提取物中的生物碱类成分[J]. 药学学报，2019(6)：1075-1081.

[29] 兰亦青，范友华，卢宁，张子忠. 白芍中丹皮酚、芍药苷和苯甲酸的反相薄层色谱分析[J]. 天然产物研究与开发，2001，13(6)：42-44.

[30] Marchand E，Atemnkeng M A，Vanermen S，et al. Development and validation of a simple thin layer chromatographic method for the analysis of artemisinin in Artemisia annua L. plant extracts [J]. biomedical chromatography，2008，22(5)：454-459.

[31] Atrrog A，Natic M，Tosti T. Lipophilicity of some guaianolides isolated from two endemic subspecies of Amphoricarpos neumayeri(Asteraceae)from Montenegro[J]. Biomedical Chromatography，2009，23(3).

[32] 崔淑芬，林焕冰，Frank S C Lee，等. 微乳薄层色谱法鉴别甘草的研究[J]. 中草药，2007，038(004)：540-542.

[33] 康纯，闻莉毓，丁仲伯. 微乳薄层色谱用于黄酮类成分分离鉴定的研究[J]. 药物分析杂志，2000(02)：121-124.

[34] 潘弟仪，陈金兴，黄晓冰，吴涵，王凌. 黄芩药材的微乳薄层色谱鉴别方法研究[J]. 中国药业，2019，28(01)：28-30.

[35] 张晓梦，陈静静，贺石磷，倪艳，李先荣. 复方中药制剂槐花甘枳丸的微乳薄层色谱研究[J]. 时珍国医国药，2014，25(10)：2422-2423.

[36] Tomasz T. Separation of multicomponent mixtures of pesticides by graft thin-layer chromatography on connected silica and octadecyl silica layers[J]. Journal of Planar Chromatography - Modern TLC，2007，20(1)：13-18.

[37] 王婷，陈钏，张帆. 准噶尔乌头中生物碱成分的二维薄层色谱分析[C]. // 中华中医药学会中药分析学术交流会，2015.

[38] 戴待，古文杰，张娟，等. 维药雪菊薄层色谱鉴别方法的研究[J]. 世界科学技术-中医药现代化，2015，17(1)：223-229.

[39] 李水红. 广西田七中人参皂苷 Rg_1 的分离纯化及其脂质体的研究[D]. 柳州：广西工学院，2010.

[40] 徐晨，杨莉苹. 离心薄层色谱法提取纯大豆磷脂酰胆碱的研究[J]. 化学试剂，2001(3)：139-140.

[41] Schulte F, Mader J, Kroh L W, et al. Characterization of pollen carotenoids with in situ and high-performance thin-layer chromatography supported resonant Raman spectroscopy [J]. Analytical Chemistry, 2009, 81(20)：8426-8433.

[42] Berkel G J, Tomkins B A, Kertesz V. Thin-layer chromatography/desorption electrospray ionization mass spectrometry: investigation of Goldenseal alkaloids [J]. Analytical Chemistry, 2007, 79 (7)：2778-2789.

[43] 高攀峰. 新型 BODIPY 氨基荧光衍生试剂合成及其色谱分析应用研究[D]. 武汉：武汉大学，2011.

[44] 温浩然，冀艳华，韩星，等. 利用柱前在线衍生-高效液相色谱法测定培植牛黄及天然牛黄中 18 种氨基酸的含量[J]. 中国现代中药，2022，22(02)：231-236.

[45] 韩晓菲，黄宇虹，王龙星，等. 血浆氨基酸代谢谱与糖尿病相关性研究[J]. 分析化学，2010，38(05)：697-701.

[46] 户佩，胡海峰，陈涛涛，等. 胡萝卜籽抗氧化肽的分离纯化及活性研究[J]. 福州大学学报：自然科学版，2015，43(06)：846-850.

[47] 江磊，赵换，陶燕铎，王硕，邵赟，王启兰，张耀洲，梅丽娟. 二维制备高效液相色谱分离塞隆骨强极性多肽[J]. 天然产物研究与开发，2015，27(07)：1205-1209.

[48] 郭玉女. 酵母蛋白的分离纯化与表征研究[D]. 大连：大连工业大学，2013.

[49] 袁海建，陈宜刚，蔡宝昌，贾晓斌，陈彦. 反相高效液相色谱法同时分析龙葵中 3 种甾体生物碱[J]. 中国中药杂志，2011，36(12)：1630-1632.

[50] 黄松，陈吉航，陶艳，赵薇，罗明琍，赖小平. RP-HPLC 法测定妇科栓剂中氧化苦参碱、苦参碱和小檗碱含量[J]. 药物分析杂志，2010，30(01)：110-113.

[51] 马奋刚，张永萍，曹国琼，等. HPLC 法测定化风丹药母在发酵过程中 6 个酯型生物碱的含量[J]. 药物分析杂志，2020，40(03)：413-419.

[52] 徐婷，董冰，赵益铭，等，张国刚. RP-HPLC 法同时测定辣椒碱透皮贴剂中 4 种生物碱类成分的含量[J]. 沈阳药科大学学报，2020，37(02)：143-147.

[53] 黄再强，朱琳，高明菊，等. 不同生长年限三七花的指纹图谱建立及其人参皂苷的含量比较研究[J]. 中国药房，2020，31(08)：969-974.

[54] 李晓青，田雅娟，杜娟，等. 一测多评法测定人参花中 7 种人参皂苷含量[J]. 中草药，2019，50(24)：6120-6124.

[55] 邹惠亮，陈柯，陈敏，陈褚建. HPLC-DAD 双波长法测定护肝片中 5 个柴胡皂苷的含量[J]. 药物分析杂志，2019，39(12)：2248-2253.

[56] 冯敬骞，胡卫南，徐礼萍，等. HPLC 法同时测定不同采集地衢枳壳中 12 种黄酮类成分的含量[J]. 中国药房，2020，31(05)：571-575.

[57] 郭千祥，梁幼玲，史旭华，白俊其，黄娟，黄志海，丘小惠. 黑豆药材的 HPLC 指纹图谱建立及 5 种异黄酮类成分的含量测定[J]. 中国药房，2020，31(04)：428-434.

[58] 肖远灿，胡凤祖，杜玉枝，等. HPLC 法测定藏药烈香杜鹃不同部位 7 个黄酮类成分的含量[J]. 药物分析杂志，2018，38(08)：1325-1330.

[59] 邓秀平，王佳，张兵，王瀚然，于杰，祁东利，刘志东. 清肺汤中 8 种有效成分同时测定及其指纹图谱研究[J]. 中草药，2020，51(05)：1242-1250.

[60] 林柳悦，贾敏，蒋益萍，等. 中药猫人参高效液相色谱指纹图谱研究[J]. 时珍国医国药，2019，30(03)：612-614.

[61] 王恒，李伟东，高倩倩，等. 不同炮制品配伍的青娥丸中12种指标成分含量变化研究[J]. 中药新药与临床药理，2016，27(05)：684-688.

[62] 高兴. 黄精炮制前后差异性成分的分离与纯化[D]. 杭州：浙江大学，2018.

[63] 张继业，李亚楠，常春，杨范莉，杨广德，刘婷婷，林蓉. 补阳还五汤小鼠体内抗氧化作用的药效动力学研究[J]. 中草药，2015，46(01)：96-100.

[64] 程再兴，蔡真真，林丽虹，郑宝玉，陈红. 3味中药经不同比例甘草炮制后对氨苯砜在大鼠体内药代动力学的影响[J]. 中国实验方剂学杂志，2020，26(08)：148-155.

[65] 邓少东，肖凤霞，林励，等. 不同产地土茯苓药材 UPLC 及 HPLC 指纹图谱的构建研究[J]. 中药新药与临床药理，2012，23(3)：308-311.

[66] Wang J B, Li H, Jin C, et al. Development and validation of a UPLC method for quality control of rhubarb-based medicine：Fast simultaneous determination of five anthraquinone derivatives [J]. Journal Pharm Biomed Anal，2008，47(4/5)：765-770.

[67] Paul W, Steinwedel H. Apparatus for separating charged particles of different specific charges[J]. US Patent，1960，2939 -2952 .

[68] Sundqvist B, Mcfarlane RD. 252Cf-plasma desorption mass spectrometry[J]. Mass Spectrom. Rev，1985，4(4)：421-460.

[69] Barbar M, Bordoli R S, Scdgwich R D. Tyler AN, FAB of solids as an ion source in mass spectrometry [J]. Nature，1981，293：270-275.

[70] Fenn J B, Mann M, Meng C K, Wong S F, Whitehouse C M. Electrospray ionization for mass spectrometry of large biomolecules[J]. Science，1989，246：64-71.

[71] Karas M, Hillenkamp F. Laser desorption ionization of proteins with molecular masses exceeding 10000 daltons[J]. Anal. Chem，1988，60：2299-2301.

[72] 王光辉，熊少祥，何美玉，王洪奇. 傅里叶变换-离子回旋共振质谱[J]. 现代仪器，2001，1：1-5.

[73] Kebarle P. A brief overview of the present status of the mechanisms involved in electrospray mass spectrometry[J]. Mass Spectrom，2000，35：804-817.

[74] Todd F J. Ion trap mass spectrometry-past，present and future[J]. Mass Spectrom Rev，1991，10：3-52.

[75] Mclnchey S A, Vanerkel G J, Goeringer D E. Ion Trap Mass Spectrometry of Externally Generated Ions [J]. Anal Chem，1994，66：689A-737A.

[76] Huang X, Sog F, Liu Z，et al Studes on lignan constuents from Schisndra chinensis(Tura)Baill. futs using high performance liquid chromatography/electrospray ionization multiple stage tanderm mass spectrometry [J]. Mass Spectrom，2007，42(9)：1148-1161.

[77] Yue H, Song F, et al. Studies on the saconitine type alkaloids in the roots of Aconiturm Carmichacli Debx by HPLC/ESIMS/MS*[J]. Talanta，2009，77(5)：1800-1807.

[78] Lin Y, Zhu D, Qi J , et al. Characterization of homoisoflavonoids in different cultivation regions of Ophiopogon japonicus and related antioxidant activity [J]. Journal of pharmaceutical & biomedical analysis，2010，52(5)：757-762.

[79] 伍建林，越蜡. 蔡宗伟. 趣高效液相色谱串联三重四极杆质谱分析法对大鼠血浆中三氧生的代谢和动力学研究[J]. 色谱，2009，27(5)：724-730.

[80] Fu X, Liu Y, Li W, et al. Analysis of aristolochic acids by CE-MS with carboxyrmethyl chitosan- costed capillary[J]. Electroanal，2009 ，30(10)：1783-1789.

[81] Mayboroda O A , Christian Neusü, Pelzing M , et al. Amino acid profiling in urine by capillary zone electrophoresis-mass spectrometry[J]. Journal of Chromatography A，2007，1159(1-2)：149-153.

[82] Chen Y，Li Z，Xue D，et al. Determination of volatile constituents of Chinese medicinal herbs by direct vaporizatiom capillary gas chromatography/mass spectrometry[J]. Anal Chem，1987，59(5)：744-748.

[83] 魏刚，符红，王淑英，等. GC-MS法建立广藿香挥发油指纹特征图谱研究[J]. 中成药，2002(06)：3-6.

[84] Lie K，Jie M，，Lao H，et al. Lipids in chinese medcine. Characterization of allcis 5，11，14，17-eicosatetracenoic acid in Biota orientalis seed oil and a study of oxo/furanoid esters derived from Biota oil[J]. Am Chem Soc，1988，65(4)：597-600.

[85] Hou D. Zhang W. Hui R. Separation and detrmination of chemical constituents in the volatile oil：three traditional Chinese crude drugs[J]. Pharmaceut Biomed，1998，17(8)：1423-1426.

[86] 郑俊华. 罗青. 屠鹏飞。荔枝核的化学成分研究[J]. 中草药，2002，33(4)：300-303.

Cui J，Garle M，Lund E，et al. Analysis of ginsenosides by chromatography and mass spectrometry：release of 20-S- protopanaxadiol and 20-S-propanaxatriol for quantitation[J]. Anal Biochem，1993，210(2)：411-417.

[87] Cui J，Garle M，Lund E，et al. Analysis of ginsenosides by chromatography and mass spectrometry：release of 20-S- protopanaxadiol and 20-S-propanaxatriol for quantitation[J]. Anal Biochem，1993，210(2)：411-417.

[88] Ranasinghe A. Swealtock J，Cooks R. A rapid screening method for artenisinin and its congeners using MS/MS：search for new analogues in Artemisia annua[J]. J Nat Prod，1993，56(4)：552-563.

[89] Liu A，Lin Y，Yang M，et aL Development of the fingerprints for the qulity of the roots of Salvia mili：orrhira and its relsted preparstions by HPLCDAD and LCMS[J]. J Chronatogr B. 2007，846(1-2)：32-41.

[90] Jong T，Lee M，Hsiao S，et al. Analysis of asristolochic acid in nine sources of Xixin, a traditional Chinese medicine，by liquid chromatography/atmospheric pressure chemical ionization/tandem mass spectrometry[J]. J Pharmaceut Biomed，2003，33(4)：831-837.

[91] Wong S. Toui S. Kwan s. Analysis of proprietary Chinese medicines for the presence of toxic ingredients by LC/MS/MS[J]. J Pharmaceut Biomed，2002，30(1)：161-170.

[92] Fang S，Hao C，Liu Z，et al. Application of electrospray ionization mass spectrometry combined with sequential tandem mass spectrometry techniques for the profiling of steroidal saponin mixture extracted from Tribulus terrestris[J]. Planta Med，1999，65(1)：68-73.

[93] Fuzzati N，Gabetta B，Jayakar K，et al. Liquid chromatography eletrospray mass spectrometric identification of ginsenosides in Panax ginseng roots[J]. J Chromatogr A，1999，854(1-2)：69-79.

[94] Tawab A M，Bahr U，Danieli B，et al. Electrospray mass spectrometry with consecutive fragmentation steps(ESI- MS″)as tool for rapid and sensitive analysis of ginsenosides and their galactoxyl Derivatives[J]. Helv Chim Acta，2000，83(4)：739-747.

[95] Cui M，Sun W，Song F，et al. Multi-stage mass spectrometric studies of triterpenoid saponins in crude extracts from Acanthopanax senticosus Hearms[J]. Rapid Commun Mass Sp，1999，13(10)：873-879.

[96] Liu S，Cui M，Liu Z，et al. Structural analysis of saponins from medicinal herbs using electrospray ionization tandem mass spectrometry[J]. J Am Soc Mass Spetr，2004，15(2)：133-141

[97] 越皓，皮子凤，宋凤端，等. 附子不同配伍药对中生物碱成分的电喷雾质谱分析[J]. 药学学报，2007，42(2)：201-205.

[98] Wang Y，Shi L. Song F，et al. Exploring the ester-exchange reactions of diester-diterpenoid alkaloids in the aconite decoction process by electrospray ionization tandem mass spectrometry[J]. Rapid Commun Mass Sp，2003，17(4)：279-284.

[99] 许庆轩，刘志强，王勇，等. 八味地黄方与人参汤共煎液中毒性物质的电喷雾质谱研究[J]. 中草药，2005，36(1)：36-39.

[100] 王勇，宋凤瑞，金东明，等. 复方中药四逆锅中乌头碱类二萜生物碱的电喷雾串联质谱研究[J]. 高等学

电化学学报，2004，25(1)：85-89.

[101] Li H，Song F，Zheng Z，et al. Charaterization of saccharides and phenolic acids in the Chinese herb Tanshen by ESI-FT-ICR-MS and HPLC[J]. J Mass Spectrum，2008，(43)11：1545-1552.

[102] Yan J，Liu Z，Yan C，et al. Analyisis strychnos alkalois using eletrospray ionization Fourier transform ion cyclotron resonancemulti-stage tandem mass spectrometry[J]. Rapid Commun Mass Sp，2006，20(8)：1335-1344.

[103] Li H，Song F，Xing J，et al. Screening and structural characterization of α-glucosidase inhibitors from Hawthorn leaf flavonoids extract by ultrafiltration LC-DAD-MSn and SORI-CIE FTICR MS[J]. J Am Soc Mass Spectr，2009，20(8)：1496-1503.

[104] Zhao X，Zhang Y，Meng X，et al. Effects of a traditional Chinese medicine praparation Xindi soft capsule on rat model of acute blood stasis：A urinary metabonomics study based on liquid chromatography spectrometry[J]. J Chromatogr B，2008，873(2)：151-158.

[105] 汪江山，起欣捷，郑育芳，等. 超高效液相色谱/飞行时间质谱用于人参皂苷 Rg_3 作用后大鼠尿液代谢物指纹图谱分析及标记物的鉴定[J]. 色谱，2006，24(1)：5-9.

[106] Chan W，Yue H，Poon W，et al. Quantification of aristolochic acid-derived DNA adducts in rat kidney and liver by using liquid chromatography-electrospray ionization mass spectrometry[J]. Mutat Res-fund Molm，2008，646(1-2)：17-24.

[107] Chan W，Yue H，Wong R，et al. Characterization of the DNA adducts induced by aristolochic acids in oligonucleotides by electrospray ionization tandem mass spectrometry[J]. Rapid Commun Mass Sp，2008，22(23)：3735-3742.

[108] Dan M，Su M，Gao X，et al. Metabolite profiling of Panax notoginseng using UPLC ESI-MS[J]. Phytochem Analysis，2008，69(11)：2237-2244.

[109] Harvey D. Analysis of carbohydrates and glycoconjugates by matrix-assited laser desorption/ionization mass spectrometry：an update for the period 2005- 2006[J]. Mass Spectrom Rev，2006 ，25(4)：595-662.

[110] Domon B，Costello C. A systematic nomenclature for carbohydrate fragmentations in FAB-MS/MS spectra of glycoconjugates[J]. Glycoconjugate J，1988，5(4)：397-409.

[111] Wang Y，Jiang R，Li G，et al. Structural and enhanced memory activity studies of extracts from Panax ginseng root[J]. Food Chem，2010，119(3)：969-973.

[112] 杜芹芹，宋风瑞，刘志强，等. 红参加工过程中梅拉德初级反应产物的研究[J]. 化学学报，2010，68(13)：1331-1336.

[113] 邓慧敏，张珍英，查庆民，等. MALDI-TOF/MS测定高聚合度葡聚糖及不同基体在测定中的作用比较[J]. 高等学校化学学报，2003 ，26(6)：996-999.

[114] Gur'janov O，Gorshkova T，Kabel M，et al. MALDI-TOF MS evidence for the linking of flax bast fibre galactan to rhanngalacturonan backbone[J]. Carbohyd Polym，2007，67(1)：86-96.

[115] Mazumder S，Lerouge P，Loutelier Bourhis C，et al. Structural characterization of henicllulosic polysaccharides from Benincasa hispida using specific enzyme hydrolysis, ion exchange chromatography and MALDI-TOF mass spectroscopy[J]. Carbohyd Polym，2005，59(2)：231-238.

[116] Huang R，Xiang Y，Liu X，et al. Two novel antifungal peptides distinct with a five disulfide motif from the bark of Eucommia ulmoides Oliv[J]. FEBS Ltte，2002，521(1-3)：87-90.

[117] Wang C，Colgrave M，Gustafson K，et al. Ant-HIV cylotides from the Chinese medicinal herb Viola yedoensis[J]. J Nat Prod，2007 ，71(1)：47-52.

[118] Sun W，Liu S，Liu Z，et al. A study of Aconitum alkaloids from aconite roots in Aconitum carmichaeli debx using matrix assisted laser desorption ionization mass spectrometry[J]. Rapid Commum Mass Sp，

1998, 12：821-824.

[119] Peng H，Lv H，Wang Y，et al. Clematis montana lectin，a novel mannose-bingding lectin from traditional Chinese medicine with antiviral and apoptosis-inducing activities[J]. Peptides, 2009, 30(10)：1805-1815.

[120] Stahl B，Linos A，Karas M，et al. Analysis of t-fructans from higher plants by matix-assisted laser desorption/ionization mass spectrometry. Anal Biochem, 1997 , 246(2)：195-204.

[121] Mullen A，Clench M，Crosland S，et al. Determination of agro chemical compounds in soya plants by imaging matrix-assisted laser desorption/ionization mass spectrometry[J]. Rapid Commun Mass Sp, 2005, 19(18)：2507-2516.

[122] Chen X，Kong L，Su X，et al. Integration of ion-exchange chomatogaphy fracionation with reversed-phase Iiquid chromatography-atmospheric pessure chemical ionization mass spectrometer and matrix-assisted laser desorption/ionization time of-flight mass spectrometry for isolation and identification of compounds in Psoralea corylifolia[J]. J Chromatogr A,2005，1089(1-2)：87-100.

[123] Wang Z，Yu X，Cui M，et al. Investigation of calmodulin-peptide interactions using matrix assisted laser desorption/ionizationn mass spectrometry[J]. J Am Soc Mass Spectr, 2009, 20(4)：576-583.

[124] Amstalden E，Smith D，Heeren R. A concise review of mass spectrometry imaging[J]. J Chromatogr A, 2010, 1217(25)：3946-3954.

[125] Reyzer M，Caprioli R. MALDI mass spectrometry for direct tissue analysis：a new tool for biomarker discovery[J]. J Proteome Res, 2005 , 4(4)：1138-1142.

[126] Reyzer M，Hsieh Y，Ng K，et al. Direct analysis of drug candidates in tissue by matrix assisted laser desorption/ionization mass spectrometry[J]. J Mass Spectrom, 2003, 38(10)：1081-1092.

[127] Troendle F，Reddick C，Yost R. Detection of pharmaceutical compounds in tissue by matrix -assisted desorption/ionization and laser desorption/chemical ionization tandem mass spectrometry with a quardrupole ion trap[J]. J Am Soc Mass Spectr, 1999, 10(12)：1315-1321.

[128] Mullen A. , Clench M，Crosland S，et al. Determination of agrochemical compounds in soya plants by imaging matrix assisted laser desorption/ionization mass spectrometry[J]. Rapid Comrmun Mass Sp, 2005, 19(18)：2507-2516.

[129] Thomas J，Falk B. Fanselau C, et al. Viral characterization by direct analysis of capsid proteins[J]. Anal Chem，1998，70(18)：3863-3867.

[130] Wu W，Liang Z，Zhao Z，e al. Direct analysis of alkaloid profiling in plant tissue by using matrix assisted laser desorption/ionization mass spectrometry[J]. J Mass Spectrom，2007，42(1)：58-69.

[131] Wu W，Qiao C，Liang Z，et al. Alkaloid profiling in crude and processed Strychnos nux-vomica seeds by matrix-assisted laser desorption/ionization-time of flight mass spectrometry[J]. J Pharmaceut Biomed，2007，45(3)：430-436.

[132] Taira S. Mass spectrometric imaging of ginsenosides localization in Panax ginseng root[J]. Am J Chinese Med，2010，38(3)：458-493.

[133] Kennedy J，Wiseman J. Direct analysis of Salvia divinorum leaves for salvinorin A by thin layer chromatography and desorption electrospray ionization multi-stage tandem mass spectrometry[J]. Rapid Commun Mass Sp, 2010, 24(9)：1305-1311.

[134] 陈焕文，郑健，王伟萍，等. 电喷雾解吸电离质谱快速测定是吴茱萸中生物碱[J]. 分析化学，2009，9(2)：237-243.

[135] 何昱，易安宁，洪筱坤. 解吸电喷雾电离技术在药学领域的应用[J]. 中国药学杂志，2011，46(5)：325-329.

[136] 胡斌，越皓，黄科科，等. 纳升电喷雾萃取电离质谱快速测定人参皂苷[J]. 高等学校化学学报，2011，

32(6)：1289-1294.

[137] Kim H，Jee E，Ahn K，et al. Identification of marker compounds in herbal drugs on TLC with DART-MS[J]. Arch Pharm Res，2010，33(9)：1355-1359.

[138] 越皓，肖治国，王恩鹏，等. 表面解吸常压化学电离质谱快速分析六味地黄丸[J]. 化学学报，2011，69(1)：77-83.

[139] 梁华正，陈焕文. 表面解吸常压化学电离质谱法快速测定茶叶化学指纹图谱[J]. 应用化学，2008，25(5)：519-523.

[140] 梁华正，杨水平，陈双喜，等. 表面解吸常压化学电离质谱快速测定香辛蔬菜化学指纹[J]. 应用化学，2010，27(5)：606-610.

[141] He J，Tang F，Luo Z，et al. Air flow assisted ionization for remote sampling of ambient mass spectrometry and its application[J]. rapid communications in mass spectrometry rcm，2011，25(7)：843-850.

[142] Wang X，Liu K，Tang F，et al. Direct determination of trace amounts of acetic acid using a novel ambient glow discharge ion source[J]. Chinese Chem Lett，2010，21(10)：1219-1222.

[143] Chen Y，Shiea J，Sunner J. Thin-layer chromatography mass spectrometry using activated carbon，sur face ssisted laser desorption/ ionization[J]. J Chromatogr A，1998，826(1)：77-86.

[144] Cuyckens F，Claeys M . Mass spectrometry in the structural analysis of flavonoids[J]. Journal of Mass Spectrometry，2004，39：1-15.

[145] Waridel P，Wolfender J L，Ndjoko K，et al. Evaluation of quadrupole time-of-flight tandem mass spectrometry and ion-trap multiple-stage mass spectrometry for the differentiation of C-glycosidic flavonoid isomers[J]. Journal of Chromatography A，2001.

[146] Kuhn F，Oehme M，Romero F，et al. Differentiation of isomeric flavone/isoflavone aglycones by MS^2 ion trap mass spectrometry and a double neutral loss of CO [J]. Rapid Communications in Mass Spectrometry，2003，17(17)：1941-1949.

[147] Justesen U，Knuthsen P，Lyhne A，et al. Estimation of daily intake distribution of flavonols and flavanones in Denmark[J]. Food & Nutrition Research，2000，44(1)：158-160.

[148] Tian Q，Giusti M M，Stoner G D，et al. Screening for anthocyanins using high-performance liquid chromatography coupled to electrospray ionization tandem mass spectrometry with precursor-ion analysis，product-ion analysis，common-neutral-loss analysis，and selected reaction monitoring[J]. Journal of chromatography A，2005，1091(1-2)：72-82.

[149] 袁杰，龚又明，鞠鹏，等. HPLC-MS^2法分析朝鲜淫羊藿中的化学成分[J]. 中草药，2004，35(4)：371-374.

[150] Li A Q，Du Z F，Liao M，et al. Discovery and characterisation of lycorine-type alkaloids in Lycoris spp. (Amaryllidaceae)using UHPLC-QTOF-MS[J]. Phytochem Anal，2019，30：268-277.

[151] 张加余，张倩，张凡，张红霞，尹佩华，屠鹏飞. HPLC-ESI-MS-MS 鉴定马钱子中 4 类生物碱成分[J]. 中国实验方剂学杂志，2013，19(09)：147-151.

[152] Kang L P，Zhao Y，Pang X，et al. Characterization and identification of steroidal saponins from the seeds of Trigonella foenum-graecum by ultra high-performance liquid chromatography and hybrid time-of-flight mass spectrometry[J]. Journal of Pharmaceutical & Biomedical Analysis，2013，74：257-267.

[153] Ji S，Wang Q，Qiao X，et al. New triterpene saponins from the roots of Glycyrrhiza yunnanensis and their rapid screening by LC/MS/MS[J]. Journal of Pharmaceutical & Biomedical Analysis，2014，90：15-26.

[154] 叶敏，阎玉凝，乔梁，等. 中药菟丝子化学成分研究[J]. 中国中药杂志，2002，27：115-117.

[155] Ye M，Yan Y，Guo D. Characterization of phenolic compounds in the Chinese herbal drug Tusizi by liquid

chromatography coupled to electrospray ionization mass spectrometry［J］. Rapid Commun. Mass Spectrom，2005，19(11)：1469-1484.

［156］刘荣霞. 中药降香的质量控制和体内代谢研究[J]. 沈阳：沈阳药科大学，2005.

［157］Zhang J L，He Y，Cui M，et al. Metabolic studies on the total phenolic acids from the roots of Salvia miltiorrhiza in rats［J］. Biomed. Chromatogr，2005，19：51-59.

［158］Ye M，Guo D. Analysis of bufadienolides in the Chinese Drug ChanSu by high-performance liquid chromatography/diode array detection/atmospheric pressure chemical ionization-tandem mass spectrometry［J］. Rapid Commun. Mass Spectrom，2005，19：1881-1892.

［159］Wang Q，Yang H，Liu W，et al. Determination of paeoniflorin in rat plasma by a liquid chromatography-tandem mass spectrometry method coupled with solid、hase extraction［J］. Biomedical Chromatography，2006，20(2)：173-179.

［160］Taylor J，King R D，Altmann T，et al. Application of metabolomics to plant genotype discrimination using statistics and machine learning［J］. Bioinformatics，2002，18 Suppl 2：S241-S248.

［161］German J B，Bauman D E，Burrin D G，et al. Metabolomics in the Opening Decade of the 21st Century：Building the Roads to Individualized Health［J］. Journal of Nutrition，134(10)：2729-2732.

［162］Wei YJ，Li P，Shu B，et al. Analysis of chemical and metabolic components in traditional Chinese medicinal combined prescription containing Radix Salvia miltiorrhiza and Radix Panax notoginseng by LC-ESI-MS methods［J］. Biomedical Chromatography，2007，21(8)：797-809.

［163］Li F，Lu X，Liu H，et al. A pharmaco-metabonomic study on the therapeutic basis and metabolic effects of Epimedium brevicornum Maxim. on hydrocortisone-induced rat using UPLC-MS［J］. Biomed Chromatogr，2007，21(4)：397-405.

第**2**章

液相色谱在天然药物
研究中的应用

2.1
蒙药那如三味丸组方药材的薄层色谱鉴别

2.1.1 制草乌药材鉴别[1~3]

称取蒙药那如三味丸 5g，精密称定，置具塞锥形瓶中，用 10％氨水湿润 20min，加乙醚 60mL，超声处理 30min，取出，滤过，滤液蒸干，用甲醇-乙醚（1：1）定容至 5mL 量瓶中，作为供试品溶液；准确称取乌头碱对照品 2.5mg 置于 5mL 量瓶中，加甲醇溶液溶解，并稀释至刻度，摇匀，即得对照品溶液；取制草乌 5g，按与供试品溶液相同的方法制备，即得对照药材溶液；按处方比例及制备工艺，制备缺制草乌的阴性样品，按与供试品溶液相同的方法制备，即得阴性对照液。照薄层色谱法试验，吸取供试品溶液 5μL、对照药材溶液 5μL、阴性对照液 5μL、对照品溶液 1μL，分别点于同一以羧甲基纤维素钠为黏合剂的硅胶 G 薄层板（厚度 0.5mm）上，以氨水饱和的石油醚-环己烷-乙酸乙酯-无水乙醇（1：4：2.4：0.5，体积比）为展开剂，展开，取出，晾干，喷以改良碘化铋钾溶液，日光下观察。供试品色谱中，在与对照品及对照药材色谱相应的位置上，显相同颜色的橙黄色斑点，阴性溶液无此斑点（图 2-1）。

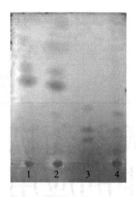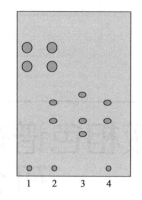

图 2-1 制草乌的薄层鉴别图

1—阴性溶液；2—样品溶液；3—对照品溶液；4—对照药材溶液

2.1.2 诃子药材鉴别[4~8]

称取蒙药那如三味丸 2g，精密称定，置具塞锥形瓶中，精密加甲醇 30mL，超声处理 30min，取出，滤过，滤液蒸干，用甲醇定容至 2mL 量瓶，作为供试品溶液；准确称取没食子酸对照品 2mg 置于 2mL 量瓶中，加甲醇溶液溶解，并稀释至刻度，摇匀，即得对照品溶液；取诃子 2g，按与供试品溶液相同的方法制备，即得对照药材溶液；按处方比例及制备工艺，制备缺诃子的阴性样品，按与供试品溶液相同的方法制备，即得阴性对照液。照薄层色谱法试验，吸取供试品溶液 5μL、对照药材溶液 5μL、阴性对照液 5μL、对照品溶液 1μL，分别点于同一以羧甲基纤维素钠为黏合剂的硅胶 G 薄层板（厚度 0.5mm）上，以三氯甲烷-乙酸乙酯-甲酸（6∶4∶1）为展开剂，展开，取出，晾干，喷以 3％三氯化铁乙醇溶液，日光下观察。供试品色谱中，在与对照品及对照药材色谱相应的位置上，显相同颜色的深蓝色斑点，阴性溶液无此斑点（图 2-2）。

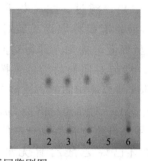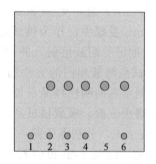

图 2-2 诃子的薄层鉴别图

1—阴性溶液；2、3、4—样品溶液；5—对照品溶液；6—对照药材溶液

2.1.3 荜茇药材鉴别[9, 10]

称取蒙药那如三味丸 2g，精密称定，置具塞锥形瓶中，精密加无水乙醇 30mL，超声处理 30min，取出，过滤，滤液蒸干，用无水乙醇定容至 2mL 量瓶，作为供试品溶液；准确称取胡椒碱对照品 2mg 置于 2mL 量瓶中，加甲醇溶液溶解，并稀释至刻度，摇匀，即得对照品溶液；取荜茇 2g，按与供试品溶液相同的方法制备，即得对照药材溶液；按处方比例及制备工艺，制备缺荜茇的阴性样品，按与供试品溶液相同的方法制备，即得阴性对照液。照薄层色谱法试验，吸取供试品溶液 5μL、对照药材溶液 5μL、阴性对照液 5μL、对照品溶液 1μL，分别点于同一以羧甲基纤维素钠为黏合剂的硅胶 G 薄层板（厚度 0.5mm）上，以苯-乙酸乙酯-丙酮（7:2:1）为展开剂，展开，取出，晾干，喷以 10% 硫酸乙醇溶液，日光下观察。供试品色谱中，在与对照品及对照药材色谱相应的位置上，显相同颜色的亮黄色斑点，阴性溶液无此斑点（图 2-3）。

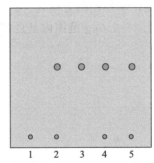

图 2-3 荜茇的薄层鉴别图

1—阴性溶液；2—对照药材溶液；3—对照品溶液；4、5—样品溶液

2.2
天然药物化学成分的高效液相色谱定量检测

2.2.1 蒙药那如三味丸中三种主要化学成分含量测定

2.2.1.1 乌头碱的含量测定[11~13]

（1）样品制备

① 对照品溶液的制备　准确称取乌头碱对照品 1.2mg，置于 2mL 容量瓶中，

加甲醇溶液溶解，并稀释至刻度，摇匀，即得浓度为 0.6mg/mL 的乌头碱对照品溶液。

②供试品溶液的制备　称取蒙药那如三味丸 5g，精密称定，置具塞锥形瓶中，用 10%氨水湿润 20min，精密加乙醚 60mL，超声处理三次，每次 30min，取出，过滤，合并三次滤液，滤液蒸干，用甲醇-乙醚（1∶1，体积比）定容至 5mL 量瓶。

③阴性溶液的制备　按处方比例及制备工艺，制备缺制草乌的阴性样品，按与供试品溶液相同的方法制备。

（2）色谱条件　色谱柱：Extend-C_{18}（250mm×4.6mm，5μm）。流动相：甲醇-0.3 mol/L 三乙胺（65∶35）。流速：0.8mL/min。检测波长：235nm。柱温：35℃。色谱详见图 2-4～图 2-6，乌头碱紫外吸收光谱见图 2-7。

（3）方法学考察

①线性关系考察　精密吸取乌头碱对照品溶液 2μL、4μL、6μL、10μL、12μL、16μL，分别注入液相色谱仪，以峰面积为纵坐标，进样量（μL）为横坐标，绘制标准曲线，求得回归方程为：$y=10^{6}x-45522$，$r=0.9999$。标准曲线方程表明乌头碱在 1.2～9.6μg 范围内呈良好的线性。见表 2-1 和图 2-8。

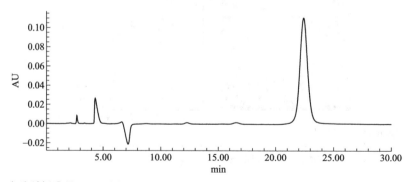

图 2-4　乌头碱标准品 HPLC 图

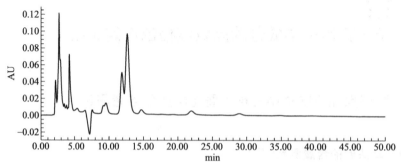

图 2-5　供试品溶液 HPLC 图

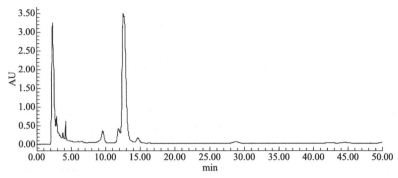

图 2-6 阴性液 HPLC 图

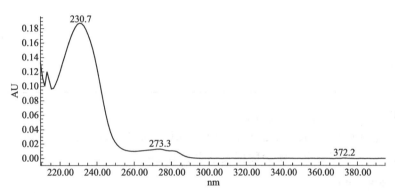

图 2-7 乌头碱标准品 UV 图

⊡ **表 2-1　标准曲线数据**

质量/μg	1.2	2.4	3.6	6.0	7.2	9.6
峰面积	1790788	3324644	5146561	8609219	10398744	13853771

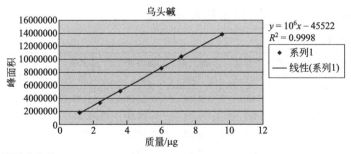

图 2-8 乌头碱标准曲线

② 精密度试验　取浓度为 0.6mg/mL 的乌头碱对照品溶液，连续进样 6 次，每次进样 10μL，测定乌头碱的峰面积积分值，乌头碱 6 次进样峰面积见表 2-2。

⊡ 表 2-2　精密度试验

进样序号	1	2	3	4	5	6	RSD/%
峰面积	8609219	8571876	8630935	8598682	8611327	8582984	0.2465

结果表明，仪器精密度良好。

③ 重现性试验　取同一批蒙药那如三味丸5份，按"2.2.1.1（1）"项下方法制备成供试品溶液，并按"2.2.1.1（2）"项下色谱条件进样测定，实验数据及结果见表2-3。

⊡ 表 2-3　重现性试验

取样量/g	乌头碱峰面积	含量平均值/(mg/g)	制草乌中含量/(mg/g)	RSD/%
5.0087	194786			
5.1357	202812			
5.1246	201146	0.024	0.086	1.588
5.0328	195732			
5.0671	196915			
5.1125	198902			

结果表明，方法重现性良好。

④ 稳定性试验　取"2.2.1.1（1）"项下的供试品溶液，分别于0h、4h、8h、16h、48h进样测定。实验数据及结果见表2-4。

⊡ 表 2-4　稳定性试验

进样时间/h	0	4	8	16	48	RSD/%
乌头碱峰面积	194688	194902	194533	193987	194254	0.185

结果表明，溶液在48h内稳定。

⑤ 加样回收率实验　精密称取已知乌头碱含量的供试品6份，向每份供试品溶液中分别精密加入乌头碱对照品溶液适量，按"2.2.1.1（1）"项下方法进行制备，依法测定，计算回收率，结果详见表2-5。

⊡ 表 2-5　加样回收率实验

组分	取样量/g	样品中含量/mg	加入量/mg	测得量/mg	回收率/%	平均值/%	RSD/%
乌头碱	5.500	0.132	0.13	0.2618	99.85		
	5.512	0.1323	0.13	0.2621	99.85		
	5.508	0.1322	0.13	0.2625	100.2	100.1	0.202
	5.498	0.1320	0.13	0.2622	100.2		
	5.506	0.1321	0.13	0.2625	100.3		
	5.502	0.1320	0.13	0.2619	99.92		

（4）样品测定　取三批那如三味丸，精密称定质量分别为5.048g、5.052g、5.029g按"2.2.1.1（1）"项下方法制备供试品溶液，按"2.2.1.1（2）"项下

色谱条件进样测定，峰面积见表 2-6，根据乌头碱的线性回归方程，计算蒙药那如三味丸提取液中的乌头碱含量，结果见表 2-6。

⊡ 表 2-6　样品测定

样品批次	乌头碱峰面积	含量平均值/(mg/g)	制草乌中含量/(mg/g)	RSD/%
1	195803			
2	198706	0.02398	0.08633	1.069
3	194628			

2.2.1.2　没食子酸含量测定[14~19]

（1）样品制备

① 对照品溶液的制备　准确称取没食子酸对照品 1.1mg，置于 5mL 量瓶中，加甲醇溶解，定容，即得。

② 供试品溶液的制备　称取蒙药那如三味丸 1g，精密称定，置具塞锥形瓶中，精密加甲醇 30mL，密塞，摇匀，超声处理 30min，取出，滤过，溶剂蒸干，用甲醇定容至 10mL 量瓶中，即为供试品溶液。

③ 阴性溶液的制备　按处方比例及制备工艺，制备缺诃子的阴性样品，按与供试品溶液相同的方法制备。

（2）色谱条件　色谱柱：Diamonsil-C$_{18}$（250mm×4.6mm，5μm）。流动相：甲醇-0.2%磷酸（5∶95）。流速：0.8mL/min。检测波长：268nm。柱温：25℃。色谱详见图 2-9 至图 2-11，没食子酸紫外吸收光谱见图 2-12。

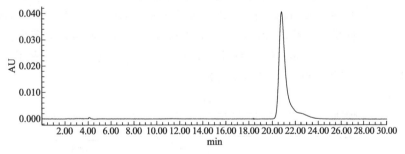

图 2-9　没食子酸标准品 HPLC 图

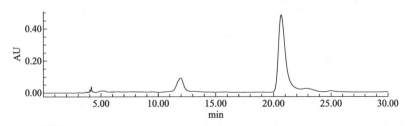

图 2-10　供试品溶液 HPLC 图

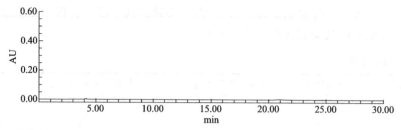

图 2-11 阴性溶液 HPLC 图

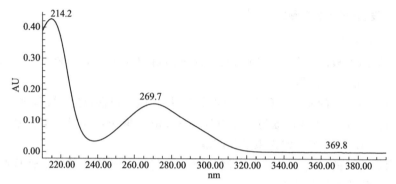

图 2-12 没食子酸标准品 UV 图

（3）方法学考察

① 线性关系考察　分别精密吸取对照品溶液 $2.0\mu L$、$6.0\mu L$、$10.0\mu L$、$16.0\mu L$、$20.0\mu L$ 注入液相色谱仪，测定其峰面积，以峰面积值（y）作纵坐标，进样量（x）作横坐标，绘制标准曲线，并进行线性回归，得回归方程为：$y = 4 \times 10^6 x + 203329$，$r = 1.0000$；结果表明：在 $0.44 \sim 4.4\mu g$ 范围内，没食子酸的峰面积与进样量有良好的线性关系（图 2-13）。

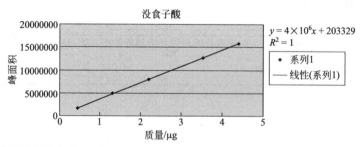

图 2-13 没食子酸标准曲线

② 精密度试验　精密吸取对照品溶液 10mL，注入液相色谱仪，连续进样 6 次，依法测定，记录峰面积积分值分别为 8020506、8027913、7836674、7864518、7859055、7882866、RSD=1.11%，精密度良好。

③ 稳定性试验　精密吸取同一供试品溶液各 10mL，每隔 4h 分别注入液相色谱仪，依法测定，记录峰面积积分值分别为 9825322、9834933、9934211、9335462、9918586、9802296、9882279，结果在 24h 内峰面积无明显变化，RSD＝2.15%。

④ 重现性试验　取同一批号蒙药那如三味丸 6 份，按供试品溶液项下制备，依法独立测定，计算样品含量，以考察本法的重现性，结果含量分别为 4.736mg/g、4.713mg/g、4.742mg/g、4.772mg/g、4.67mg/g、4.666mg/g，平均值为 4.717mg/g，RSD 为 0.89%，表明重现性很好。

⑤ 回收率试验　精密称取已知没食子酸含量的供试品 6 份，每份分别加入没食子酸对照品适量，按"2.2.1.2（1）"项下方法进行制备，依法测定，计算回收率，结果详见表 2-7。

▢ 表 2-7　回收率试验结果

编号	样品中含量/mg	加入量/mg	测得量/mg	回收率/%	平均值/%	RSD/%
1	0.314	0.30	0.617	101.0		
2	0.313	0.30	0.612	99.67		
3	0.315	0.30	0.616	100.3	100.3	0.56
4	0.318	0.30	0.620	100.7		
5	0.311	0.30	0.613	100.7		
6	0.313	0.30	0.611	99.67		

（4）样品测定　取三批那如三味丸，按"2.2.1.2（1）"项下方法制备供试品溶液，按"2.2.1.2（2）"项下色谱条件进样测定，根据没食子酸的线性回归方程，对蒙药那如三味丸提取液中的成分含量进行计算，结果分别为 4.700mg/g、4.655mg/g、4.712mg/g，平均值为 4.689mg/g，RSD 为 0.64%。

2.2.1.3　胡椒碱的含量测定[20,21]

（1）样品制备

① 对照品溶液的制备　准确称取胡椒碱对照品 1.06mg，置于 10mL 量瓶中，加无水乙醇溶解，定容，即得。

② 供试品溶液的制备　称取蒙药那如三味丸 2g，精密称定，置具塞锥形瓶中，精密加无水乙醇 30mL，密塞、摇匀、超声处理 30min，取出，滤过，溶剂蒸干，用无水乙醇定容至 10mL 量瓶中，即得。

③ 阴性对照溶液的制备　按处方比例及制备工艺，制备无荜茇药材的阴性样品，按供试品溶液方法制备。

（2）色谱条件　色谱柱：Diamonsil-C_{18}（250mm×4.6mm，5μm）。流动相：甲醇-水（77:23）。流速：0.5mL/min。检测波长：343nm。柱温：25℃。色谱详见图 2-14 至图 2-16，胡椒碱紫外吸收光谱见图 2-17。

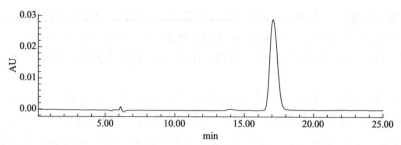

图 2 - 14 胡椒碱标准品 HPLC 图

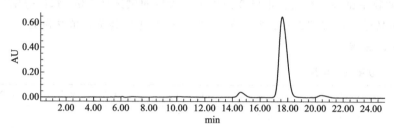

图 2 - 15 供试品溶液 HPLC 图

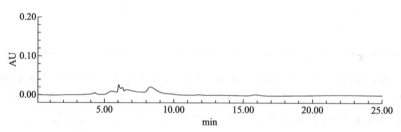

图 2 - 16 阴性溶液 HPLC 图

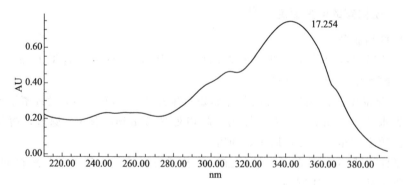

图 2 - 17 胡椒碱标准品 UV 图

(3) 方法学考察

① 线性关系考察　分别精密吸取对照品溶液 1.0μL、6.0μL、10.0μL、

16.0μL、20.0μL 注入液相色谱仪，按色谱条件测定其峰面积，分别为 1234707、9308843、16152055、26248719、33250480，以峰面积值（y）为纵坐标，进样量（x）为横坐标，绘制标准曲线，并进行线性回归，得回归方程为：$y = 2 \times 10^7 x - 638567$，$r = 0.9998$；结果表明：在 $0.106 \sim 2.120μg$ 范围内胡椒碱的吸收峰面积与进样量呈良好的线性关系（图 2-18）。

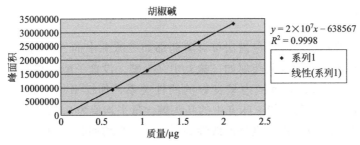

图 2-18 胡椒碱标准曲线

② **精密度试验** 精密吸取对照品溶液 1.0mL，注入液相色谱仪，连续进样 5 次，依法测定，记录峰面积积分值，分别为 1097543、1047294、1015764、1044684、1042985，RSD＝2.82%，精密度良好。

③ **稳定性试验** 精密吸取同一供试品溶液各 5.0mL，每隔 4h 注入液相色谱仪，依法测定，吸收峰面积积分值分别为 27629473、27390403、27748052、27142865、27526222、27236888，RSD＝0.85%，结果表明，样品在 24h 内稳定。

④ **重现性试验** 取同一批号蒙药那如三味丸 6 份，精密称定质量分别为 2.0032g、2.0022g、2.0023g、2.0018g、2.0031g、2.0033g，按供试品溶液项下制备，依法独立测定，计算样品含量。结果含量分别为 1.402mg/g、1.455mg/g、1.491mg/g、1.456mg/g、1.459mg/g、1.489mg/g，平均值为 1.459mg/g，RSD 为 2.21%，表明重现性较好。

⑤ **回收率试验** 精密称取已知胡椒碱含量的供试品 6 份，每份分别加入胡椒碱对照品适量，按"2.2.1.3（1）"项下方法进行制备，依法测定，计算回收率，结果详见表 2-8。

□ **表 2-8 回收率试验结果**

编号	取样量/g	样品中含量/mg	加入量/mg	测得量/mg	回收率/%	平均值/%	RSD/%
1	0.2500	0.3648	0.36	0.7252	100.1		
2	0.2493	0.3637	0.36	0.7240	100.1		
3	0.2498	0.3645	0.36	0.7241	99.89	100.0	0.11
4	0.2489	0.3650	0.36	0.7252	100.1		
5	0.2506	0.3652	0.36	0.7248	99.89		
6	0.2491	0.3649	0.36	0.7246	99.92		

（4）样品测定　取三批那如三味丸，精密称定质量分别为 2.0484g、2.0473g、2.0292g 按 "2.2.1.3.1" 项下方法制备供试品溶液，按 "2.2.1.3.2" 项下色谱条件进样测定，峰面积分别为 27594325、27568796、27399876，根据胡椒碱的线性回归方程，计算蒙药那如三味丸提取液中的胡椒碱含量，结果分别为 1.461mg/g、1.461mg/g、1.465mg/g，平均值为 1.462mg/g，RSD 为 0.16％。

2.2.1.4　讨论

采用显微鉴定法和薄层色谱法可对蒙药那如三味丸中的三味药材做定性鉴别。采用高效液相色谱法测定蒙药那如三味丸中乌头碱、没食子酸、胡椒碱的含量。结果乌头碱在 1.2～9.6μg 范围内呈良好的线性关系，加样平均回收率为 100.1％，RSD 为 0.202％；蒙药那如三味丸中的乌头碱含量平均值为 0.02398mg/g。没食子酸在 0.44～4.4μg 范围内呈良好的线性关系，加样平均回收率为 100.4％，RSD 为 0.56％；蒙药那如三味丸中的没食子酸成分含量平均值为 4.689mg/g。胡椒碱在 0.106～2.12μg 范围内呈良好的线性关系，加样平均回收率为 100.0％，RSD 为 0.1101％；蒙药那如三味丸中的胡椒碱含量平均值为 1.462mg/g。

药典规定制草乌中含酯型生物碱以乌头碱记不得过 0.15％，采用高效液相色谱法测定的蒙药那如三味丸中乌头碱的含量，折算成制草乌中乌头碱的含量为 0.08633％，结果符合药典规定。

通过蒙药那如三味丸质量标准的研究，对处方中制草乌、诃子、荜茇作了显微和薄层定性鉴别，对制剂中三味药材中的主要化学成分乌头碱、没食子酸、胡椒碱作了含量测定，可依据三种成分限度作为检查指标。该标准实验方法简单、快速，结果准确，具有科学性和实用性，能够有效的控制本品的内在质量。

2.2.2　蒙药草乌叶中三种乌头类生物碱含量测定

2.2.2.1　样品制备

对照品贮备液的制备：准确称取新乌头碱 5mg、乌头碱 1.75mg、次乌头碱 2.5mg，置于 10mL 容量瓶中，加甲醇溶液溶解并稀释至刻度，摇匀，即得。

供试品溶液的制备：称取草乌叶 1g，精密称定，置具塞锥形瓶中，用 2％氨水湿润 20min，精密加乙醚 25mL，密塞，摇匀，称定重量，超声处理 30min，取出，放冷，再称定重量，用乙醚补足减失的重量，摇匀，滤过，取续滤液作为供试品溶液。

2.2.2.2　色谱条件

色谱柱：Extend-C$_{18}$（250mm×4.6mm，5μm）。流动相：甲醇-0.3mol/L 三乙胺（65：35）。流速：0.8mL/min。检测波长：235nm。柱温：35℃。色谱详见

图 2-19。

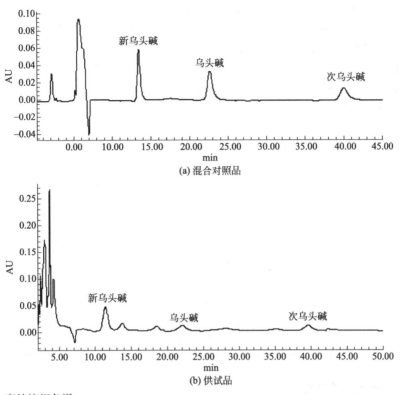

(a) 混合对照品

(b) 供试品

图 2-19 高效液相色谱

2.2.2.3 方法学考察

线性关系考察：精密吸取对照品溶液 $2\mu L$、$4\mu L$、$6\mu L$、$8\mu L$、$10\mu L$，分别注入液相色谱仪，以峰面积为纵坐标，进样量（μL）为横坐标，绘制标准曲线，求得回归方程分别为：新乌头碱 $y = 1028.3x - 12.59$，$r = 0.99921$；乌头碱 $y = 1253.6x + 9.32$，$r = 0.99918$；次乌头碱 $y = 1178.8x - 0.52$，$r = 0.99916$。结果表明：新乌头碱、乌头碱和次乌头碱分别在 $1 \sim 5\mu g$、$0.35 \sim 1.75\mu g$、$0.5 \sim 2.5\mu g$ 范围内呈良好的线性关系。

精密度试验：取新乌头碱、乌头碱、次乌头碱浓度分别为 $5\mu g/mL$、$1.75\mu g/mL$、$2.5\mu g/mL$ 的对照品贮备液（即将"2.2.2.2"项下溶液稀释 100 倍）$10\mu L$ 进样，连续 5 次，测定 3 种生物碱的峰面积积分比值，计算精密度（RSD）。结果，新乌头碱、乌头碱、次乌头碱 RSD 分别为 1.32%、1.41%、1.29%，表明精密度良好。

重现性试验：取同一批草乌叶药材 3 份，按"2.2.2.2"项下方法制备成供试品溶液，并按"2.2.2.3"项下色谱条件进样测定，结果样品中新乌头碱、乌头碱、次乌头碱平均含量的 RSD 分别为 1.04%、0.92%、0.79%。

稳定性试验：取"2.2.2.2"项下供试品溶液，分别于 0h、4h、8h、16h、24h 进样测定。结果，新乌头碱、乌头碱、次乌头碱 RSD 分别为 1.34%、1.21%、1.48%，表明溶液在 24h 内基本稳定。

回收率试验：取已知新乌头碱、乌头碱、次乌头碱含量的草乌叶药材 5 份，每份分别加入新乌头碱、乌头碱和次乌头碱对照品适量，按"2.2.2.2"项下方法进行制备，测定回收率，结果详见表 2-9。

⊡ 表 2-9　回收率试验结果

组分	样品中含量/µg	加入量/µg	测得量/µg	回收率/%	平均值/%	RSD/%
新乌头碱	0.66	0.66	1.31	98.48		
	0.66	0.66	1.32	100.00	98.98	0.89
	0.65	0.65	1.29	98.46		
乌头碱	0.41	0.41	0.82	100.00		
	0.42	0.42	0.83	97.62	98.43	1.38
	0.43	0.41	0.83	97.67		
次乌头碱	0.56	0.56	1.11	98.21		
	0.56	0.56	1.12	100.00	98.82	1.03
	0.57	0.57	1.13	98.25		

2.2.2.4　样品含量测定

按"2.2.2.1"项下方法制备供试品溶液，按"2.2.2.2"项下色谱条件进样测定，根据 3 个成分的线性回归方程，对草乌叶提取液中的成分含量进行计算，结果详见表 2-10。

⊡ 表 2-10　样品含量测定结果（$n=3$）

样品	新乌头碱	乌头碱	次乌头碱
样品含量/(g/100g)	0.66	0.43	0.56
	0.67	0.41	0.55
	0.66	0.42	0.57
平均值/(g/100g)	0.66	0.42	0.56
RSD/%	0.87	2.43	1.80

2.2.2.5　讨论

采用高效液相色谱法测定草乌叶的药效组分新乌头碱、乌头碱、次乌头碱的含量。本法简单快速、结果准确，可作为该药材及制剂的质量控制方法。

2.2.3 野鸦椿药材中鞣花酸类成分含量测定

2.2.3.1 测定成分的确定

野鸦椿药材中含有的鞣花酸类成分，在药材中相对含量较高，且其母核均为鞣花酸，具有活血化瘀、阻断致癌物的致癌、抑制肿瘤细胞增殖及诱导肿瘤细胞凋亡、抑制血管生成和抗氧化等作用[22~24]，因此选定该类成分作为质量控制的指标成分。

2.2.3.2 色谱条件[25]

仪器及色谱柱的选择：由于超高效液相色谱使用 $1.7\mu m$ 颗粒度的色谱柱填料，能够获得更高的柱效，并且在更宽的线速度范围内柱效保持恒定，因而有利于提高流动相流速，缩短分析时间，提高分析通量，这种固定相还减少了表面残余硅羟基，适合于中药复杂体系的分析。因此试验比较了 HPLC 和 UPLC。（见图 2-20 和图 2-21）

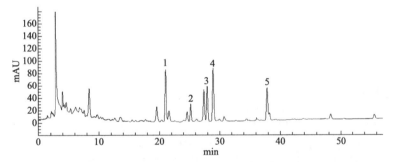

图 2-20 Agilent 1100 高效液相色谱图 Diamonsil C_{18} 柱（4.6mm×250mm，5μm）

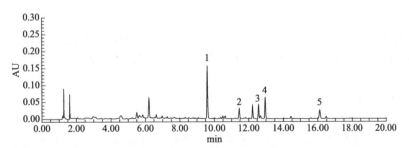

图 2-21 Waters ACQUITY UPLC 色谱图 BEH C_{18} 柱（2.1mm×100mm，1.7μm）

1—鞣花酸；2—3,3'-二甲氧基鞣花酸-4'-O-β-D-葡萄糖苷；3—3,3'-二甲氧基鞣花酸-4'-O-α-D-阿拉伯糖苷；4—3,3'-二甲氧基鞣花酸-4'-O-β-D-木糖苷；5—3,3'-二甲氧基鞣花酸

通过上述两种仪器和两种色谱柱得到的野鸦椿药材色谱图结果可见，采用 UPLC 和小颗粒填料的色谱柱，其色谱峰的分离度、峰形和灵敏度等均优于 HPLC，且分析时间缩短近 1/3，故选定 UPLC 测定野鸦椿药材的含量。

流动相的选择：由于所测定的成分极性相差较大，等度洗脱较为困难，因此试验采用梯度洗脱；鞣花酸类化合物含有酚羟基，以有机溶剂-水为流动相色谱峰拖尾严重，故选用乙腈-0.1％磷酸系统，谱图中绝大部分色谱峰峰型对称、分离度好。

在上述试验的基础上对乙腈（A）-0.1％磷酸（B）流动相系统的梯度条件进行了优化，见表 2-11。

▫ 表 2-11　梯度洗脱流动相配比变化程序表

时间/min	梯度条件 1（乙腈/%）	梯度条件 2（乙腈/%）	梯度条件 3（乙腈/%）	梯度条件 4（乙腈/%）
0	8	6	7	6
2	8	6	7	6
19	42	41	38	35
22	100	100	100	100

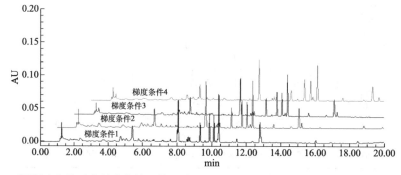

图 2-22　不同梯度条件对药材分离情况的影响

由图 2-22 可知，在 4 个洗脱梯度中，采用梯度 4 分析时色谱峰分离度较高。

测定波长的选择：由于所测鞣花酸类成分均具有紫外吸收，所以试验选择紫外检测器；并且经 UPLC-PDA 测定，其中 3,3′-二甲氧基鞣花酸、3,3′-二甲氧基鞣花酸-4′-O-β-D-木糖苷、3,3′-二甲氧基鞣花酸-4′-O-α-D-阿拉伯糖苷、3,3′-二甲氧基鞣花酸-4′-O-β-D-葡萄糖苷在紫外 245nm 有最大吸收，而鞣花酸在紫外 254nm 有最大吸收，但在 245nm 也有较大吸收，综合考虑选择 245nm 为含量测定波长。见图 2-23。

柱温的选择：试验考察了色谱柱温度为 35℃、40℃、45℃时对野鸦椿药材色谱分离效果的影响，色谱图整体面貌相差较小，所选定的上述柱温对色谱峰的分离影响不大。综合考虑各个局部分离度，选择柱温 40℃。见图 2-24。

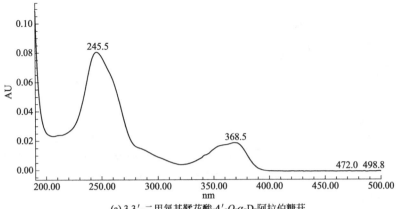

(a) 3,3′-二甲氧基鞣花酸-4′-O-α-D-阿拉伯糖苷

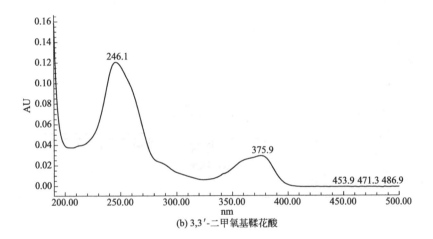

(b) 3,3′-二甲氧基鞣花酸

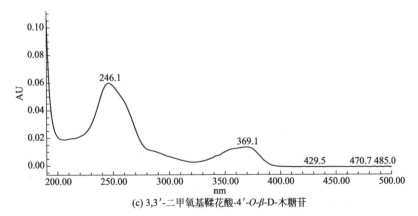

(c) 3,3′-二甲氧基鞣花酸-4′-O-β-D-木糖苷

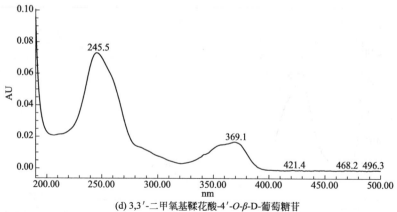

(d) 3,3′-二甲氧基鞣花酸-4′-O-β-D-葡萄糖苷

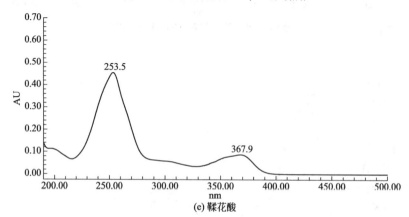

(e) 鞣花酸

图 2‑23　五个对照品紫外吸收图

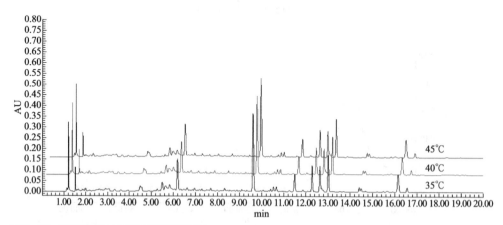

图 2‑24　野鸦椿药材指纹图谱柱温选择

优化后的色谱条件：通过对仪器、流动相、检测波长、柱温等色谱条件进行优化考察的基础上，获得了能适用于含量测定的色谱条件：Waters ACQUITY UPLC 色谱仪，ACQUITY UPLC BEH C$_{18}$ 柱（2.1mm×100mm，1.7μm）色谱柱，流动相：乙腈；0.1%磷酸（表 2-12）。流速：0.2mL/min。柱温：40℃。检测波长：245nm。进样量：1μL。

⊡ 表 2-12 流动相梯度洗脱表

时间/min	乙腈/%	0.1%磷酸/%
0	6	94
1	6	94
19	35	65
22	100	0

2.2.3.3 对照品纯度考察

分别取鞣花酸、3,3′-二甲氧基鞣花酸、3,3′-二甲氧基鞣花酸-4′-O-β-D-木糖苷、3,3′-二甲氧基鞣花酸-4′-O-α-D-阿拉伯糖苷、3,3′-二甲氧基鞣花酸-4′-O-β-D-葡萄糖苷对照品溶液（1mg/mL）1μL 注入液相色谱仪，记录色谱。经 UPLC 面积归一化法计算，除 3,3′-二甲氧基鞣花酸-4′-O-α-D-阿拉伯糖苷和 3,3′-二甲氧基鞣花酸-4′-O-β-D-葡萄糖苷纯度大于 95.0% 外，其余均大于 98.0%。

2.2.3.4 样品制备

（1）对照品溶液制备 分别称取鞣花酸、3,3′-二甲氧基鞣花酸-4′-O-β-D-葡萄糖苷、3,3′-二甲氧基鞣花酸-4′-O-α-D-阿拉伯糖苷、3,3′-二甲氧基鞣花酸-4′-O-β-D-木糖苷和 3,3′-二甲氧基鞣花酸对照品 20.23mg、8.84mg、4.78mg、13.30mg 和 6.58mg，分别置五个 25mL 量瓶中，加甲醇适量，超声使溶解，加甲醇至刻度，摇匀，得对照品储备液。分别精密量取上述对照品储备液各 1mL，置同一 10mL 量瓶中，加甲醇稀释至刻度，摇匀，即得。

（2）供试品溶液制备

① 提取溶媒的选择 由于供试品溶液中鞣花酸类化合物在甲醇中溶解性较好，因此选用甲醇作为提取溶剂。

② 提取方法的选择 试验比较了回流（2h）、超声（1h）和索氏提取（2h）三种方式，结果三者 UPLC 谱基本一致，但从五个被测定成分含量值可知，索氏提取优于回流提取和超声提取，故采用以甲醇为溶剂索式提取的方法。见表 2-13，图 2-25。同时，试验还对索氏提取时间（2h、4h、6h、8h）进行了考察，结果表明，提取 6h 基本能将被测物质提取完全，见表 2-14，图 2-26。

□ 表 2-13　不同提取方法野鸦椿药材含量测定结果 （$n=2$）

提取方法	称样量 /g	含量/(mg/g)				
		1	2	3	4	5
索氏提取	1.035	0.1711	0.1105	0.1055	0.1092	0.0974
回流提取	1.036	0.1302	0.0904	0.0881	0.0894	0.0865
超声提取	1.023	0.1015	0.0714	0.0643	0.0654	0.0741

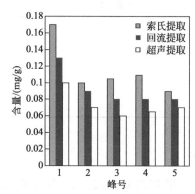

图 2-25　不同提取方法对被测定成分含量的影响

□ 表 2-14　不同提取时间野鸦椿药材含量测定结果 （$n=2$）

提取时间 /h	称样量 /g	含量/(mg/g)				
		1	2	3	4	5
2	1.019	0.1701	0.1035	0.1051	0.1096	0.0907
4	1.037	0.2824	0.1421	0.1321	0.1789	0.1701
6	1.028	0.4548	0.2203	0.2132	0.2683	0.2535
8	1.054	0.4735	0.2345	0.2258	0.2801	0.2678

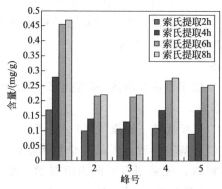

图 2-26　不同提取时间对被测定成分含量的影响

③ 供试品溶液制备　取野鸦椿药材粉末约 1g（过 40 目），精密称定，置索氏提取器中，加甲醇适量，加热回流 6h，用少量甲醇洗涤容器，洗液并入提取液，浓缩并转移至 10mL 量瓶中，用甲醇稀释至刻度，摇匀，即得。

2.2.3.5　方法学考察[26]

① 系统适用性考察　分别量取对照品混合溶液和供试品溶液各 1μL，在色谱条件下，分别用 UPLC-PDA 测定，得色谱图，根据色谱参数计算系统适用性。结果表明，五种被测化合物与其他物质峰分离度大于 1.5，理论塔板数均在 160000以上，见图 2-27。

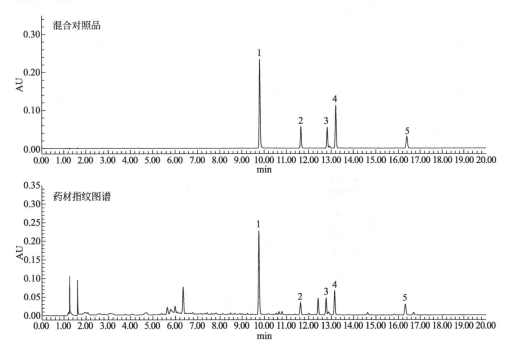

图 2-27　系统适用性试验 UPLC 图

1—鞣花酸；2—3,3'-二甲氧基鞣花酸-4'-O-β-D-葡萄糖苷；3—3,3'-二甲氧基鞣花酸-4'-O-α-D-阿拉伯糖苷；4—3,3'-二甲氧基鞣花酸-4'-O-β-D-木糖苷；5—3,3'-二甲氧基鞣花酸

② 线性关系考察　分别精密量取对照品混合溶液 0.4μL、0.8μL、1.4μL、1.6μL、1.8μL，按色谱条件进样测定。以进样量为横坐标，峰面积为纵坐标，绘制标准曲线，计算线性回归方程，见表 2-15 至表 2-19 和图 2-28 至图 2-32。

□ **表 2-15　鞣花酸线性关系测定结果**

进样量/μg	0.032	0.064	0.113	0.129	0.146
峰面积	342125	733445	1327608	1552441	1733016

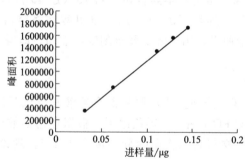

图 2‑28 鞣花酸标准曲线图

回归方程为 $y = 12492919.12x - 61593.24$，$r = 0.9998$，线性范围为 $0.032 \sim 0.146\mu g$。结果表明：鞣花酸峰面积与其进样量的线性关系良好。

⊡ **表 2-16** **3,3′-二甲氧基鞣花酸-4′-O-β-D-葡萄糖苷线性关系测定结果**

进样量/μg	0.014	0.028	0.049	0.056	0.063
峰面积	86128	175939	315024	369659	416517

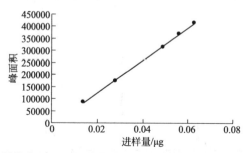

图 2‑29 3,3′-二甲氧基鞣花酸-4′-O-β-D-葡萄糖苷标准曲线图

回归方程为 $y = 6754214.29x - 11023.60$，$r = 0.9997$，线性范围为 $0.014 \sim 0.063\mu g$。结果表明：3,3′-二甲氧基鞣花酸-4′-O-β-D-葡萄糖苷峰面积与其进样量的线性关系良好。

⊡ **表 2-17** **3,3′-二甲氧基鞣花酸-4′-O-α-D-阿拉伯糖苷线性关系测定结果**

进样量/μg	0.008	0.016	0.028	0.032	0.036
峰面积	89386	184083	329978	386970	439538

回归方程为 $y = 6754214.29x - 11023.60$，$r = 0.9998$，线性范围为 $0.008 \sim 0.036\mu g$。结果表明：3,3′-二甲氧基鞣花酸-4′-O-α-D-阿拉伯糖苷峰面积与其进样量的线性关系良好。

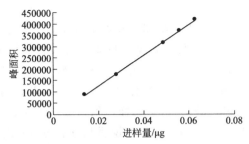

图 2-30 3,3'-二甲氧基鞣花酸-4'-O-α-D-阿拉伯糖苷标准曲线图

⊡ **表 2-18　3,3'-二甲氧基鞣花酸-4'-O-β-D-木糖苷线性关系测定结果**

进样量/μg	0.021	0.042	0.074	0.085	0.096
峰面积	174461	359480	646305	758685	851271

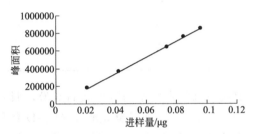

图 2-31 3, 3'-二甲氧基鞣花酸-4'-O-β-D-木糖苷标准曲线图

回归方程为 $y = 9068511.96x - 18716.96$，$r = 0.9998$，线性范围为 $0.021 \sim 0.096\mu g$。结果表明：3,3'-二甲氧基鞣花酸-4'-O-β-D-木糖苷峰面积与其进样量的线性关系良好。

⊡ **表 2-19　3,3'-二甲氧基鞣花酸线性关系测定结果**

进样量/μg	0.011	0.022	0.039	0.045	0.051
峰面积	68264	143105	259784	307039	344744

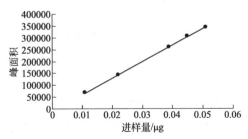

图 2-32 3, 3'-二甲氧基鞣花酸标准曲线图

回归方程为 $y = 6953431.54x - 9048.10$，$r = 0.9998$，线性范围为 $0.011 \sim$ $0.051\mu g$。结果表明：3,3′-二甲氧基鞣花酸峰面积与其进样量的线性关系良好。

③ 精密度试验　按色谱条件，精密量取野鸦椿药材供试品溶液 $1\mu L$，连续进样 5 次，分别测定鞣花酸（1）、3,3′-二甲氧基鞣花酸-4′-O-β-D-葡萄糖苷（2）、3,3′-二甲氧基鞣花酸-4′-O-α-D-阿拉伯糖苷（3）、3,3′-二甲氧基鞣花酸-4′-O-β-D-木糖苷（4）、3,3′-二甲氧基鞣花酸（5）峰面积积分值并计算 RSD。结果表明：五种成分 5 次进样峰面积 RSD 均小于 1.4%，说明此方法的精密度良好。见表 2-20。

⊡ 表 2-20　精密度试验结果

序号	1峰面积	2峰面积	3峰面积	4峰面积	5峰面积
1	1246596	296470	417124	542719	371245
2	1263665	300932	406400	551455	376811
3	1267365	301042	403029	555865	378175
4	1271184	301565	403766	554634	380070
5	1269127	300949	405171	553914	377077
均值	1263587	300192	407098	551717	376676
RSD/%	0.8	0.7	1.4	1.0	0.9

④ 重复性试验　取同一批号野鸦椿药材供试品 6 份，照制备供试品溶液，分别测定，计算鞣花酸（1）、3,3′-二甲氧基鞣花酸-4′-O-β-D-葡萄糖苷（2）、3,3′-二甲氧基鞣花酸-4′-O-α-D-阿拉伯糖苷（3）、3,3′-二甲氧基鞣花酸-4′-O-β-D-木糖苷（4）、3,3′-二甲氧基鞣花酸（5）含量和 RSD，结果表明：6 份供试液溶液中五种成分含量结果 RSD 均小于 2.9%，说明此方法的重复性良好。见表 2-21。

⊡ 表 2-21　重复性试验结果

序号	含量/(mg/g)				
	1	2	3	4	5
1	0.4748	0.2254	0.2228	0.2783	0.2572
2	0.4448	0.2140	0.2290	0.2640	0.2431
3	0.4477	0.2153	0.2314	0.2559	0.2445
4	0.4600	0.2155	0.2212	0.2682	0.2497
5	0.4548	0.2065	0.2128	0.2696	0.2479
6	0.4521	0.2158	0.2246	0.2676	0.2460
均值	0.4557	0.2154	0.2236	0.2673	0.2481
RSD/%	2.4	2.8	2.9	2.7	2.0

⑤ 稳定性试验　精密取野鸦椿药材同一供试品溶液 $1\mu L$，分别于 0h、1h、2h、4h、8h 测定，结果表明：供试品溶液中五种成分 8h 内峰面积 RSD 均小于 2.1%，说明五种成分在 8h 内稳定性良好。见表 2-22。

⊡ 表 2-22　稳定性试验结果

时间/h	1	2	3	4	5
0	1267365	301042	383029	555865	378175
1	1269127	300949	369438	553914	377077
2	1249597	296577	372145	548218	373496
4	1227179	290071	361792	533431	367458
8	1242976	294550	367063	541233	370162
均值	1251249	296638	370693	546532	373274
RSD/%	1.4	1.6	2.1	1.7	1.2

⑥ 回收率试验　精密称取已测定含量的野鸦椿药材 6 份（过 40 目筛）各 0.5g，分别精密加入混合对照品溶液 1mL（鞣花酸对照品浓度为 0.226mg/mL、3,3′-二甲氧基鞣花酸-4′-O-β-D-葡萄糖苷对照品浓度为 0.118mg/mL、3,3′-二甲氧基鞣花酸-4′-O-α-D-阿拉伯糖苷对照品浓度为 0.121mg/mL、3,3′-二甲氧基鞣花酸-4′-O-β-D-木糖苷对照品浓度为 0.142mg/mL、3,3′-二甲氧基鞣花酸对照品浓度为 0.135mg/mL），室温挥干，制备供试品溶液，按色谱条件测定，计算。结果表明：6 份药材的五种成分加样回收率结果在 98.32%～100.7% 之间，RSD 均小于 3.6%，说明此方法能够准确测定野鸦椿药材中五种成分的含量。见表 2-23 至表 2-27。

⊡ 表 2-23　鞣花酸回收率试验结果

编号	样品含量/mg	加入量/mg	测得量/mg	回收率/%	平均回收率/%	RSD/%
1	0.2261	0.2260	0.4569	102.1		
2	0.2239	0.2260	0.4412	96.15		
3	0.2288	0.2260	0.4501	97.94	98.52	2.7
4	0.2321	0.2260	0.4477	95.38		
5	0.2314	0.2260	0.4539	98.44		
6	0.2278	0.2260	0.4563	101.1		

⊡ 表 2-24　3,3′-二甲氧基鞣花酸-4′-O-β-D-葡萄糖苷回收率试验结果

编号	样品含量/mg	加入量/mg	测得量/mg	回收率/%	平均回收率/%	RSD/%
1	0.1076	0.1180	0.2226	97.42		
2	0.1066	0.1180	0.2293	104.0		
3	0.1089	0.1180	0.2318	104.1	100.7	3.1
4	0.1105	0.1180	0.2262	98.02		
5	0.1102	0.1180	0.2311	102.5		
6	0.1085	0.1180	0.2244	98.24		

⊡ 表 2-25 3,3'-二甲氧基鞣花酸-4'-O-α-D-阿拉伯糖苷回收率试验结果

编号	样品含量 /mg	加入量 /mg	测得量 /mg	回收率 /%	平均回收率 /%	RSD /%
1	0.1122	0.1210	0.2286	96.16		
2	0.1112	0.1210	0.2313	99.28		
3	0.1136	0.1210	0.2295	95.79	98.32	3.6
4	0.1153	0.1210	0.2357	99.53		
5	0.1149	0.1210	0.2411	104.3		
6	0.1131	0.1210	0.2279	94.86		

⊡ 表 2-26 3,3'-二甲氧基鞣花酸-4'-O-β-D-木糖苷回收率试验结果

编号	样品含量 /mg	加入量 /mg	测得量 /mg	回收率 /%	平均回收率 /%	RSD /%
1	0.1341	0.1420	0.2791	102.1		
2	0.1329	0.1420	0.2687	95.66		
3	0.1358	0.1420	0.2753	98.27	98.71	2.7
4	0.1378	0.1420	0.2779	98.69		
5	0.1373	0.1420	0.2814	101.5		
6	0.1352	0.1420	0.2716	96.06		

⊡ 表 2-27 3,3'-二甲氧基鞣花酸回收率试验结果

编号	样品含量 /mg	加入量 /mg	测得量 /mg	回收率 /%	平均回收率 /%	RSD /%
1	0.1240	0.1350	0.2634	103.2		
2	0.1229	0.1350	0.2542	97.29		
3	0.1255	0.1350	0.2627	101.6	100.3	3.2
4	0.1274	0.1350	0.2604	98.54		
5	0.1270	0.1350	0.2576	96.76		
6	0.1250	0.1350	0.2661	104.5		

2.2.3.6 样品测定

取不同批次的野鸦椿药材各两份,精密称定 1g,照制备供试品溶液,按色谱条件测定,计算含量。见表 2-28。

⊡ 表 2-28 不同批次野鸦椿药材含量测定结果 ($n=2$)

批号	称样量 /g	含量/(mg/g)					总量 /(mg/g)
		1	2	3	4	5	
20080306	1.024	0.4548	0.2154	0.2132	0.2683	0.2472	1.399
20080523	1.036	0.4553	0.2472	0.2849	0.2922	0.2937	1.573
20080626	1.013	0.5118	0.2402	0.2585	0.2995	0.2688	1.579

批号	称样量/g	含量/(mg/g)					总量/(mg/g)
		1	2	3	4	5	
20080825	1.017	0.3269	0.1846	0.2010	0.2494	0.2240	1.186
20081114	1.022	0.4326	0.1984	0.1916	0.1843	0.1752	1.182
20090210	1.029	0.7898	0.5239	0.3236	0.4808	0.3276	2.446
20090311	1.045	0.6709	0.3676	0.2549	0.3292	0.4231	2.046
20090319	1.038	0.2483	0.1406	0.1552	0.9984	0.5726	2.115
20090320	1.048	0.3627	0.8651	0.3844	0.7988	0.7398	3.151

9个批次样品中1的平均含量为0.4726mg/g，2的平均含量为0.3314mg/g，3的平均含量为0.2519mg/g，4的平均含量为0.4334mg/g，5的平均含量为0.3636mg/g，五个被测成分总量为1.853mg/g。

本实验筛选了多种色谱条件，建立了以 Waters ACQUITY UPLC BEH C_{18}（2.1mm×100mm，1.7μm）为色谱柱，流动相为乙腈-0.1%磷酸，梯度洗脱，流速为0.2mL/min，进样量为1μL的色谱条件；并在此色谱条件下同时测定鞣花酸、3,3′-二甲氧基鞣花酸、3,3′-二甲氧基鞣花酸-4′-O-β-D-木糖苷、3,3′-二甲氧基鞣花酸-4′-O-α-D-阿拉伯糖苷、3,3′-二甲氧基鞣花酸-4′-O-β-D-葡萄糖苷五个指标成分的高效液相色谱方法。结果表明：该方法具有良好的准确度、精密度和稳定性。为进一步提高野鸦椿药材的质量、为野鸦椿药材的再开发应用提供试验依据。

参 考 文 献

[1] 杜素兰. 饮片玄参中混淆草乌的鉴别研究[J]. 山西医药杂志, 2004, 33(3): 204.

[2] 王世清. 活筋康胶囊中主要药材的薄层色谱鉴别[J]. 药物鉴定, 2004, 13(4): 51.

[3] 杨秀兰, 文正洪. 黄草乌质量标准研究[J]. 中国民族民间医药杂志, 2005, (72): 55.

[4] 白玉霞, 赵贤芳, 邰文泉, 永梅. 蒙成药森登4味汤的薄层鉴别研究[J]. 内蒙古民族大学学报, 2004, 19(3): 323.

[5] 高玉峰, 巴根那. 蒙药阿如健脾散质量标准研究[J]. 内蒙古民族大学学报, 2005, 10: 540.

[6] 夏瑶宾, 李锐锋, 赵秀清, 刘炳茹. 蒙药健胃十味丸胶囊剂质量标准研究[J]. 中国民族医药杂志, 2005(5): 45.

[7] 蒋三员, 陈浩桉, 张振娟, 余南发, 昌水平, 张建民. 植物药材荧光与薄层鉴别研究[J]. 现代中药研究与实践, 2004, 18(2): 18-19.

[8] 向阳, 徐绍新, 黄志军, 张惠明, 张雪琼. 诃子散质量标准的研究[J]. 中成药, 2006, 28(9): 1303.

[9] 苏键, 王宝琹. 荜香药酒检验方法的研究[J]. 药物分析杂志, 1994, 14(2): 36.

[10] 许亚玲, 田静, 舒娟. 荜茇与其伪品假蒟子的鉴别[J]. 贵阳中医学院学报, 2005, 27(4): 39.

[11] 翁小刚, 聂淑琴, 黄璐琦. HPLC 测"半蒌贝蔹芨攻乌"中乌头与其它诸药合煎前后次乌头碱的含量变化[J]. 中国药学杂志, 2004, 39(1): 58.

[12] 邬林祥, 温爱平, 党晓菊, 白音夫. 高效液相色谱法测定草乌药材中有效成分的含量[J]. 中国民族医药杂志, 2003, 9(2): 36-37.

[13] 赵英永, 崔秀明, 张文斌, 苗华, 戴云. RP-HPLC 法测定草乌中乌头碱、中乌头碱和次乌头碱[J]. 中草药, 2006, 37(6): 940-941.

[14] 张钰泉，毛泉明，张宁．高效液相色谱法测定清咽含片中没食子酸的含量[J]．基层中药杂志，2002，16(3)：9-10.

[15] 周萍．高效液相色谱法测定生诃子及炒诃子中没食子酸的含量[J]．时针国医国药，2001，12(4)：291.

[16] 沈丽娟，叶雪莹，唐秋竹，马林．反相高效液相色谱法测定腹泻宁胶囊中没食子酸的含量[J]．中国药品标准，2004，5(1)：39-40.

[17] 潘国庆，卢永昌，德吉措姆．HPLC测定藏成药七味诃子散中没食子酸[J]．中草药，2006，37(9)：1350-1351.

[18] 陈阳，陈莉，韦欣，王曙．十一味甘露胶囊的鉴别及没食子酸的含量测定[J]．华西药学杂志，2004，19(3)：213-214.

[19] 赵建平．西青果中没食子酸的含量测定[J]．广西中医学院学报，2003，6(4)：54-55.

[20] 饶高雄，阮志国，王金萍，蔡锋，伏兴华．胡椒科药用植物中胡椒碱的含量测定[J]．云南中医学院学报，1995，18(4)：7-8.

[21] 靳建中，林燕，阿古拉，王晔．蒙药婴儿甘露散剂中胡椒碱的含量测定[J]．中国民族民医药杂志，1996(23)：30-31.

[22] Damas J，Remacle G，et al. The Thrombopenic Effect of Ellagic Acid in the Rat. Another Model of Platelet Stimulation"In Vivo"[J]. Pergamon Journal Letd，1987，45：153-156.

[23] 郑英俊，梁武．鞣花酸抗肿瘤作用的分子机制[J]．国际肿瘤学杂志，2007，34(1)：11-14.

[24] 李素琴，袁其朋，徐健梅．鞣花酸的生理功能及工艺开发研究现状[J]．天然产物研究与开发，2001，13(5)：71-79.

[25] 国家药典委员会．中华人民共和国药典(2005年版一部)[S]．北京：化学工业出版社，2005：附录ⅥD.

[26] 王宝琹．中成药质量标准与标准物质研究[M]．北京：中国医药科技出版，1994：28-29.

第**3**章

质谱在天然药物研究中的应用

3.1
乌头属植物提取物中生物碱成分的电喷雾质谱检测

　　毛茛科乌头属植物草乌、川乌、附子，是中医临床常用药。研究表明，这些中药发挥药效作用的主要化学成分是其中的生物碱类成分，按化学结构可将生物碱类成分分为双酯型、单酯型、胺醇型和脂型。其中的单酯型和胺醇型为双酯型生物碱的一级和二级分解产物[1]。由于乌头属生药中的生物碱以双酯型为主，而双酯型生物碱对心脏和神经系统有强烈的毒性，其有效剂量与中毒剂量非常接近，稍有不慎，即造成中毒乃至死亡事故[2]，给临床用药带来了极大的不便，因此临床应用时主要采用上述中药的炮制品。对炮制品的化学成分及药理作用研究表明：炮制品中双酯型生物碱的含量远低于生品，而单酯型生物碱的含量有所增加，并且毒性大大降低[3]。但如果双酯型生物碱的含量控制不当，在临床上仍然会有中毒情况发生。如果可以得到仅含有单酯型生物碱的提取物，并且将这种提取物应用于临床，即可以保证临床用药的安全性、有效性。由于单酯型生物碱又分为水解型和热解型两种，并且药理研究表明，二者的药效并不完全相同，有必要建立仅含有单一类型单酯生物碱的提取方法。

　　研究表明，双酯型生物碱在加热条件下极不稳定，很容易水解生成水解单酯型生物碱，继续加热会进一步分解生成胺醇类生物碱。水解单酯型生物碱毒性仅为双酯型生物碱的 1/40，而药效并不减低，胺醇型生物碱虽然近乎无毒性，但药理作用并不强，这就提示在提取过程中如果条件控制得当，就会得到单纯的水解型单酯类生物碱，达到减毒增效的目的。但常压下的煎煮往往达不到此目的，因此考虑用高温高压煎煮代替常压煎煮，这样不仅可以节省时间，也可以避免生成的水解单酯型生物碱由于加热时间过长而引起的进一步分解。

药理研究表明草乌等乌头属药材发挥药效的物质基础是其中的乌头类生物碱成分，但各类乌头生物碱的主要药理并不相同，如水解单酯型生物碱主要有抗炎、抗心律失常作用，热解单酯型生物碱主要有抗炎作用，脂类生物碱无明显药效作用，而双酯类生物碱毒性较大，主要是诱发心律失常。

乌头属药材的毒性是由其中的生物碱类成分引起的，研究表明乌头类生物碱毒性以双酯类生物碱毒性最大，其中乌头碱口服 0.2mg 即可中毒，3～5mg 可引起死亡，肌注 0.2～0.3mg 可致死。乌头类生物碱中毒的症状主要是恶心、呕吐、腹泻、心悸、胸闷、气短、神志恍惚、表情淡漠、面色苍白、皮肤湿冷等[4,5]。主要毒理是对迷走神经有强烈兴奋作用，可引起窦房结抑制，房室传导阻滞，导致心率缓慢或心律失常如室性早搏、室性心动过速、心室扑动，甚至心室颤动等[6]。

3.1.1 生草乌提取物中生物碱成分检测

3.1.1.1 生草乌中水解单酯型乌头类生物碱提取物的制备

将生草乌 35g，加水 700mL，置于高压容器内，在 120℃、0.1MPa 下煎煮 3 次，每次 1h，合并 3 次提取液，浓缩，调 pH 8～10，用乙醚、乙酸乙酯或三氯甲烷萃取，得到的有机溶剂层浓缩干燥，即得较纯净的水解型单酯生物碱，将制备的浸膏低温烘干后称重，计算出粉率，再用滴定法测定总生物碱含量为 57.98%。纯度较高的单酯水解型生物碱不易溶于水和低浓度醇等极性较大的溶剂，但易溶于乙醚、乙酸乙酯、三氯甲烷等亲脂性有机溶剂及无水乙醇。

3.1.1.2 生草乌中乌头类生物碱电喷雾质谱检测

由于生物碱在植物体内主要以盐的形式存在，生物碱盐类又易溶于水，故选择水作为提取溶剂提取总生物碱。水提取法简便、无污染、无脂溶性杂质提出，再根据游离生物碱不溶于碱水的性质，只需对水提液进行碱化后再用亲脂性有机溶剂萃取即可除去水溶性杂质，得到较纯净的生物碱成分。采用高温高压的条件可以在短时间内实现双酯类生物碱的完全分解，生成相应的水解型单酯类生物碱。电喷雾质谱对于生物碱十分灵敏，微量的成分也能检出。将上述提取物用无水乙醇溶解，用甲醇稀释，经微孔滤膜过滤后，用于电喷雾质谱检测，结果发现其中仅含有水解型单酯生物碱，证明这种提取方法是可行的。

图 3-1（a）是生草乌未经高压煎煮的电喷雾质谱图。由图可以看出生草乌中含

有双酯型生物碱（乌头碱、3-去氧乌头碱），脂型生物碱（8-亚油酰-苯甲酰乌头原碱、8-棕榈酰-苯甲酰乌头原碱）及少量热解型生物碱（去乙酰乌头碱），几乎不含有水解型生物碱。

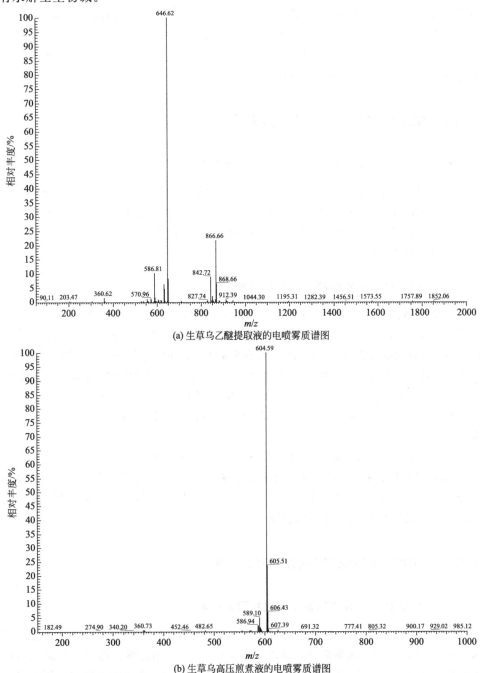

(a) 生草乌乙醚提取液的电喷雾质谱图

(b) 生草乌高压煎煮液的电喷雾质谱图

图 3-1 生草乌的电喷雾质谱图

图 3-1（b）是生草乌经高压提取后总生物碱的电喷雾质谱图，其中已检测不到双酯型及脂型生物碱，而主要含有水解型生物碱（苯甲酰乌头碱）及极少量热解型生物碱。

图 3-1（a）中 646、630 分别为乌头碱、3-去氧乌头碱的分子离子峰；586 为乌头碱的热解产物，即去乙酰乌头碱的分子离子峰；分子离子峰出现在 800～1000区域的为脂类生物碱，其中 866 为 8-亚油酰-苯甲酰乌头原碱的分子离子峰，842为 8-棕榈酰-苯甲酰乌头原碱的分子离子峰。图 3-1（b）中 604 为乌头碱水解产物的分子离子峰，即苯甲酰乌头原碱。

3.1.2 生川乌提取物中生物碱成分检测

3.1.2.1 生川乌中水解单酯型生物碱提取物的制备

将生川乌 35g，加水 700mL，置于高压容器内，在 120℃、0.1MPa 下煎煮 3次，每次 1h，合并 3 次提取液，浓缩，调 pH8～10，用乙醚、乙酸乙酯或三氯甲烷萃取，得到的有机溶剂层浓缩干燥，即得较纯净的水解型单酯生物碱，用滴定法测得总碱含量为 76.11%。

3.1.2.2 生川乌中生物碱的电喷雾质谱检测

将生川乌提取物用无水乙醇溶解，用甲醇稀释，经微孔滤膜过滤后，用于电喷雾质谱检测，图 3-2（a）是生川乌未经高压煎煮的电喷雾质谱图。由图可以看出生川乌中的生物碱以双酯型的中乌头碱、次乌头碱为主，还含有少量单酯型生物碱（苯甲酰中乌头碱、苯甲酰次乌头碱），脂型生物碱（8-亚油酰-苯甲酰中乌头原碱）含量极低。

图 3-2（b）是生川乌经高压提取后总生物碱的电喷雾质谱图，其中已检测不到双酯型及脂型生物碱，而主要含有水解型生物碱（苯甲酰乌头原碱、苯甲酰中乌头原碱、苯甲酰次乌头原碱）。

图 3-2（a）中 648、438 分别为 10-羟基中乌头碱、附子灵的分子离子峰；632、616 分别为中乌头碱、次乌头碱的分子离子峰；852 为 8-亚油酰-苯甲酰中乌头原碱的分子离子峰。图 3-2（b）中 604、590、574 分别为苯甲酰乌头碱、苯甲酰中乌头碱、苯甲酰次乌头碱的分子离子峰。

3.1.3 制草乌提取物中生物碱成分检测

3.1.3.1 制草乌中水解单酯型生物碱提取物的制备

将制草乌 35g，加水 700mL，置于高压容器内，在 120℃、0.1MPa 下煎煮 3次，每次 1h，合并 3 次提取液，浓缩，调 pH 8～10，用乙醚、乙酸乙酯或三氯甲烷萃取，得到的有机溶剂层浓缩干燥，即得较纯净的水解型单酯生物碱，用滴定法测得总碱含量为 74.42%。

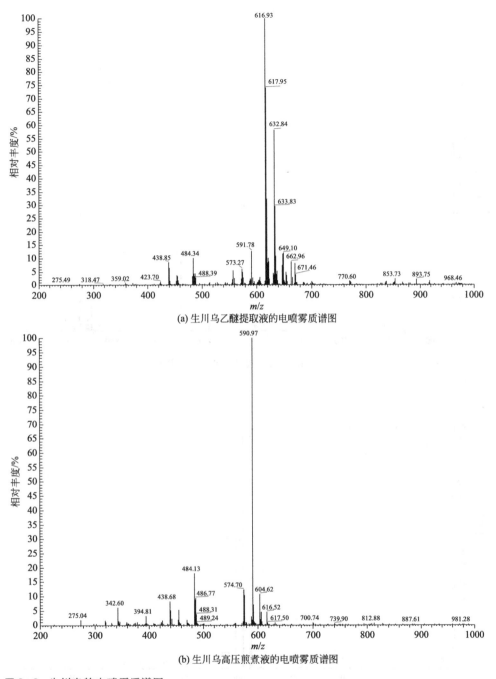

(a) 生川乌乙醚提取液的电喷雾质谱图

(b) 生川乌高压煎煮液的电喷雾质谱图

图 3‑2　生川乌的电喷雾质谱图

3.1.3.2　制草乌中生物碱的电喷雾质谱检测

图 3-3（a）是制草乌未经高压煎煮的电喷雾质谱图。由图可以看出制草乌中主

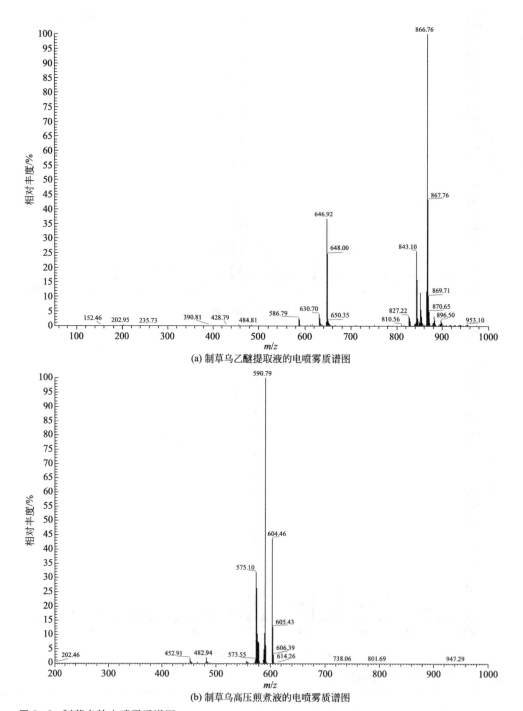

(a) 制草乌乙醚提取液的电喷雾质谱图

(b) 制草乌高压煎煮液的电喷雾质谱图

图 3-3　制草乌的电喷雾质谱图

要含有脂类生物碱（8-亚油酰-苯甲酰乌头原碱、8-棕榈酰-苯甲酰乌头原碱）及双酯型生物碱（乌头碱、3-去氧乌头碱），并且脂类生物碱含量最高，热解型生物碱（去乙酰乌头碱）可以检测到，但含量较低。

图 3-3（b）是制草乌经高压提取后总生物碱的电喷雾质谱图，其中已检测不到双酯型及脂型生物碱，而主要含有水解型生物碱（苯甲酰乌头碱、苯甲酰中乌头碱、苯甲酰次乌头碱）。

图 3-3（a）中 646、630 分别为乌头碱、3-去氧乌头碱的分子离子峰；586 为乌头碱的热解产物（去乙酰乌头碱）的分子离子峰；分子离子峰出现在 800～1000 区域的为脂类生物碱，其中 866、842 分别为 8-亚油酰-苯甲酰乌头原碱、8-棕榈酰-苯甲酰乌头原碱的分子离子峰。图 3-3（b）中 604、590、574 分别为苯甲酰乌头碱、苯甲酰中乌头碱、苯甲酰次乌头碱的分子离子峰。

3.1.4 生附子提取物中生物碱成分检测

3.1.4.1 生附子中水解单酯型生物碱提取物的制备

将生附子 35g，加 700mL 水，置于高压容器内，在 120℃、0.1MPa 下煎煮 3 次，每次 1h，合并 3 次提取液，浓缩，调 pH 8～10，用乙醚、乙酸乙酯或三氯甲烷萃取，得到的有机溶剂层浓缩干燥，即得较纯净的水解型单酯生物碱，用滴定法测得总碱含量为 96.27%。

3.1.4.2 生附子中生物碱的电喷雾质谱检测

图 3-4（a）是生附子未经高压煎煮的电喷雾质谱图。由图可以看出生附子中主要含有双酯型（10-羟基-乌头碱、乌头碱、中乌头碱、3-去氧乌头碱、次乌头碱）及脂型生物碱（8-亚油酰-苯甲酰乌头原碱、8-亚油酰-苯甲酰中乌头原碱、8-亚油酰-苯甲酰次乌头原碱、8-棕榈酰-苯甲酰中乌头原碱）。

图 3-4（b）是生附子经高压提取后总生物碱的电喷雾质谱图，其中已检测不到双酯型及脂型生物碱，而主要含有水解型生物碱（苯甲酰乌头碱、苯甲酰中乌头碱、苯甲酰次乌头碱）及少量其他分解产物。

图 3-4（a）中 630、616 分别为 3-去氧乌头碱、次乌头碱的分子离子峰；分子离子峰出现在 800～1000 区域的为脂类生物碱，其中 866、852、836、828 分别为 8-亚油酰-苯甲酰乌头原碱、8-亚油酰-苯甲酰中乌头原碱、8-亚油酰-苯甲酰次乌头原碱、8-棕榈酰-苯甲酰中乌头原碱的分子离子峰。图 3-4（b）中 604、590、574 分别为苯甲酰乌头碱、苯甲酰中乌头碱、苯甲酰次乌头碱的分子离子峰；542 为 3-乙酰乌头原碱的分子离子峰，464 为 542 脱一分子乙酸和一分子水的产物，422 为 464 的脱乙酰产物。

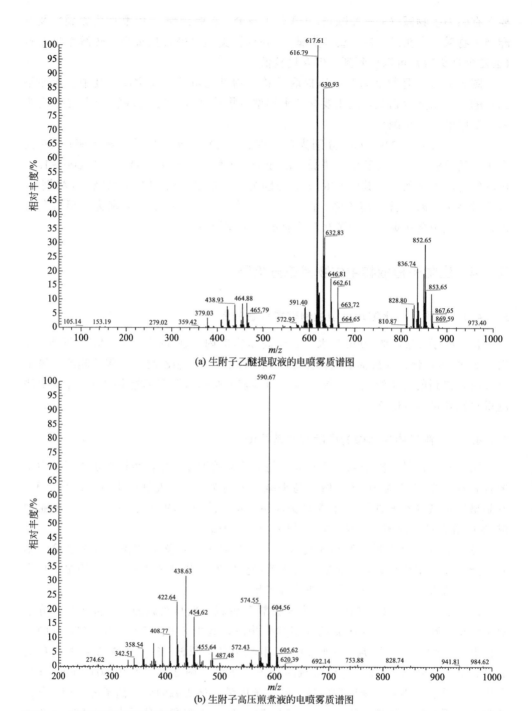

(a) 生附子乙醚提取液的电喷雾质谱图

(b) 生附子高压煎煮液的电喷雾质谱图

图 3-4　生附子的电喷雾质谱图

3.1.5 黑顺片提取物中生物碱成分检测

3.1.5.1 黑顺片中水解单酯型生物碱提取物的制备

将黑顺片 30g，加水 600mL，置于高压容器内，在 120℃、0.1MPa 下煎煮 3 次，每次 1h，合并 3 次提取液，浓缩，调 pH 8～10，用乙醚、乙酸乙酯或三氯甲烷萃取，得到的有机溶剂层浓缩干燥，即得较纯净的水解型单酯生物碱，用滴定法测得总碱含量为 89.58%。

通过电喷雾质谱检测，用有机溶剂萃取后得到的水解型生物碱较纯净，用滴定法测得含量可达 50% 以上并且无脂型生物碱干扰，此方法方便、高效、易于操作，可用于含乌头属中药的新药开发。

3.1.5.2 黑顺片中生物碱的电喷雾质谱检测

图 3-5（a）是黑顺片未经高压煎煮的电喷雾质谱图。由图可以看出黑顺片中双酯型生物碱（次乌头碱）为基峰，脂型生物碱（8-亚油酰-苯甲酰次乌头原碱）含量较低。

图 3-5（b）是黑顺片经高压提取后总生物碱的电喷雾质谱图，其中已几乎检测不到双酯型及脂型生物碱，而主要含有水解型生物碱（苯甲酰乌头碱、苯甲酰中乌头碱、苯甲酰次乌头碱）。

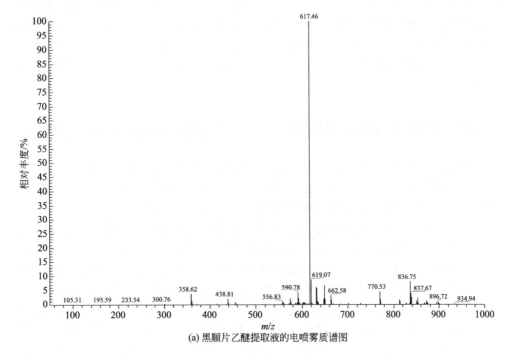

(a) 黑顺片乙醚提取液的电喷雾质谱图

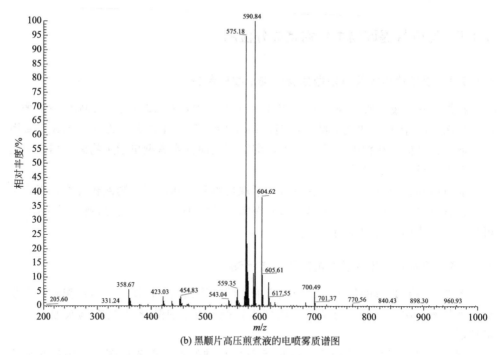

(b) 黑顺片高压煎煮液的电喷雾质谱图

图 3-5　黑顺片的电喷雾质谱图

图 3-5（a）中 662、616、590、574 分别为 10-羟基乌头碱、次乌头碱、苯甲酰中乌头碱、苯甲酰次乌头碱的分子离子峰；分子离子峰出现在 800～1000 区域的为脂类生物碱（836 对应 8-亚油酰-苯甲酰次乌头原碱）。图 3-5（b）中 604、590、574 分别对应苯甲酰乌头碱、苯甲酰中乌头碱、苯甲酰次乌头碱的分子离子峰。

3.1.6　生草乌高温高压提取后药渣中生物碱成分的电喷雾质谱检测

将提取后的草乌药渣清洗干净（排除药渣表面提取液的干扰），置于 50℃烘箱烘干，取烘干后的药渣，用无水乙醇超声提取 30min，过滤得药渣提取液，将无水乙醇溶液用甲醇稀释后，经电喷雾质谱检测结果如图 3-6 所示。

经检测，药渣中含有苯甲酰乌头原碱、去乙酰乌头碱、少量脂类生物碱 8-亚油酰-苯甲酰乌头原碱（$m/z866$）、8-棕榈酰-苯甲酰乌头原碱（$m/z842$），说明高温高压煎煮不仅使草乌生药材中的双酯型生物碱发生水解反应，而且也可以使草乌中含有的脂型生物碱发生分解，有关脂型生物碱的分解反应有待进一步研究。

本实验提供了从乌头属植物中提取水解型单酯生物碱的方法。乌头属中药经过高温高压水提取后，用乙醚、乙酸乙酯或三氯甲烷萃取，在有机层中即得较纯净的水解型生物碱。通过电喷雾质谱检测，双酯型生物碱可完全转化，并且无脂型生物

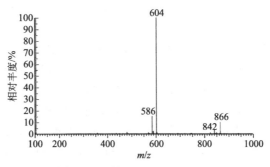

图 3-6 草乌药渣中生物碱成分的电喷雾质谱

碱干扰，提取效果好，可得较纯净的低毒高效的水解型生物碱，此方法方便、高效、易于操作，且成本低廉，对含有乌头类中药的复方改进及新药开发意义较大。

3.2
电喷雾质谱技术在中药炮制研究中的应用

中药炮制是指中药材在应用或制成剂型前，进行必要加工处理的过程。由于中药材大都是生药，多附有泥土和其他异物，或有异味，或有毒性，或潮湿不易保存等，经过一定的炮制处理，可以达到使药材纯净、矫味、降低毒性和干燥而不变质的目的。另外，炮制还有增强药物疗效、改变药物性能、便于调剂制剂等作用。本节内容以乌头属中药草乌为例，探讨质谱技术在中药炮制前、后化学成分检测中的应用。

草乌是毛茛科乌头属植物，是蒙医和中医临床常用中药。其主要的药理作用有：祛风除湿、温经止痛、抗炎、抑菌、抗肿瘤、抗肝癌等作用。草乌及其复方配伍可治疗痹症、骨伤科疾病、脱发、瘫痪、胃癌等疾病。草乌有效成分为其生物碱部分，具有镇痛、消炎、强心、抗癌等作用[7~9]。生草乌中主要含有三种类型的 C19 二萜类生物碱，即双酯类生物碱、脂类生物碱和单酯类生物碱。双酯类生物碱主要为乌头碱（aconitine，AC）、3-去氧乌头碱（3-deoxyaconitine，3-DA）、10-羟基中乌头碱（10-OH-mesaconitine，10-OH-MA）[10,11]，它们的结构十分相似，差别仅在于 N 原子连接 CH_3 或 C_2H_5 以及 C-3 和 C-10 位置是 H 或 OH。脂型生物碱主要为 8-亚油酰-苯甲酰乌头原原碱（8-lino-benzoylaconine）、8-棕榈酰-苯甲酰乌头原碱（8-pal-benzoylaconine）。单酯型生物碱主要为去乙酰乌头原碱（dehydrated benzoylaconine）。双酯型生物碱、脂型生物碱和单酯型生物碱的结构差别在于：双酯型生物碱的 C_8 位为乙酰基，单酯型生物碱的 C-8 位与 C-15 位之间由双键相连，脂型生物碱（lipo-alkaloids）的 C-8 位为油酸、亚油酸、亚麻酸或棕榈酸等长链脂肪酸取代[12~15]。

王永高等[16] 从草乌中分离并鉴定出了 5 种双酯型生物碱，分别为去氧乌头碱（deoxyaconitine）、次乌头碱（hypaconitine）、乌头碱（aconitine）、中乌头碱（mesaconitine）和北乌碱（beiwutine）；李正邦等[17] 还从草乌中发现了 10-羟基乌头碱（aconitine）和几种单酯型生物碱以及其他生物碱；任玉林等[18] 从草乌花中分离出了 3 种三酯型生物碱，分别为 3-乙酰基乌头碱（3-acetylaconitine）、3-乙酰基中乌头碱（3-acetylmesaconitine）和 3-乙酰基-10-羟基乌头碱（3-acetylaconifine）。

有文献报道草乌可治疗脑震荡后遗症、面神经麻痹、慢性腰肌劳损、冠心病等多种疑难病症。但草乌在临床用药时最大的一个问题就是其毒性。草乌的毒性是其主要化学成分双酯型生物碱导致的，而双酯型生物碱又是其有效成分，这就产生了更加棘手的问题——降低毒性就意味着药效降低。那么如何在不影响药效的基础上降低草乌的毒性呢？多年来这一直都是个未得到彻底解决的难题，而且这方面的相关研究很多，但大多数的结果都会或多或少地使有效成分流失或不能使双酯型生物碱完全转化成低毒的药效成分。

目前的炮制方法多是浸泡后蒸制或是煮制，虽然能够起到减毒作用，但却流失了大量的有效成分，总碱的含量会大大下降，并且这些方法得到的草乌中仍会含有一部分双酯型生物碱，并不能减毒完全。研究表明，双酯型生物碱分解得到的单酯型生物碱毒性大大降低并且可保持原有药效，目前所发现的单酯型生物碱有两类：水解型和热解型，药理研究表明，水解型和热解型药理作用的针对性有差异，但目前的草乌炮制品中却没有以单一水解型或是单一热解型生物碱为主的制草乌。现有的制草乌中含有多种类型生物碱，对病症的针对性不强，因此现代炮制应在减毒的基础上增强药效，尽量减小中药成分的复杂性，这样不仅可以提高用药的安全性，还可以减小用药剂量。

实验研究表明，草乌药材经水加热处理后，水煎液中的双酯型生物碱含量下降，究其原因是有毒的双酯型生物碱结构不稳定，经一步水解生成去掉一个乙酰基的苯甲酰乌头碱类，进一步水解可生成去掉一个苯甲酰基的乌头原碱类生物碱，药理研究表明后两种成分同样有临床疗效并且毒性大为下降。也有实验证明炮制后的草乌中双酯型生物碱含量下降不仅因为其发生水解反应生成了水解型生物碱，还可能经过热解反应生成相应的热解型生物碱，或是与草乌中的其他成分发生酯交换反应生成相应的脂型生物碱[19]，但没有文献专门报道其热解产物和脂型生物碱的临床疗效，仅有文献报道其总碱有某种临床疗效。药效及毒理研究表明，各类生物碱的药效作用并不相同，毒性差别也较大，而且毒性的强弱与化学结构中酯键的数目有关，酯键越多，毒性越强，因此单酯型生物碱及胺醇型生物碱的毒性远小于双酯型生物碱，而药效作用却不减弱。因此研究一种使草乌中双酯型生物碱向单酯型生物碱转化的方法意义较大。

在炮制学领域，对于含有毒性成分的中药，增效减毒是炮制的最终目的所在。然而目前的乌头属中药炮制品中仍含有多种类型生物碱，虽然与生品相比毒性减弱了，但药效并不能提高，这是因为这些炮制品中含有多种类型生物碱，生物碱类型多就会使治疗疾病的针对性减弱，达不到增效减毒的目的。此外，目前的炮制方法多是浸泡后蒸制或是煮制，虽然能够起到减毒作用，但却流失了大量的有效成分，总碱的含量会大大下降。鉴于此，本节对草乌的炮制方法进行了改进，即用高温高压蒸制代替传统的先浸泡再煎煮的炮制方法。

本实验所用草乌为内蒙产草乌，其中相关生物碱结构见图3-7。

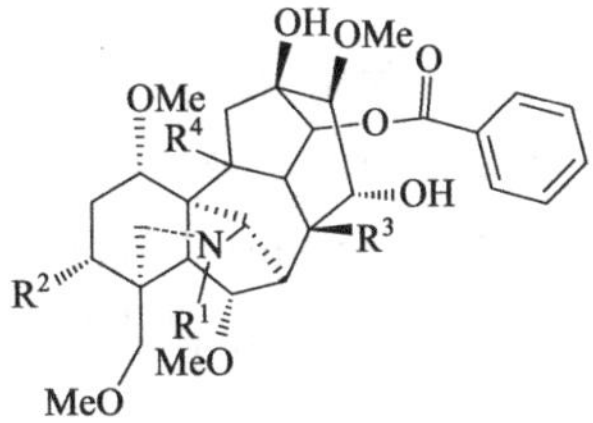

生物碱名称		R^1	R^2	R^3	R^4	$[M+H]^+$
乌头碱	aconitine	Et	OH	Ac	H	646
3-去氧乌头碱	3-deoxyaconitine	Et	H	Ac	H	630
8-亚油酰-苯甲酰乌头原碱	8-lino-benzoylaconine	Et	OH	Lino	H	866
8-棕榈酰-苯甲酰乌头原碱	8-pal-benzoylaconine	Et	OH	Pal	H	842
去乙酰乌头碱	dehydrated benzoylaconine	Et	OH	H	H	586

图 3-7 草乌生物碱结构

3.2.1 生草乌及其炮制品的质谱检测

3.2.1.1 草乌药材的炮制方法

将草乌等乌头属生药材直接置于高压容器内，在一定温度、压力条件下蒸制一定时间后取出，低温烘干即得炮制品。

将草乌生药材直接置于高压容器内，在110℃、0.05MPa下蒸制6h，取出，低温烘干即得制草乌。

将草乌生药材直接置于高压容器内，在115℃、0.07MPa下蒸制2h，取出，低温烘干即得制草乌。

将草乌生药材直接置于高压容器内，在115℃、0.07MPa下蒸制6h，取出，低温烘干即得制草乌。

将草乌生药材直接置于高压容器内，在120℃、0.1MPa下蒸制2h，取出，低温烘干即得制草乌。

将草乌生药材直接置于高压容器内，在 125℃、0.15MPa 下蒸制 30min，取出，低温烘干即得制草乌。

将草乌生药材直接置于高压容器内，在 125℃、0.15MPa 下蒸制 1h，取出，低温烘干即得制草乌。

将草乌生药材直接置于高压容器内，在 125℃、0.15MPa 下蒸制 3h，取出，低温烘干即得制草乌。

3.2.1.2　生、制草乌乙醚提取液的制备

生草乌乙醚提取液的制备：精密称定 2g 草乌，将称定后的药材置于具塞锥形瓶中，用 10％氨水润湿 15min 后，加入 10 倍量乙醚超声提取 30min，过滤，滤液挥干溶剂后用甲醇/乙醚（1∶1）定容至 2mL 容量瓶中即可。

制草乌乙醚提取液的制备：精密称定 2g 制草乌，将称定后的药材置于具塞锥形瓶中，用 10％氨水润湿 15min 后，加入 10 倍量乙醚超声提取 30min，过滤，滤液挥干溶剂后用甲醇/乙醚（1∶1）定容至 2mL 容量瓶中即可。用甲醇稀释 100 倍后进行电喷雾质谱检测。

3.2.1.3　电喷雾质谱检测

通过电喷雾质谱检测，用氨水碱化-有机溶剂超声提取得到的生物碱主要为热解型单酯型生物碱及脂型生物碱，生草乌中双酯型生物碱为基峰，还含有部分脂型生物碱，仅有少量热解型生物碱。说明在此条件下双酯型生物碱已大量转化成了热解型生物碱及脂型生物碱，起到了减毒增效的作用。

图 3-8（a）是草乌生药材未经高压处理的电喷雾质谱图。由图可以看出生草乌中含有双酯型生物碱（乌头碱、3-去氧乌头碱、10-羟基中乌头碱），脂型生物碱（8-亚油酰-苯甲酰乌头原碱、8-棕榈酰-苯甲酰乌头原碱）及少量热解型生物碱（去乙酰乌头碱）。

图 3-8（b）是 110℃、6h 蒸制草乌的电喷雾质谱图，其中以水解型生物碱（苯甲酰乌头原碱）为主，热解型生物碱（去乙酰乌头碱）丰度相对低，双酯型生物碱（乌头碱）与蒸制前相比相对丰度大大降低，并检测不到 3-去氧乌头碱和 10-羟基中乌头碱，脂型生物碱（8-亚油酰-苯甲酰乌头原碱、8-棕榈酰-苯甲酰乌头原碱）相对丰度变化不明显。

图 3-8（c）是 115℃、2h 蒸制草乌的电喷雾质谱图，其中以水解型生物碱（苯甲酰乌头原碱）、热解型生物碱（去乙酰乌头碱）及脂型生物碱（8-亚油酰-苯甲酰乌头原碱、8-棕榈酰-苯甲酰乌头原碱）为主，双酯型生物碱（乌头碱）与蒸制前相比相对丰度大大降低，双酯型生物碱（3-去氧乌头碱）的热解产物（去乙酰-3-去氧乌头碱）相对丰度较低，这是由于生草乌中本身含有的 3-去氧乌头碱量较少的原因。

图 3-8（d）是 115℃、6h 蒸制草乌的电喷雾质谱图，与图 3-8（c）比较，热解型生物碱（去乙酰乌头碱）相对丰度增加，脂型生物碱（8-亚油酰-苯甲酰乌头原碱、8-棕榈酰-苯甲酰乌头原碱）相对丰度降低明显，说明随蒸制时间的延长，热解型生物碱含量增加，脂型生物碱含量降低，说明在一定时间和温度条件下脂型生物碱可以发生分解反应，此结论已经过证实。

图 3-8（e）是 120℃、2h 蒸制草乌的电喷雾质谱图，其中热解型生物碱（去乙酰乌头碱）分子离子峰为基峰，还有相对少量水解型生物碱（苯甲酰乌头原碱）和脂类生物碱（8-亚油酰-苯甲酰乌头原碱）。

图 3-8（f）是 125℃、30min 蒸制草乌的电喷雾质谱图，其中以水解型生物碱（苯甲酰乌头原碱、苯甲酰中乌头原碱）为主，尚含有少量脂型生物碱（8-亚油酰-苯甲酰乌头原碱、8-亚油酰-3-去氧苯甲酰乌头原碱）、热解型生物碱（去乙酰-3-去氧乌头碱）及双酯类生物碱（乌头碱）。

图 3-8（g）是 125℃、1h 蒸制草乌的电喷雾质谱图，其中以水解型生物碱（苯甲酰乌头原碱、苯甲酰中乌头原碱）为主，几乎检测不到其他类型生物碱，说明此条件下蒸制草乌中的生物碱种类单一，蒸制效果较好。

图 3-8（h）是 125℃、3h 蒸制草乌的电喷雾质谱图，其中以热解型生物碱（去乙酰乌头碱）为主，仅有微量水解型生物碱（苯甲酰乌头原碱）干扰，说明此条件下蒸制草乌中的生物碱种类单一，蒸制效果较好。

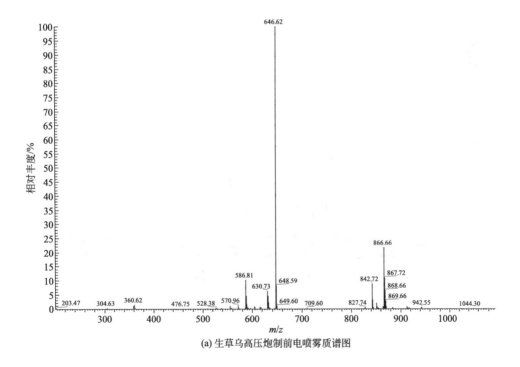

(a) 生草乌高压炮制前电喷雾质谱图

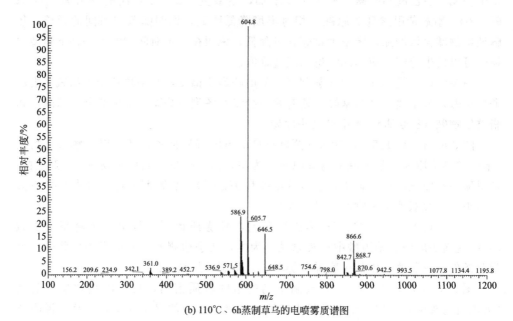

(b) 110℃、6h蒸制草乌的电喷雾质谱图

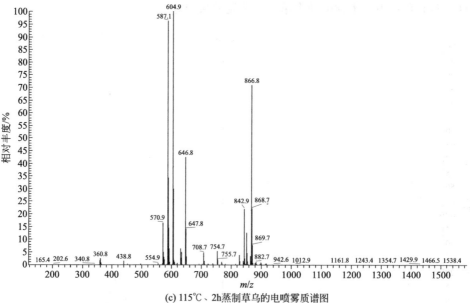

(c) 115℃、2h蒸制草乌的电喷雾质谱图

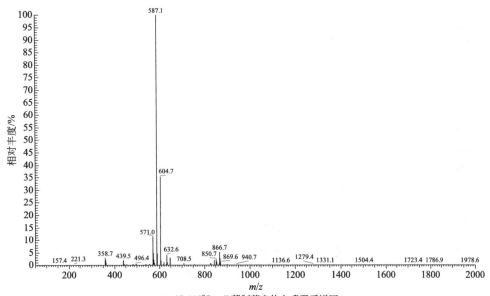

(d) 115℃、6h蒸制草乌的电喷雾质谱图

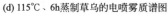

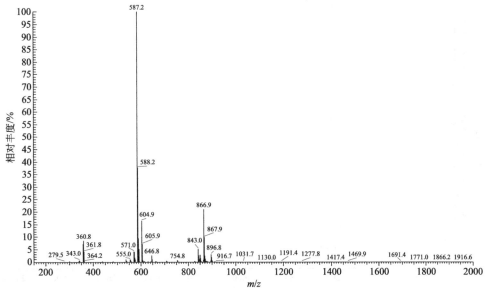

(e) 120℃、2h蒸制草乌的电喷雾质谱图

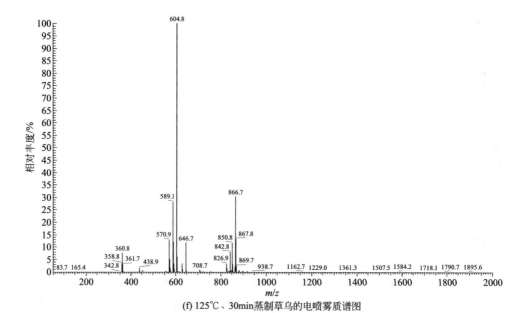

(f) 125℃、30min蒸制草乌的电喷雾质谱图

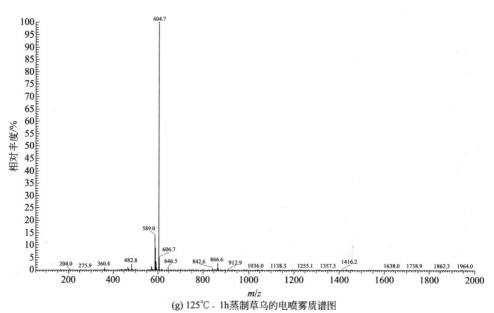

(g) 125℃、1h蒸制草乌的电喷雾质谱图

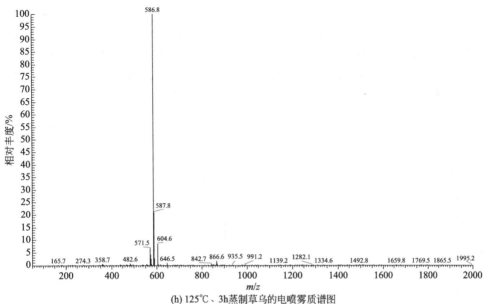

(h) 125℃、3h蒸制草乌的电喷雾质谱图

图 3-8 生、制草乌的电喷雾质谱图

图 3-8（a）中 646、630、648 分别为乌头碱、3-去氧乌头碱、10-羟基中乌头碱分子离子峰；分子离子峰出现在 800～1000 区域的为脂类生物碱，其中 866 为 8-亚油酰-苯甲酰乌头原碱的分子离子峰，842 为 8-棕榈酰-苯甲酰乌头原碱的分子离子峰。图 3-8（b～h）中 586 是去乙酰乌头碱的分子离子峰，604 是苯甲酰乌头原碱的分子离子峰，590 是苯甲酰中乌头原碱的分子离子峰，570 是 8-去乙酰-3-去氧乌头碱的分子离子峰，850 是 8-亚油酰-3-去氧-苯甲酰乌头原碱的分子离子峰。

3.2.2　川乌及其炮制品的质谱检测

3.2.2.1　川乌药材的炮制方法

将川乌药材直接置于高压容器内，在 120℃、0.1MPa 下蒸制 6h，取出，低温烘干即得制川乌。

3.2.2.2　生、制川乌乙醚提取液的制备

方法同生、制草乌乙醚提取液的制备。

3.2.2.3　电喷雾质谱检测

图 3-9（a）是生川乌未经高压处理的电喷雾质谱图。由图可以看出生川乌中的生物碱以双酯型的中乌头碱、次乌头碱为主，还含有少量单酯型生物碱（苯甲酰中乌头碱、苯甲酰次乌头碱），脂型生物碱（8-亚油酰-苯甲酰中乌头原碱）含量极低。

图 3-9（b）是 120℃、6h 蒸制川乌的电喷雾质谱图，其中以脂型生物碱（8-亚油酰-10-羟基-苯甲酰乌头原碱、8-亚油酰-3-去氧-苯甲酰乌头原碱、8-亚油酰-苯甲酰次乌头原碱、8-棕榈酰-苯甲酰次乌头原碱）为主，双脂型生物碱（中乌头碱、次乌头碱）丰度明显降低，尚含有少量热解型生物碱（去乙酰乌头原碱、去乙酰中乌头原碱、去乙酰次乌头原碱）。

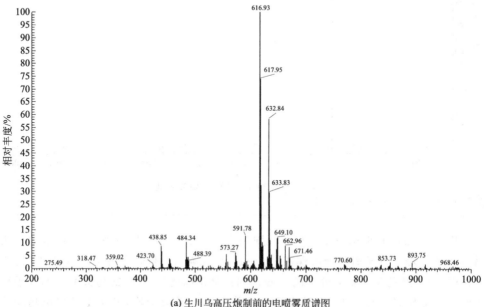

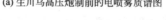
(a) 生川乌高压炮制前的电喷雾质谱图

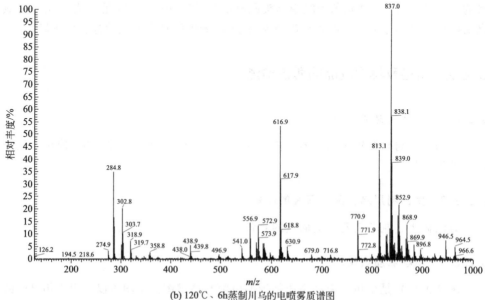
(b) 120℃、6h 蒸制川乌的电喷雾质谱图

图 3-9 生、制川乌的电喷雾质谱图

图 3-9（a）中 648、438 分别对应 10-羟基中乌头碱、附子灵的分子离子峰，632、616 分别为中乌头碱、次乌头碱的分子离子峰，852 是 8-亚油酰-苯甲酰中乌头原碱的分子离子峰；图 3-9（b）中 868、851、837、813 分别为 8-亚油酰-10-羟基-苯甲酰乌头原碱、8-亚油酰-3-去氧-苯甲酰乌头原碱、8-亚油酰-苯甲酰次乌头原碱、8-棕榈酰-苯甲酰次乌头原碱的分子离子峰，573、556 分别为去乙酰中乌头碱、去乙酰次乌头碱的分子离子峰。

3.2.3 附子及其炮制品的质谱检测

3.2.3.1 附子药材的炮制方法

将附子药材直接置于高压容器内，在 120℃、0.1MPa 下蒸制 6h，取出，低温烘干即得制附子。

3.2.3.2 生、制附子乙醚提取液的制备

方法同生、制草乌乙醚提取液的制备。

3.2.3.3 电喷雾质谱检测

图 3-10（a）是生附子未经高压处理的电喷雾质谱图。由图可以看出生附子中主要含有双酯型生物碱（10-羟基-乌头碱、乌头碱、中乌头碱、3-去氧乌头碱、次乌头碱）及脂型生物碱（8-亚油酰-苯甲酰乌头原碱、8-亚油酰-苯甲酰中乌头原碱、8-亚油酰-苯甲酰次乌头原碱、8-棕榈酰-苯甲酰中乌头原碱）。

图 3-10（b）是 120℃、6h 蒸制附子的电喷雾质谱图，其中以热解型生物碱（去乙酰中乌头碱、去乙酰次乌头碱）为主，尚含有少量脂型生物碱（8-亚油酰-苯甲酰乌头原碱），水解型生物碱（苯甲酰乌头原碱、苯甲酰中乌头碱、苯甲酰次乌头碱）以及进一步分解产物，检测不到双酯类生物碱。

图 3-10（a）中 630、616 分别对应 3-去氧乌头碱、次乌头碱的分子离子峰，分子离子峰出现在 800～1000 区域的为脂型生物碱，其中 866、852、836、828 分别为 8-亚油酰-苯甲酰乌头原碱、8-亚油酰-苯甲酰中乌头原碱、8-亚油酰-苯甲酰次乌头原碱、8-棕榈酰-苯甲酰中乌头原碱的分子离子峰；图 3-10（b）中 572、556 分别为去乙酰中乌头碱、去乙酰次乌头碱的分子离子峰，604、590、574 分别为苯甲酰乌头碱、苯甲酰中乌头碱、苯甲酰次乌头碱的分子离子峰，542 为 3-乙酰乌头原碱的分子离子峰，422 为 542 脱一分子乙酸、一分子水及一个乙酰基的产物，438 为附子灵的分子离子峰，836 为 8-亚油酰-苯甲酰次乌头原碱的分子离子峰。

本部分内容提供了高温高压炮制草乌等乌头属中药的方法。生草乌等乌头属中药经过高温高压蒸制后，通过电喷雾质谱检测，双酯型生物碱可完全转化，药材中以热解型生物碱为主，不含有或仅含有微量双酯型生物碱，毒性大大降低。并且在

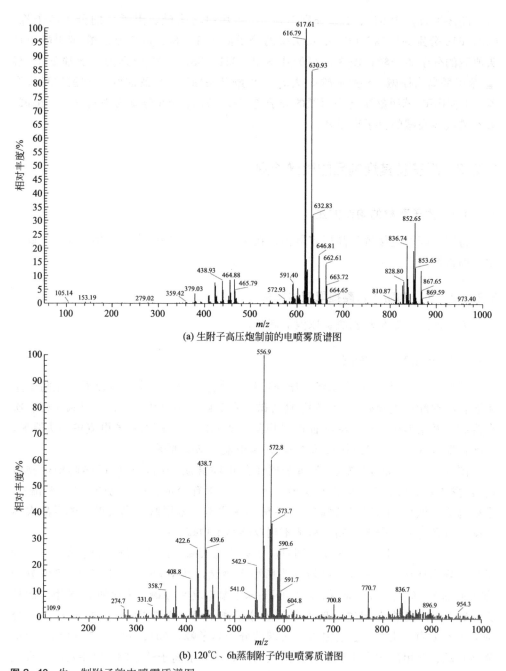

(a) 生附子高压炮制前的电喷雾质谱图

(b) 120℃、6h蒸制附子的电喷雾质谱图

图3-10 生、制附子的电喷雾质谱图

一定条件下可得到单一类型生物碱，临床应用针对性较强。炮制方法克服了有效成分流失的问题，效果较好，可得到低毒高效的炮制品。

3.3
电喷雾质谱技术在天然药物相互作用研究中的应用

　　药物配伍，就是按照病情需要和药物性能，有选择地将两种以上的药物合在一起应用。从中草药的发展来看，在萌芽时期，治疗疾病一般都是采用单味药的；以后，由于药物的发现日益增多，对疾病的认识也逐渐深化，因此对于病情较重或者比较复杂的病症，用药也由简到繁，出现了多种药物配合应用的方法，在由单味药发展到多种药配合应用，以及进一步将药物组成方剂的漫长的过程中，人们通过大量的实践，掌握了丰富的配伍经验，了解到药物在配伍应用以后可以对较复杂的病症予以全面调治，同时又能获得安全而更高的疗效。因此，药物的配伍对于临床处方是具有重要意义的。

　　在配伍应用的情况下，由于药物与药物之间出现相互作用的关系，所以有些药物因协同作用而增进疗效，但是也有些药物却可能互相对抗而抵消、削弱原有的功效；有些药物因为相互配用而减轻或消除了毒性或副作用，但是也有些药物反而因为相互作用而使作用减弱或发生不利人体的作用等。

　　现代研究表明，药效与化学成分是紧密相连的，对于药物配伍亦是如此，配伍后药效发生变化，归根结底是药物配伍导致了药效成分的变化，因此对配伍前、后药效成分进行检测与鉴定，对于揭示药物配伍规律具有理论指导意义。本节以蒙药那如三味丸为研究对象，以质谱技术作为检测手段，通过分析配伍前、后化学成分的变化，对其配伍的合理性进行阐释，同时对方中诃子对草乌的减毒作用进行分析。

　　蒙药那如三味丸为《中华人民共和国卫生部药品标准　蒙药分册》收载的有效方剂为制草乌 150g、诃子 300g、荜茇 90g，不经过提取而直接粉碎，与辅料混合制成的红色水丸或糊丸。传统中药制剂很少有生药粉直接入药，尤其对含有毒性中药的复方。虽然方中制草乌含有的双酯类生物碱含量较低，但在服用上仍有一定风险，稍有不慎，同样有中毒的可能，因此从用药安全性的角度考虑，有必要对其制剂工艺进行研究，本实验主要以生物碱的研究作为出发点，研究蒙药那如三味丸经水煎煮后水煎液中的总生物碱成分与煎煮前复方中总生物碱成分的变化，从而阐释其制剂工艺是否合理。蒙药那如三味丸中的制草乌是按如下方法炮制的：生草乌置诃子汤（诃子加水煎煮 2 次，每次 1h，过滤，滤液备用）内浸泡 2～3d，每天换汤一次，取出晾干即得蒙药制草乌。

3.3.1 草乌与诃子、荜茇共煎液的电喷雾质谱分析

3.3.1.1 药材提取液制备

蒙药制草乌中生物碱的乙醚提取液制备：将 2g 蒙药制草乌粉末用 30mL 无水乙醇超声提取 0.5h，过滤，取上述滤液用甲醇稀释 100 倍后，用于电喷雾质谱分析。

蒙药制草乌单煎液与方中其他药材配伍共煎液的制备：将（蒙药）制草乌 2.5g、诃子 5g 加 10 倍水煎煮 40min，过滤，药渣按同法处理 2 次，合并 3 次滤液，浓缩至 30mL，即得二者共煎液。按上述方法制备制草乌与荜茇的共煎液，制草乌、诃子、荜茇三者共煎液及制草乌单煎液，生草乌单煎液，生草乌、诃子共煎液、生草乌、诃子、荜茇共煎液。上述煎煮液分别调 pH＝10，用乙醚萃取 3 次，合并 3 次乙醚液，即得上述煎煮液的生物碱溶液。

制草乌煎煮后药渣中生物碱的提取制备：将制草乌煎煮后的药渣用蒸馏水洗净，晾干，加 10 倍无水乙醇超声 0.5h，即得制草乌药渣的乙醇提取液。

3.3.1.2 提取液电喷雾质谱检测

（1）制草乌中生物碱的电喷雾质谱检测　由于乙醇对植物中的成分提取能力强，能全面反映植物中的各种化学成分，故采用乙醇作为提取溶剂可将制草乌中生物碱有效提出。虽然乙醇提取液的成分较复杂，但生物碱的质子化能力比其他化学成分都强，在电喷雾质谱中极易出峰，能够将非生物碱成分有效遮盖，所以制草乌的乙醇提取液不需要进一步分离，就可以直接用于电喷雾质谱分析其中的生物碱成分。

图 3-11 为蒙药制草乌乙醇提取液的电喷雾质谱图，在一级谱中给出各种生物碱的准分子量（M＋H）。结合文献[20~22]，可以推断 m/z 646、630 离子分别对应双酯型生物碱：乌头碱、3-去氧乌头碱；在低质量区的 m/z 586 弱峰对应热解单酯型生物碱；在高质量区的 m/z 866、828、842、852、882 分别对应各种脂型生物碱。

（2）制草乌单煎液及药渣中生物碱的电喷雾质谱分析　为了清楚地分析制草乌在与其他中药材配伍组方的共煎煮过程中其毒性成分的变化规律，我们首先利用电喷雾质谱对制草乌的单煎液中生物碱成分与制草乌乙醇提取液中的生物碱成分进行了比较研究，制草乌单煎液的电喷雾质谱图如图 3-12 所示。与图 3-11 相比，制草乌水煎液中的乌头碱成为基峰被检测，但这并不代表制草乌煎煮液中的乌头碱含量高于制草乌醇提液中的含量，因为本来以基峰被检测的脂型生物碱不易溶于水，在水煎液中仅有少量被提出，而大部分残留于药渣中，制草乌药渣的电喷雾质谱图见图 3-13。由图 3-13 可以看出，药渣中残留了大量脂型生物碱，说明脂型生物碱确实不易溶于水，因此制草乌煎煮液中双酯型生物碱为基峰被检测。同时制草乌水煎液中出现了新类型的生物碱，即水解单酯型生物碱-苯甲酰乌头原碱（m/z 604），说明制草乌中的双酯型生物碱在煎煮过程中发生了水解反应，生成了一种低毒的药效成分，即煎煮过程也是草乌减毒增效的过程。

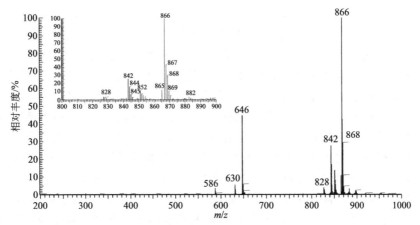

图 3‑11 蒙药制草乌乙醚提取液中生物碱的电喷雾质谱图

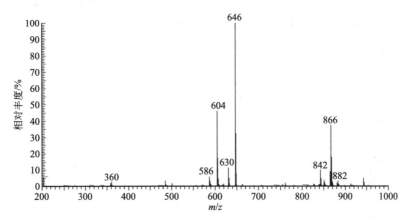

图 3‑12 制草乌单煎液中生物碱的电喷雾质谱图

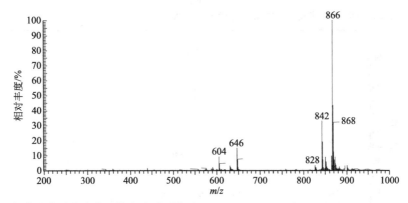

图 3‑13 制草乌药渣中生物碱的电喷雾质谱图

（3）制草乌分别与诃子、荜茇共煎液及三者共煎液中生物碱的电喷雾质谱分析　制草乌与诃子共煎液的质谱图与制草乌单煎液的质谱图没有什么区别，原因可能如下：制草乌是用诃子汤炮制的，再将制草乌与诃子共煎，相当于将制草乌再用诃子炮制一次，因此各类型生物碱的相对丰度比没有什么变化，但并不代表诃子对制草乌中生物碱在水煎煮液中没有影响，只是单凭相对丰度不能下结论。那么为了考察诃子是否对水煎液中的乌头类生物碱有影响，就应通过比较生草乌单煎液与生草乌、诃子共煎液中生物碱的电喷雾质谱图，见图 3-14 至图 3-19。制草乌与荜茇共煎液中生物碱的变化较大，其中苯甲酰乌头原碱作为基峰被检测，可以初步推测荜茇中的某种成分可以促进双酯型生物碱的水解，说明在水煎煮液中荜茇的存在对草乌有解毒作用，但目前未见报道介绍荜茇对草乌的解毒作用，因此这一结论有待进一步研究。将图 3-15 与图 3-12 比较可以推断荜茇的加入促进了双酯型生物碱的水解及抑制了脂型生物碱的溶出。比较图 3-15 与图 3-16 可知诃子的加入同时抑制了双酯型生物碱的水解及脂型生物碱的溶出。综上可知，诃子与荜茇对水煎煮中生物碱的影响作用恰好相反，但哪一个的作用较强尚不清楚。

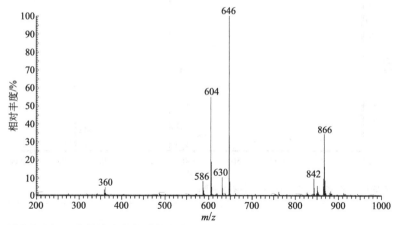

图 3-14　制草乌与诃子共煎液中生物碱的电喷雾质谱图

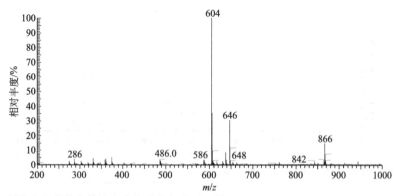

图 3-15　制草乌与荜茇共煎液中生物碱的电喷雾质谱图

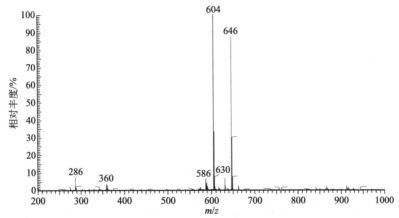

图 3-16 制草乌与诃子、荜茇三者共煎液中生物碱的电喷雾质谱图

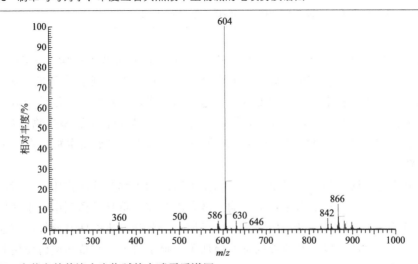

图 3-17 生草乌单煎液中生物碱的电喷雾质谱图

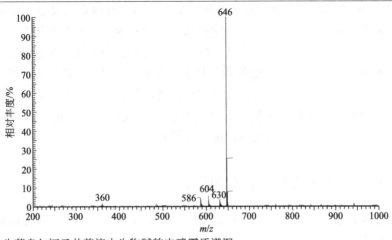

图 3-18 生草乌与诃子共煎液中生物碱的电喷雾质谱图

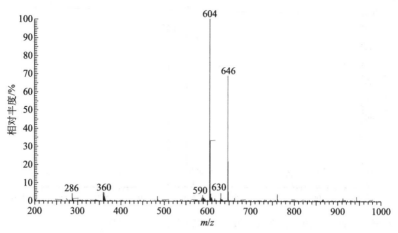

图 3-19 生草乌与诃子、荜茇共煎液中生物碱的电喷雾质谱图

由图 3-17 可知,生草乌单煎液中主要含有水解单酯型生物碱,由图 3-18 可知,加入诃子后,双酯型生物碱成为基峰被检测,可以推断诃子的存在可以抑制草乌中双酯型生物碱在水煎煮液中的水解,这与前人得出的在酸性水溶液中双酯型生物碱的水解受到抑制的结论相吻合,同时诃子的存在也抑制了脂型生物碱的溶出。将图 3-18 与图 3-19 比较可知荜茇的加入促进了生草乌中双酯类生物碱在水煎煮液中的水解。

综上所述,诃子与荜茇对草乌中双酯型生物碱的水解起反向作用,二者的作用综合起来对草乌中的双酯型生物碱影响甚微,因此在有草乌的汤剂中,本文作者不建议将诃子、荜茇同时与其配伍共用。由于诃子与草乌配伍共煎时会抑制双酯型生物碱的水解,因此可以说共煎液的毒性增加了,提示将诃子与草乌配伍使用时应当慎重,然而诃子并不是中药"十八反"理论中与乌头配伍禁忌的中药,可见并不是"十八反"中未提到的配伍禁忌药对就是安全的,因此利用现代仪器分析方法完善传统中医理论势在必行。由上述可知蒙药那如三味丸的制剂工艺中如果采用煎煮提取法,则意义不大,起码不会起到减毒的作用。由于脂型生物碱在水中的溶解度较低,采用水煎煮的方法反而会使水煎液中总生物碱含量相对于煎煮前药材中混合物中总生物碱的含量要低,相当于流失了部分药效成分。因此蒙药那如三味丸制剂工艺仅用生药粉入药,不仅工艺简单而且还提高了有效成分利用度,有一定的合理性,但诃子、荜茇在方中的作用尚待进一步研究。

3.3.2　诃子对生草乌的解毒机理研究

诃子为使君子科植物诃子(*Terminalia chebula* Retz.)的干燥成熟果实,含有大量酸性成分[23,24]。蒙医理论认为诃子对草乌有解毒作用[25],有采用诃子汤炮制草乌的方法[26]，以及制草乌（诃子汤炮制）与诃子等药材配伍主治风湿、关节疼痛及腰腿疼痛的蒙药那如三味丸[27]。对于中药复方，通过比较有毒药材单煎液与配伍共煎液中有毒成分的含量变化来阐述其配伍减毒机理是目前较常用的方法[28]，但这仅适用于制剂工艺中存在煎煮过程的中药复方，而对于制剂工艺简单，仅由方中药材粉末直接混合而成的某些蒙药复方则不适用，因此为了探究蒙医理论中诃子对草乌的解毒作用，本研究采用有机试剂超声提取法，结合电喷雾质谱检测技术开展实验，拟揭示诃子对草乌解毒作用的科学内涵。本研究结果对于解释一些蒙成药制剂工艺及配伍的合理性具有一定的科学意义，同时为诃子对草乌解毒机理的进一步深入研究提供参考依据。

3.3.2.1 草乌药材提取液及草乌、诃子药材共提液的制备

（1）草乌乙醚提取液的制备　精密称定 1 g 草乌药材，置于具塞锥形瓶中，加入 10mL 乙醚超声提取三次，30min/次，将提取液过滤后合并，滤液挥干溶剂后用甲醇：乙醚（1:1）定容至 2mL，即得草乌乙醚提取液。

（2）草乌酸性乙醚提取液的制备　精密称定 1g 草乌药材，置于具塞锥形瓶中，加入 9mL 乙醚与 1mL 乙酸超声提取三次，30min/次，将提取液过滤后合并，滤液挥干溶剂后用甲醇：乙醚（1:1）定容至 2mL，即得草乌酸性乙醚提取液。

（3）草乌无水乙醇提取液的制备　精密称定 1g 草乌药材，置于具塞锥形瓶中，加入 10mL 无水乙醇超声提取三次，30min/次，将提取液过滤后合并，滤液挥干溶剂后用甲醇：无水乙醇（1:1）定容至 2mL，即得草乌无水乙醇提取液。

（4）草乌与诃子配伍后乙醚提取液的制备　精密称定 1g 草乌药材 5 份，分别按草乌、诃子质量比为 1:0.5、1:1、1:2、1:3、1:5 的比例加入诃子药材，置于具塞锥形瓶中，加入 10 倍量乙醚超声提取三次，30min/次，将提取液过滤后合并，滤液挥干溶剂后用甲醇：乙醚（1:1）定容至 2mL，即得草乌与不同比例诃子配伍的乙醚共提液。

（5）草乌与诃子配伍后无水乙醇提取液的制备　精密称定 1g 草乌药材与 2g 诃子药材，共同置于具塞锥形瓶中，加入 10 倍量无水乙醇超声提取三次，30min/次，将提取液过滤后合并，滤液挥干溶剂后用甲醇：无水乙醇（1:1）定容至 2mL，即得草乌、诃子无水乙醇共提液。

3.3.2.2 草乌药材提取液及草乌、诃子药材共提液中生物碱质谱检测

质谱条件：电喷雾离子源；毛细管温度 200℃；喷雾电压 4.5kV；离子透镜补偿电压 5V；碰撞能 20%～24%；氮气流速 13.2L/min；毛细管电压 -7V；注射泵流速 5mL/min。

（1）草乌乙醚提取液中生物碱的电喷雾质谱检测　吸取 10μL 草乌乙醚提取液，用甲醇稀释 100 倍后进行质谱检测，得到的质谱图如图 3-20 所示。由图 3-20可以看出，草乌生药材中生物碱的 m/z 主要分布在三个区域，分别为 500～600，

600～700，800～900，分别对应于单酯型生物碱、双酯型生物碱、脂型生物碱。各类型生物碱的串联质谱数据详见表 3-1。将各生物碱的串联质谱数据与相关文献作对照[29]，推断草乌中的单酯型生物碱有去乙酰乌头碱（586），去乙酰去氧乌头碱（570），双酯型生物碱有乌头碱（646）、3-去氧乌头碱（630），脂型生物碱有 8-亚油酰-苯甲酰乌头原碱（866）、8-棕榈酰-苯甲酰乌头原碱（842），各生物碱的结构详见图 3-21。

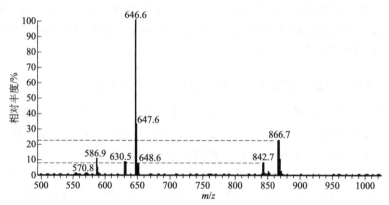

图 3-20　草乌乙醚提液中生物碱的电喷雾质谱图

⊡ 表 3-1　草乌乙醚提取液中生物碱的串联质谱数据

峰号	MSⁿ(m/z)相对丰度/%		Detected Alkaloids
	MS²	MS³	
1	537.95（71.32），510.01（100），478.00(7.90)，352.00(19.65)	478.82（100），459.98（8.76），446.99(4.07)，388.01(15.32)	deacetoxydeoxyaconitine
2	553.91(42.42)，536.05(21.00)，525.96（100），522.03（4.46），494.10(9.43)，368.08(9.98)	507.98（6.40），494.12（100），475.96(8.96)，404.06(15.98)	deacetoxyaconitine
3	598.16（5.12），570.06（100），538.03(5.33)	537.89（71.64），509.99（100），478.18(8.48)，352.00(20.93)	3-deoxyaconitine
4	614.17（1.56），586.01（100），554.21(2.52)，526.13(3.50)	554.09(42.89)，536.07(18.52)，526.00（100），494.12（11.45），368.06(13.19)	aconitine
5	616.17（5.36），588.06（100），597.79(9.88)	570.12（7.17），555.98（78.45），537.97（72.56），528.19（100），524.22(16.96)，370.09(25.22)	10-hydroxy-mesaconitine
6	586.20（100），554.09（4.93），526.16(10.86)	554.14(37.25)，536.01(18.56)，526.12（100），494.22（13.45），368.19(1.37)	8-pal-benzoylaconine

峰号	MS″(m/z)相对丰度/%		Detected Alkaloids
	MS²	MS³	
7	834.23（2.19），586.17（100），554.15(10.94),526.09(5.92)	553.83（11.04），526.20（100），368.04(7.33)	8-lino-benzoylaconine

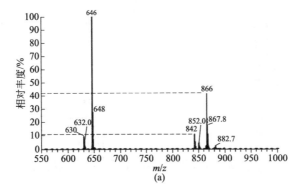

生物碱名称		R¹	R²	R³	R⁴	R⁵	[M+H]⁺
去乙酰去氧乌头碱	deacetoxydeoxyaconitine	Et	H	H	H	H	570
去乙酰乌头碱	deacetoxyaconitine	Et	OH	H	H	H	586
3-去氧乌头碱	3-deoxyaconitine	Et	H	OAc	H	OH	630
乌头碱	aconitine	Et	OH	OAc	H	OH	646
10-羟基-中乌头碱	10-hydroxy-mesaconitine	Et	OH	OAc	OH	OH	648
8-棕榈酰-苯甲酰乌头原碱	8-pal-benzoylaconine	Et	OH	pal	H	OH	842
8-亚油酰-苯甲酰乌头原碱	8-lino-benzoylaconine	Et	OH	lino	H	OH	866

图 3-21 草乌药材中生物碱结构

（2）草乌-诃子乙醚共提液中生物碱的电喷雾质谱检测 分别吸取 $10\mu L$ 草乌与诃子以不同比例混合的乙醚提取液，用甲醇稀释 100 倍后进行质谱检测，得到的质谱图如图 3-22 所示。

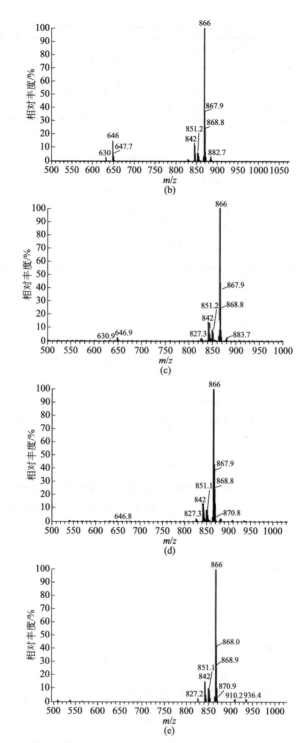

图 3-22 草乌-诃子乙醚共提液中生物碱的电喷雾质谱图

比较图 3-22 (a) 与图 3-21 中虚线对应的相对丰度值可以看出，当向草乌中加入 0.5 倍量诃子时，乙醚提取液中脂型生物碱的相对丰度整体提高，由于脂型生物碱的毒性远低于双酯型生物碱[30]，因此可以初步推测诃子的加入可能对草乌有减毒作用，为了进一步考察这种作用与加入诃子量是否有关，作者又检测了草乌与不同量诃子混合时乙醚提取液中的生物碱成分。

当诃子与草乌等量混合时［图 3-22 (b)］，乙醚提取液中双酯型与脂型生物碱的相对丰度已发生了明显的改变，此时脂型生物碱已成为基峰被检测。

当向草乌中加入 2 倍量诃子时［图 3-22 (c)］，乙醚提取液中脂型生物碱仍为基峰被检测，而双酯型生物碱的相对丰度已由 16.7％［图 3-22 (b)］降低至 1.99％。

当向草乌中加入 3 倍量诃子时［图 3-22 (d)］，乙醚提取液中脂型生物碱仍为基峰被检测，在 m/z 600～700 区域几乎检测不到双酯型生物碱。

当向草乌中加入 5 倍量诃子时［图 3-22 (e)］，乙醚提取液中脂型生物碱仍为基峰被检测，在 m/z 600～700 区域已完全检测不到双酯型生物碱。

基于以上对图 3-22 的分析，可以初步推断，在乙醚提取液中，诃子对草乌有解毒作用，且这种作用随诃子加入量的增加而增强。

(3) 草乌酸性乙醚提取液中生物碱的电喷雾质谱检测　由于诃子中的化学成分主要为鞣质类酸性成分，因此，为了进一步探究诃子对草乌的解毒作用，作者考察了酸性对草乌中生物碱在乙醚提取液中的影响。吸取 $10\mu L$ 草乌酸性乙醚提取液，用甲醇稀释 100 倍后进行质谱检测，得到的质谱图如图 3-23 所示。

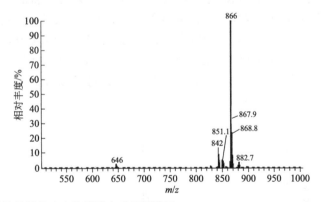

图 3-23　草乌酸性醚提液中生物碱的电喷雾质谱图

在图 3-23 中，脂型生物碱作为基峰被检测，双酯型生物碱的相对丰度小于 5％，说明酸性可以降低草乌的毒性。

结合图 3-22 与图 3-23 的分析结果可以进一步推断，诃子中的酸性成分对草乌有解毒作用，其解毒的化学机理可能是诃子中的酸性成分抑制双酯型生物碱的溶出、与双酯型生物碱生成一种不易溶于乙醚的化合物，以及发生双酯型生物碱向脂型生物碱的转化。

为了进一步探讨诃子对草乌的解毒机理，本实验又对草乌与诃子混合物乙醚提取后的药渣，以及诃子-双酯型生物碱部位的乙醚共提液进行了检测、分析。

（4）草乌-诃子乙醚共提后药渣中生物碱的电喷雾质谱检测　将草乌、诃子混合物经乙醚提取后的药渣用乙醚清洗（为去除药渣表面残留的生物碱成分）后自然晾干，用无水乙醇超声30min，滤液用甲醇稀释后用于电喷雾质谱检测，结果如图3-24所示。

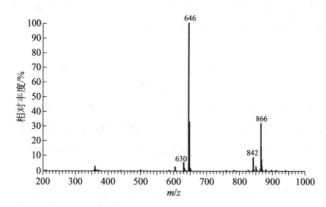

图 3-24　草乌-诃子乙醚共提后药渣中生物碱的电喷雾质谱图

图 3-24 表明，药渣中的双酯型生物碱为基峰，且未发现新的化合物，由此排除了诃子中的酸性成分与双酯型生物碱结合生成不溶于乙醚的化合物的可能性。

（5）双酯类生物碱部位与诃子混合前、后乙醚提取液的电喷雾质谱检测　将用乙醇超声提取，有机溶剂萃取纯化得到的双酯型生物碱部位［图 3-25（a）］与诃子粉末混合，按"草乌与诃子配伍后乙醚提取液的制备"方法提取，经电喷雾质谱检测，结果如图 3-25（b）所示。

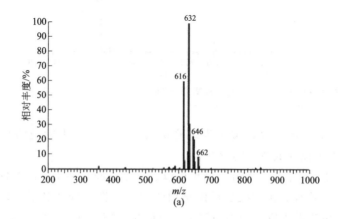

(a)

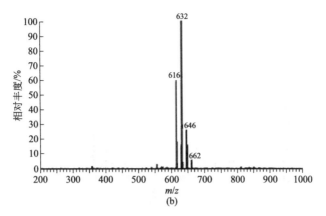

图 3-25 双酯型生物碱部位与诃子混合前（a）后（b），乙醚提取液中生物碱的电喷雾质谱图

与图 3-25（a）相比，在图 3-25（b）中未发现有新的生物碱生成，说明诃子的存在不能使双酯型生物碱向脂型生物碱转化，由此排除了双酯型生物碱向脂型生物碱转化的可能性。

（6）草乌无水乙醇提取液中生物碱的电喷雾质谱检测　为了考察诃子对草乌的解毒作用是否仅发生于乙醚提取液中，作者选用高极性的无水乙醇作为提取溶剂开展了同样的实验。分别吸取 $10\mu L$ 草乌无水乙醇提取液，草乌、诃子无水乙醇共提液，分别用甲醇稀释 100 倍后进行质谱检测，结果如图 3-26 所示。

图 3-26 中各生物碱的种类与相对丰度基本一致，说明用无水乙醇提取时，诃子的存在对生物碱的含量无影响，即采用无水乙醇作为提取溶剂时，诃子对草乌无解毒作用。由此推断诃子对草乌的解毒作用与提取溶剂体系有关，低极性环境有助于诃子对草乌的解毒作用。

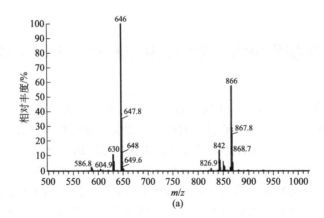

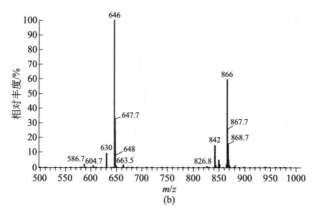

图3-26 草乌、诃子配伍前（a）、后（b）无水乙醇提取液中生物碱的电喷雾质谱图

3.3.2.3 讨论

由以上实验结果可以初步得出以下结论：在低极性环境中，诃子通过抑制双酯型生物碱的溶出对草乌起到解毒作用，并且这种作用与加入的诃子量呈正相关；诃子对草乌解毒的化学物质基础可能是其中的鞣质类酸性成分，尚有待进一步实验研究。以上结论对于解释含有草乌、诃子的蒙成药的制剂工艺合理性具有一定的指导意义，对含有乌头类药材缓释制剂的开发研究及安全性考察具有一定的参考价值，本研究方法适用于制剂工艺仅为药材粉末直接混合而成的各种蒙成药复方的配伍机理研究。

3.4
乌头属植物中脂型生物碱化学转化的电喷雾质谱分析

C-19型二萜类生物碱的基本结构骨架相似，其中脂型生物碱（lipo-alkaloids）是由双酯型生物碱的 C-8 位乙酰基被油酸、亚油酸、亚麻酸或棕榈酸等长链脂肪酸取代后形成的[31~33]。因此有必要研究各类生物碱之间的转化关系，为单一类型生物碱的提取提供借鉴。脂型生物碱的结构决定了其不溶于水仅溶于无水乙醇及低极性亲脂性有机溶剂的性质，因此在研究脂型生物碱时必须先用无水乙醇、三氯甲烷或乙醚等溶剂将其溶解，然后再加入所需溶剂体系。本实验在高压容器中进行，溶剂体系为水，选择无水乙醇作为溶解溶剂。

3.4.1 乌头类脂型生物碱的电喷雾质谱检测

3.4.1.1 样品制备

脂型生物碱的提取：取生川乌，加无水乙醇超生提取，经有机溶剂萃取即得脂型生物碱提取物。

脂型生物碱高温高压煎煮液的制备：将经乙醇提取、有机溶剂纯化得到的川乌脂型生物碱部位，用无水乙醇溶解，再用水稀释后置于高压容器内煎煮 3h，取少量用甲醇稀释后进行电喷雾质谱检测。

3.4.1.2 脂型生物碱的电喷雾质谱检测

由图 3-27 可知，制川乌中含有脂型生物碱：8-亚油酰-10-羟基-苯甲酰乌头原碱（m/z882），8-亚油酰-苯甲酰乌头原碱（m/z866），8-亚油酰-苯甲酰中乌头原碱（m/z852），8-棕榈酰-苯甲酰乌头原碱（m/z842），8-亚油酰-苯甲酰次乌头原碱（m/z836），8-棕榈酰-苯甲酰中乌头原碱（m/z828），8-棕榈酰-苯甲酰次乌头原碱（m/z812）。

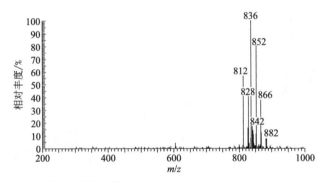

图 3-27 制川乌中生物碱的电喷雾质谱图

3.4.2 乌头类脂型生物碱高温高压处理后的电喷雾质谱检测

3.4.2.1 一级质谱检测

图 3-28 是脂型生物碱高温高压煎煮液的电喷雾质谱图，与图 3-27 相比，图 3-28 中均出现了大量水解单酯型生物碱：苯甲酰乌头原碱（m/z604），苯甲酰中乌头原碱（m/z590），苯甲酰次乌头原碱（m/z574），说明高温高压煎煮可使脂型生物碱向水解型生物碱转化。比较图 3-28（a）和图 3-28（b）发现，图 3-28（b）中水解单酯型生物碱成为基峰被检测，并出现相对少量胺醇型乌头碱：乌头原碱（$m/$

z500），中乌头原碱（$m/z486$），次乌头原碱（$m/z470$），说明在煎煮温度不变的条件下，延长煎煮时间可使脂型生物碱的转化更加完全，并且会产生进一步分解产物。比较图 3-28（a）和图 3-28（c）发现，图 3-28（c）中水解单酯型生物碱成为基峰被检测，并出现相对少量胺醇型乌头碱，说明同样的煎煮时间，升高煎煮温度同样会使脂型生物碱的转化更加完全，并且会产生进一步分解产物。为进一步研究产物水解生物碱与反应物脂型生物碱的对应关系，需分别对脂型生物碱的水解产物与双酯型生物碱水解产物的串联质谱进行研究并加以比较。

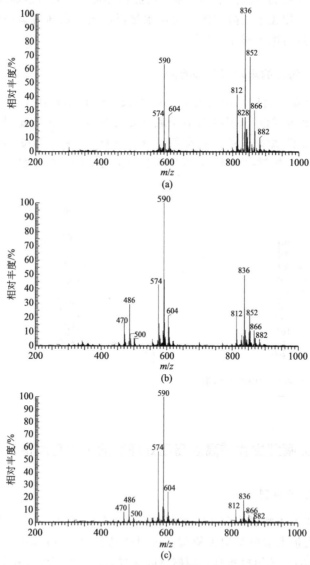

图 3-28 脂型生物碱分别在不同条件下煎煮后的电喷雾质谱图

3.4.2.2　脂型生物碱分解产物的串联质谱分析

相关产物的质谱图见图 3-29 与图 3-30。

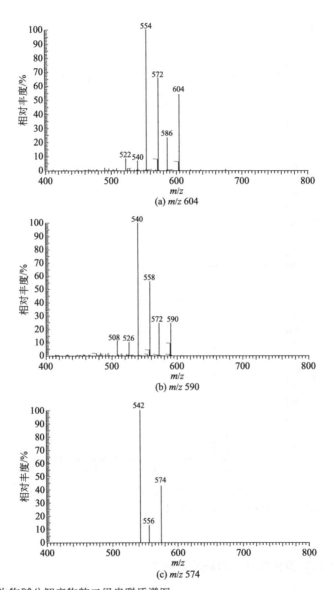

图 3-29　脂型生物碱分解产物的二级串联质谱图

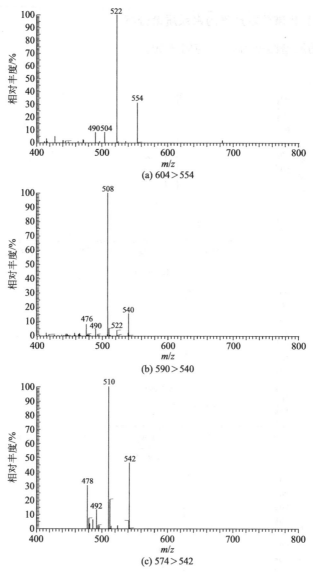

图3-30 脂型生物碱分解产物的三级串联质谱图

3.4.2.3 水解单酯型生物碱的串联质谱研究

相关产物的质谱图见图3-31。

通过比较图3-29与图3-31可知脂型生物碱水解产物与水解单酯型生物碱的二级串联质谱相同，比较图3-30与图3-32可知脂型生物碱水解产物与水解单酯型生物碱的三级串联质谱也相同，故可以说脂型生物碱与双酯型生物碱的水解产物相同。

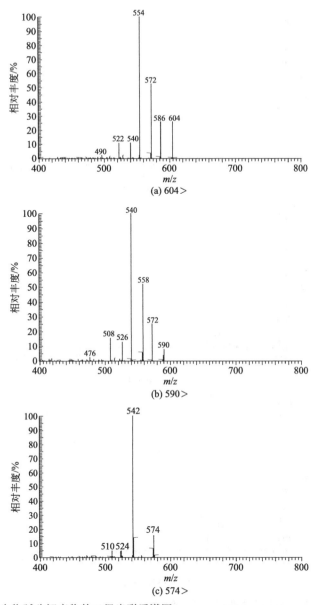

图 3-31　单酯型生物碱分解产物的二级串联质谱图

前人的研究表明，在串联质谱中乌头类生物碱的 C-8 位是活性部位。脂型生物碱的结构与双酯型生物碱的结构相似，其结构差别仅在于 C-8 位连接长链脂肪酸。单酯水解型生物碱结构与二者也相似，差别仅在于 C-8 位为羟基取代。以乌头碱（$m/z646$）为例，其 C-8 位乙酰基被亚油酰基取代生成 8-亚油酰-苯甲酰乌头原碱（$m/z866$），其 C-8 位乙酰基被羟基取代生成苯甲酰乌头原碱（$m/z604$），通过以上串联质谱的比较研究得知：由脂型生物碱混合物分解得到的 m/z 为 604 的化合

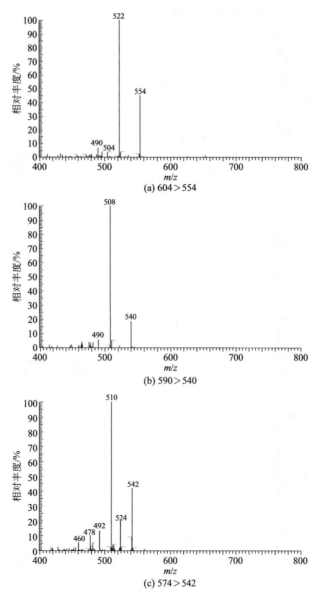

图 3‑32　单酯型生物碱分解产物的三级串联质谱图

物即是苯甲酰乌头原碱，由产物结构推反应物，产物 604 的来源一定是 8-亚油酰-苯甲酰乌头原碱或 8-棕榈酰-苯甲酰乌头原碱，下面以 $m/z866$ 为例进行推论。虽然 8-亚油酰-苯甲酰乌头原碱的 m/z 为 866，但还不能断定 604 就是由 866 水解而来，因为 866 存在同分异构体（8-亚油酰-苯甲酰乌头原碱、8-十九二烯酰-苯甲酰中乌头原碱、8-亚麻酰-苯甲酰北乌碱），如果证实 866 不是 8-亚油酰-苯甲酰乌头原碱，那么 604 就不是由 866 分解而来，故还需对 866 的串联质谱进行研究，结果见

图 3-33。

3.4.2.4　脂型生物碱电喷雾串联质谱研究

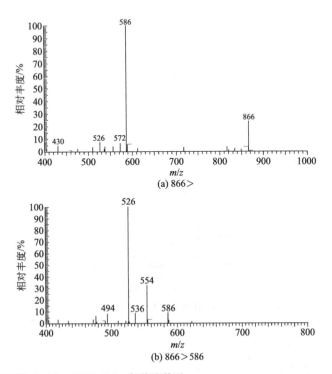

图 3-33　m/z 866 的二（a）、三级（b）串联质谱图

3.4.2.5　双酯型生物碱电喷雾串联质谱研究

比较图 3-33（b）与图 3-34（b）可知：由 m/z 866 裂解产生的 m/z 586 的串联质谱与由 m/z 646 裂解产生的 m/z 586 的串联质谱基本一致，说明这两个 m/z 586 离子的结构相同，故 m/z 866 与 m/z 646 离子的基本结构相同，结合分子量可知 866 即为 8-亚油酰-苯甲酰乌头原碱。结合前面推断可以确定 m/z 604 由 m/z 866 分解而来，同理可以推断 m/z 590 与 m/z 574 的来源。

3.4.2.6　讨论

通过比较双酯型生物碱及脂型生物碱分解产物的二、三级串联质谱可知，与双酯型生物碱有相似结构的脂型生物碱在高温高压煎煮条件下可以水解生成同一种单酯水解型生物碱。其反应物与产物的对应关系见图 3-35。本实验结果可为各种类型生物碱之间的转化提供借鉴。

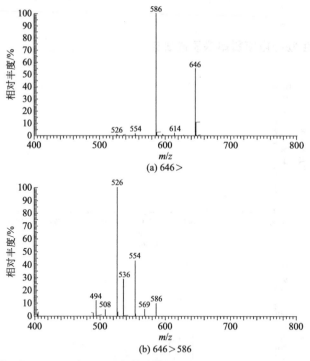

图 3 - 34 乌头碱的二级（a）、三级（b）串联质谱图

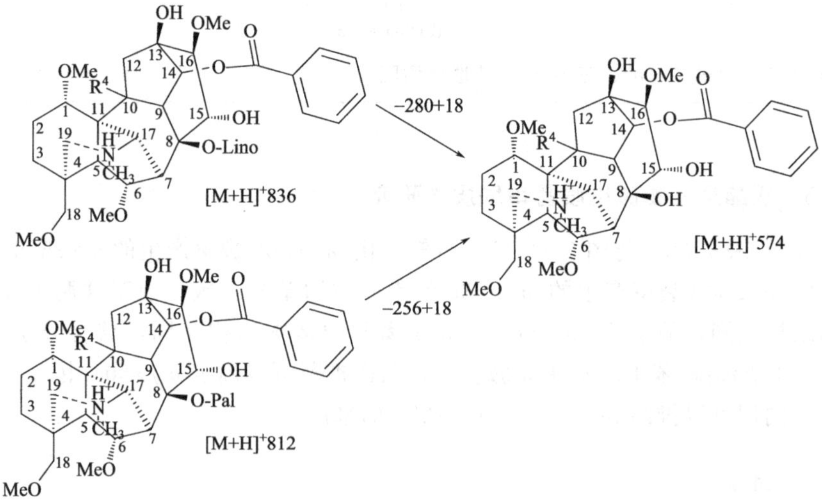

图 3 - 35 脂型生物碱水解反应示意图

参 考 文 献

[1] 马鸿雁，李楠，杨明. 乌头碱水解实验和热力学研究[J]. 成都中医药大学学报，2005，28(3)：57-59.

[2] 郭俊玲. 乌头碱中毒致恶性心律失常[J]. 药物不良反应杂志，2003(6).

[3] 楚春莲，王萍. 生品、制品草乌毒性成分变化分析[J]. Journal of Qiqihar College，2004，25(5)：546.

[4] 渠述秋，张文德，张彤妮，等. 紧急床旁漂浮心脏起搏抢救川乌、草乌中毒1例[J]. 农垦医学，2000，22(6).

[5] 姚琪. 乌头类药物的临床应用及毒性分析[J]. 中国医药卫生，2005，6(9).

[6] 冯长溪. 草乌中毒20例临床分析及急救体会[J]. 浙江中西医结合杂志，2000，10(3).

[7] Desai H K，Hart B P，Caldwell R W，et al. Certain norditerpenoid alkaloids and their caridiovascular action[J]. J. Nat. Prod.，1998，61：743-748.

[8] Suzuki Y，Oyama T，Ishige A，et al. Antinociceptive mechanism of the aconitine alkaloids mesaconitine and benzoylmesaconitine[J]. Planta Med.，1994，60：391-394.

[9] Ameri A. Inhibition of stimulus-triggered and spontaneous epileptiform activity in rat hippocampal slices by the Aconitum alkaloids mesaconitine[J]. J. Pharmacol.，1998，342：183-191.

[10] Manke R H F，Roddrigo R G A. The Alkaloids Chemistry and Physiology ⅩⅧ[M]，1979：4-10.

[11] Sun W X，Liu S Y，Liu Z Q，et al. A Study of aconitum alkaloids from aconite roots in Aconitum Carmiechaeli Debx using Matrix-assisted Laser Desorption/Ionization Mass Spectrometry[J]. Rapid Communication Mass Spectrometry，1998，12：821-825.

[12] Wang Y，Liu Z Q，Song F R，et al. Electrospray ionization tandem mass spectrometric study of the aconitines in the roots of aconitine[J]. Rapid Communication Mass Spectrometry，2002，16：2075-2082.

[13] Sun W X，Song F R，Cui M，et al. Simultaneous determination of lipo-alkaloids extracted from Aconitum carmiechaeli using elctrospray Ionization Mass Spectrometry and Multiple Tadem Mass Spectrometry[J]. Planta Medica，1999，65：432-435.

[14] Kitagawa I，Yoshikawa M，Chen Z L，et al. Four new lipo-alkaloids from Aconiti tuber[J]. Chem. Pharm. Bull.，1982，30：758-761.

[15] Bai Y，Deasi H K，Pelletier S W. Long-chain fatty acid esters of some norditerpenoid alkaloids[J]. J. Nat. Prod.，1994，57(7)：963-970.

[16] 王永高，朱元龙，朱任宏. 中国乌头的研究[J]. 药学学报，1980，15(9)：526-531.

[17] 李正邦，吕光华，陈东林，等. 草乌中生物碱的化学研究[J]. 天然产物研究与开发，1997，9(1)：9-14.

[18] 任玉琳，黄兆宏，贾世山. 草乌花中三酯型生物碱的分离和鉴定[J]. 药学学报，1999，34(11)：873-876.

[19] Wang Y，Song F R，Xu Q X，et al. Characterization of aconitine-type alkaloids in the flowers of Aconitum kusnezoffii by electrospray ionization tandem mass spectrometry[J]. J. Mass Spectrom.，2003，38：962-970.

[20] 国家药典委员会. 中国药典[S]. 北京：中国医药科技出版社，2010：220.

[21] 杨淳彬，邓美彩，董玮玮，等. 细叶草乌的化学成分研究[J]. 应用与环境生物学报，2009(3)：323.

[22] 赵英永，崔秀明，张文斌，等. RP-HPLC法测定草乌中乌头碱、中乌头碱和次乌头碱[J]. 中草药，2006，37(6)：940.

[23] 阳小勇，唐荣平. 诃子化学成分的研究[J]. 西昌学院学报：自然科学版，2012，26(2)：65.

[24] Beate P，Samy K E D，William E H，et al. Polyphenolic compounds in the fruits of Egyptian medicinal plants(Terminalia bellerica，Terminalia chebula and Terminalia horrida)：Characterization，quantitation and determination of antioxidant capacities[J]. Phytochemistry，2010，71(10)：1132.

[25] 刘帅，李飞，侯跃飞，等. 诃子中的鞣质成分对诃子汤制草乌的影响：诃子制草乌炮制原理探讨Ⅰ[J]. 中国实验方剂学杂志，2013，19(5)：158.

[26] 杨红霞，杜玉枝，肖远灿，等. 诃子制草乌的炮制工艺研究[J]. 华西药学杂志，2011，26(6)：572.

[27] 满都拉，富玉兰. 蒙药那如三味丸离子透入治疗三叉神经痛17例临床观察[J]. 中国民族民间医药杂志，2002，5(5)：287.

［28］越皓，皮子凤，宋凤瑞，等. 附子不同配伍药对中生物碱成分的电喷雾质谱分析［J］. 药学学报，2007，42,(2)：201.

［29］Yue H，Pi Z F，Song F R，et al. Studies on the aconitine-type alkaloids in the roots of Aconitum Carmichaeli Debx. by HPLC/ESIMS/MSn［J］. Talanta，2009，77(3)：1800.

［30］刘文龙，刘志强，宋凤瑞，等. 乌头类双酯型生物碱组分转化为单酯水解型及脂型生物碱组分的研究［J］. 高等学校化学学报，2011，32(3)：717.

［31］Sun W X，Liu S Y，Liu Z Q，et al. A Study of aconitum alkaloids from aconite roots in Aconitum Carmiechaeli Debx using Matrix-assisted Laser Desorption/Ionization Mass Spectrometry［J］. Rapid Communication Mass Spectrometry，1998，12：821-825.

［32］Wang Y，Liu Z Q，Song F R，et al. Electrospray ionization tandem mass spectrometric study of the aconitines in the roots of aconitine［J］. Rapid Communication Mass Spectrometry，2002，16：2075-2082.

［33］Sun W X，Song F R，Cui M，et al. Simultaneous determination of lipo-alkaloids extracted from Aconitum carmiechaeli using elctrospray Ionization Mass Spectrometry and Multiple Tadem Mass Spectrometry［J］. Planta Medica，1999，65：432-435.

第4章

液质联用技术在天然
药物研究中的应用

4.1
中药复方质量控制方法研究

中药是我国传统中医药的重要组成部分，是临床防病治病的一种物质手段。中药质量的好坏，直接影响到中药疗效的优劣。中药质量控制研究已从最初简单的外观性状观察和显微鉴别，发展到具有专属性定性鉴别和活性成分的定量检测。

"附子理中汤"出自《三因极一病证方论》卷二[1]，由制附子、人参、干姜（炮）、白术、甘草（炙）组成，功效补虚回阳、温中散寒，主要用于慢性腹泻、慢性浅表性胃炎、胃溃疡等疾病的治疗[2~4]。由于党参和人参功效相近[5]，且不及人参昂贵，便于量化检测。本节以中药复方"附子理中汤"为研究对象，以其主要活性成分为检测指标，采用液质联用技术对其活性成分实现定性与定量检测，为附子理中汤质量控制提供方法学依据。

本研究中制备的附子理中汤具有治疗利血平型胃溃疡的作用[6]，但药效物质基础尚未阐明，因此有必要对其化学成分进行定性分析，为抗胃溃疡新药开发提供参考。

目前，液质联用技术已成为分析中药复方化学成分的重要手段[7~10]。本研究采用 UHPLC-Q-Exactive-Obitriap MS 对附子理中汤中化学成分进行了探索性分析，共鉴定出 11 种化学成分，可为附子理中汤治疗胃溃疡的药效物质基础研究提供方法学参考，为其成方制剂的质量控制研究提供基础资料。

4.1.1　附子理中汤化学成分定性检测

4.1.1.1　样品制备

附子理中汤溶液制备：按原方配比称取制附子（黑顺片）1g、党参 1g、干姜（炮）1g、白术 1g、甘草（炙）1g，加 10 倍量水浸泡 30min，回流提取两次，第一次 30min，第二次 20min，合并两次滤液，70℃下旋转蒸发仪蒸干，用无水乙醇复溶至 10mL 容量瓶中。

混标溶液制备：分别精密称取各对照品 1mg，加无水乙醇定容到 10mL 容量瓶中，备用。

4.1.1.2　样品检测

首先通过分别采集 11 个化合物对照品的一级全扫描质谱图及二级串联质谱图确定质谱检测条件，在确定质谱最优检测条件的基础上，通过采集待测化合物混合对照品溶液的液质数据实现色谱条件的优化，主要包括如下参数：流动相（甲醇-水，甲醇-0.1％甲酸水，乙腈-水）；柱温（25℃，30℃）；梯度洗脱条件。

最终确定质谱条件如下。离子源：ESI。扫描模式：一级 Full scan（正、负同时采集），二级 Target-SIM/dd-MS2。扫描范围：200～700Da（正），200～500Da（负）。分辨率：17500。毛细管温度：300℃。喷雾电压：＋4.0kV、－3.5kV。鞘气流速：35 L/h。各化合物的碰撞能量见表 4-1 中 NCE 值。

▫ 表 4-1　11 种化合物色谱-串联质谱数据

序号	化合物名称	m/z	离子模式	NCE	保留时间	MS² 数据
1	苯甲酰乌头原碱	604.3101	[M+H]⁺	47	3.06	554.2736（100.00），522.2474（37.48），572.2838（24.89），540.2579（19.22），586.2996(13.10)
2	苯甲酰新乌头原碱	590.2963	[M+H]⁺	47	2.89	540.2578（100.00），508.2317（49.03），526.2423（24.65），558.2683（21.98），572.2839(16.33)
3	白术内酯Ⅰ	231.1376	[M+H]⁺	50	6.66	185.1323（50.92），157.1010（35.59），143.0854(25.46)，213.1271(9.05)
4	白术内酯Ⅱ	233.1533	[M+H]⁺	40	6.19	187.1479（100.00），151.0752（95.36），215.1428(73.63)，177.0908(67.09)
5	党参炔苷	419.1672	[M+H]⁺	45	3.51	357.3551（100.00），313.3287（24.87），295.3188(1.78)，401.3810(1.23)

序号	化合物名称	m/z	离子模式	NCE	保留时间	MS^2 数据
6	白术内酯Ⅲ	247.1337	[M−H]$^-$	34	5.81	203.1434(100.00),187.119(8.47),83.0487(6.68),229.1230(3.63)
7	甘草苷	417.1198	[M−H]$^-$	25	2.27	255.0664(100.00)
8	甘草素	255.0662	[M−H]$^-$	10	3.41	255.0662（100.00），135.0076（60.60），119.0489(23.79),153.0182(5.22)
9	8-姜酚	321.2070	[M−H]$^-$	10	6.38	127.1115（100.00），57.0331（75.66），193.0863(49.47)
10	10-姜酚	349.2389	[M−H]$^-$	22	7.15	155.1430（100.00），193.0863（47.67），301.1663(10.05),331.2282(3.04)
11	大黄素	269.0456	[M−H]$^-$	60	6.96	225.0553（100.00），241.0504（36.51），197.0602（17.80），181.0652（13.83），210.0318(11.59)

色谱条件如下。色谱柱：Hypersil Gold（50mm×2.1mm，1.9μm）。柱温：30℃。流动相：甲醇（A)-水（B）。梯度洗脱条件：0～6min，25%～80%（A），6～7min，80%～95%（A），7～8min，95%～100%（A）。流速：0.3mL/min。

分别取稀释 50 倍的混合标准品溶液 2μL、附子理中汤溶液 2μL，采用优化的液相色谱-质谱检测方法检测。混标溶液基峰离子色谱图见图 4-1，对于同时检测的 11 个化合物，由于不同化合物对质谱信号的响应强弱不同，因此图 4-1 的基峰离子色谱图仅能明显的观察到峰 1、峰 2、峰 3、峰 4、峰 7、峰 8、峰 11。然而，峰 5、峰 6、峰 9、峰 10 对应化合物的 m/z 均在附子理中汤溶液一级全扫描质谱图（图 4-2）中能够找到，并可获得较强的提取离子色谱峰，说明优化的液相色谱-质谱检测条件可用于附子理中汤溶液中目标化合物的定性鉴别。

4.1.1.3　化合物鉴别

以苯甲酰新乌头原碱为例说明结构鉴定过程。在图 4-2（a）中，有一 m/z 为 590.2963 的离子，与苯甲酰新乌头原碱 [M＋H]$^+$ 的精确 m/z 590.2959 相差无几，其提取离子色谱分别见图 4-3（a）（附子理中汤溶液）、图 4-3（b）（混合标准品溶液），二级质谱图分别见图 4-4（a）（附子理中汤溶液）、图 4-4（b）（混合标准品溶液），显然，图 4-3（a）与图 4-3（b）匹配，图 4-4（a）与图 4-4（b）匹配，可以确定附子理中汤溶液中的 m/z 590.2963 即为苯甲酰新乌头原碱的 [M＋H]$^+$。11 种化合物的鉴别结果详见表 4-1。

4.1.1.4　讨论

附子理中汤是治疗胃肠道疾病的经典方剂，目前关于附子理中汤药理作用、临床疗效的研究较多，而有关其化学成分的研究甚少，考虑到中药复方药效来源于其化学成分，因此本研究通过搜集 SciFinder、PubMed、CNKI 等数据库中有关附子理中汤组方药材的化合物信息，选取与附子理中汤一级质谱图中 m/z 对应的 11 个化学成分作为待鉴别目标化合物，采用超高效液相色谱-四极杆轨道离子阱对附子理中汤药液进行检测，据目标离子的 MS^2 数据与色谱保留时间，实现化合物的鉴别。

　　本研究仅作为附子理中汤药效物质基础研究的初步探索，结果证明方法可行，所建立的液相色谱-质谱检测方法可为附子理中汤更多化学成分的鉴定提供方法学依据，并为进一步开展附子理中汤质量控制方法学研究奠定实验基础。

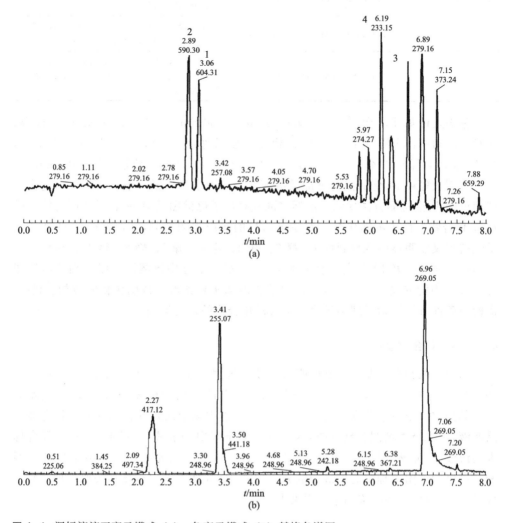

图 4-1　混标溶液正离子模式（a）、负离子模式（b）基峰色谱图

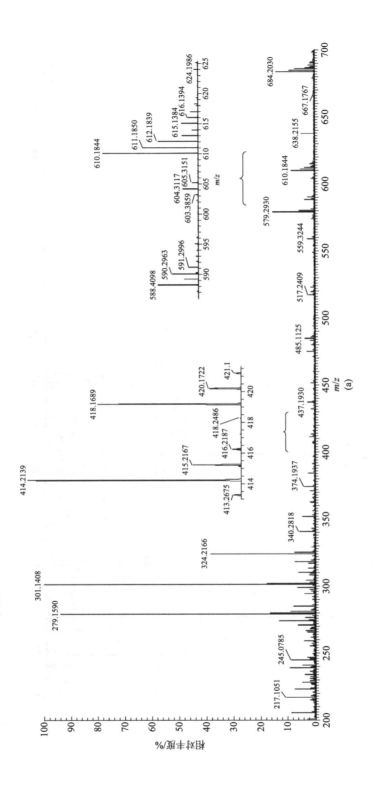

(a)

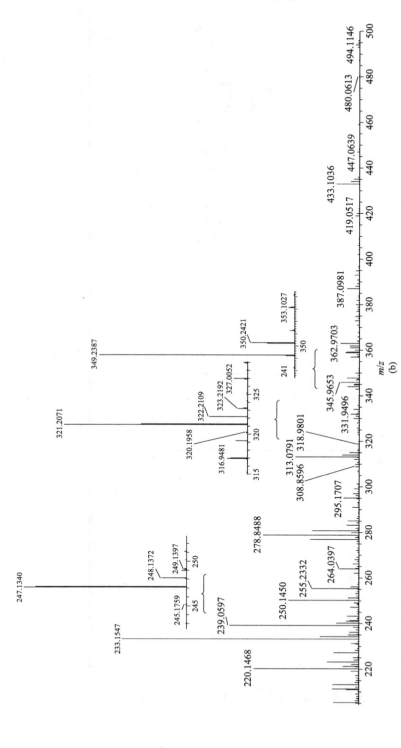

图 4-2 附子理中汤溶液正离子模式 (a)、负离子模式 (b) 质谱图

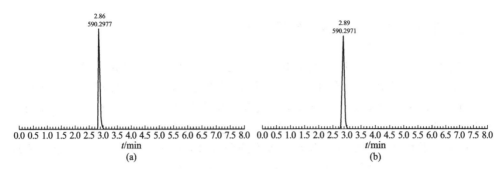

图 4-3 附子理中汤溶液（a）、混合标准品溶液（b）中苯甲酰新乌头原碱的提取离子色谱图

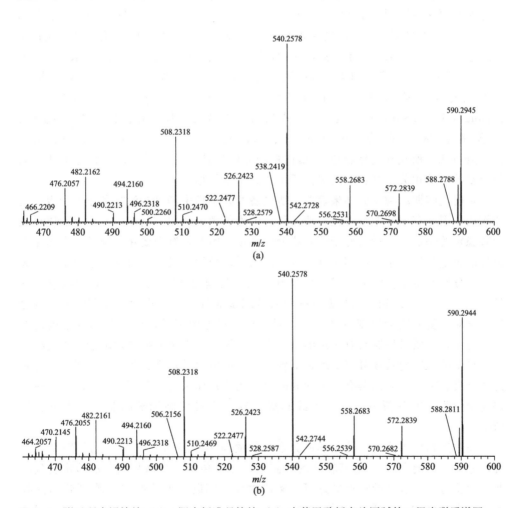

图 4-4 附子理中汤溶液（a）、混合标准品溶液（b）中苯甲酰新乌头原碱的二级串联质谱图

4.1.2 附子理中汤化学成分定量分析

本书作者建立了一种同时定量中药复方附子理中汤中 10 种化学成分的分析方法。采用超高效液相色谱-质谱检测，分别对液相色谱流动相、柱温、梯度洗脱条件，质谱分辨率、喷雾电压等条件进行优化，确定附子理中汤 10 种化学成分同时被检测的液相条件如下：Hypersil Gold C$_{18}$ 色谱柱（50mm×2.1mm，1.9μm）；30℃柱温；甲醇（A）-水（B）流动相梯度洗脱条件：0～6min，25%～80%（A），6～7min，80%～95%（A），7～8min，95%～100%（A），8～9min，100%（A）；0.3mL/min 流速。质谱条件如下：电喷雾离子源；Targeted-SIM 正、负同时分时间段扫描；扫描范围 200～700 Da（正），200～500 Da（负）；分辨率17500；毛细管温度 300℃；喷雾电压＋4.0kV，－3.5kV；鞘气流速 35L/h；S-lens 电压 50V。结果，定量检测的 10 种化合物均获得令人满意的线性，R^2 均大于0.995，其中正离子模式扫描得苯甲酰乌头原碱、苯甲酰新乌头原碱、白术内酯Ⅰ、白术内酯Ⅱ、党参炔苷含量分别为 2.52μg/mL、0.11μg/mL、0.46μg/mL、1.75μg/mL、5.8μg/mL，负离子模式扫描得大黄素、甘草苷、甘草素、8-姜酚、10-姜酚含量分别为：0.35μg/mL、2.52μg/mL、0.98μg/mL、6.65μg/mL、2.71μg/mL。所建立的液相色谱-质谱检测方法快速、检测限低，可为附子理中汤的质量控制及相关化合物的定量分析提供方法学依据。

本研究前期动物实验结果表明，所制备的附子理中汤具有治疗利血平型胃溃疡的作用，因此有望开发具有抗胃溃疡作用的附子理中汤成方制剂。鉴于方剂质量是疗效稳定的保证，质量又源于药效成分的含量，因此，有必要建立附子理中汤化学成分的定量分析方法，以用于其成方制剂的质量控制。目前尚未见关于附子理中汤中多成分同时定量检测的报道，仅见其相似方剂-附子理中丸中个别化学成分的含量测定[11,12]，考虑到中药复方发挥药效依靠多成分的协同作用，仅测定个别成分的含量对于复方质量控制意义不大，因此建立复方中多种药效成分的含量测定方法，对于复方质量控制具有一定的指导意义。因此，本研究拟选取附子理中汤各组方药材中的主要药效成分（文献报道各组方药材中含量较高、药效作用明显，特别是在抗炎、抗溃疡方面具有一定疗效的化学成分）作为定量目标[13~19]，建立一种快速定量测定的分析方法，为后续其成方制剂质量控制标准的制定提供方法学依据。

高效液相色谱法是中药化学成分定量检测应用较多的方法[20]，可同时实现多种成分的含量测定[21]，但其较高的检测限，使中药中一些微量组分的检出受到限制，而质谱高灵敏度的特点恰好可以解决这样的问题，因此液相色谱-质谱联用技术已成为分析中药化学成分的主要手段[22~24]。UHPLC-Q-Exactive-Obitriap MS特异性强、灵敏度高可以在几分钟内完成多种成分的定量检测，已广泛应用于食品、药品行业检测中[25~28]。因此，本研究采用与三重四极杆质谱定量效果相当且检测质量精度与分辨率远远优于飞行时间质谱的 UHPLC-Q-Exactive-Obitriap MS 对附子理中汤中 10 种化学成分实现了含量测定。

4.1.2.1　样品制备

附子理中汤溶液制备：按《三因极一病证方论》卷二中原方配比称取制附子（黑顺片）1g、党参 1g、干姜（炮）1g、白术 1g、甘草（炙）1g，置于圆底烧瓶中，加 10 倍量水浸泡 30min，使药材充分润湿，回流提取两次，第一次 30min，第二次 20min，合并两次提取液，用旋转蒸发仪将提取液在 70℃蒸干，用无水乙醇超声溶解，将溶液定容至 10mL 容量瓶中。

混标溶液制备：分别精密称取苯甲酰乌头原碱 1.6mg、苯甲酰新乌头原碱 1.6mg、白术内酯Ⅰ 0.9mg、白术内酯Ⅱ 1.2mg、党参炔苷 1.3mg、甘草苷 1.6mg、甘草素 1.2mg、8-姜酚 2.0mg、10-姜酚 2.2mg、大黄素 2.5mg，加无水乙醇分别定容到 5mL 容量瓶中，备用。分别吸取各单标溶液 150μL 混合，作为混合标准品溶液，过 0.22μm 微孔滤膜后，用于液相色谱-质谱检测。

4.1.2.2　UHPLC-MS 检测条件优化

采集各化学成分对照品的质谱数据，对各化学成分的质谱信号进行优化，主要包括如下参数：离子模式、喷雾电压（+2.5～+5kV，−4kV～−2kV）、分辨率（17500，35000，70000）。在确定质谱最优检测条件的基础上，对色谱条件进行优化，主要包括如下参数：流动相（甲醇-水，甲醇-0.1%甲酸水）；柱温（25℃，30℃）；梯度洗脱条件。

优化质谱条件如下：扫描模式：Target-SIM scan（正、负同时采集），扫描范围：200～700Da（正），200～500Da（负）。分辨率：17500。毛细管温度：300℃。喷雾电压：+4.0kV、−3.5kV。鞘气流速：35L/h。S-lens 电压：50V。

优化色谱条件如下：色谱柱：Hypersil Gold（50mm×2.1mm，1.9μm）。柱温：30℃。流动相：甲醇（A）-水（B）。梯度洗脱条件：0～6min，25%～80%（A），6～7min，80%～95%（A），7～8min，95%～100%（A），8～9min，100%（A）；流速：0.3mL/min。

4.1.2.3　方法学考察

（1）选择性　取无水乙醇空白溶剂、混合标准品溶液，分别用于液相色谱-质谱检测，考察无水乙醇溶剂中是否存在干扰 10 种化学成分的色谱峰。

（2）线性关系考察　将制备的混合标准品溶液逐级稀释 2、5、10、20、50、100、200、500、1000 倍，配制成 9 个浓度梯度的混标溶液，按前述条件检测，获得各对照品的 Target-SIM 提取离子流色谱图，以各对照品浓度为横坐标，峰面积值为纵坐标，计算线性回归方程，以 $R^2 > 0.995$ 作为线性关系良好的考察依据。

（3）精密度试验　取同一份稀释 20 倍的混标溶液，连续进样 6 次，每次进样 2μL，计算 6 次进样中各标准品的 Target-SIM 提取离子流色谱图峰面积值的 RSD 值，以 RSD≤3% 作为精密度良好的考察依据。

（4）稳定性试验　取同一份稀释 5 倍的混标溶液，分别于 0h、8h、16h、24h、48h 进样检测，每次进样 2μL，计算 5 次进样中各标准品的 Target-SIM 提取离子流色谱图峰面积值的 RSD 值，以 RSD≤3% 作为稳定性良好的考察依据。

（5）重复性试验　平行制备 6 份稀释 100 倍的混标溶液，分别进样 2μL，计算 6 份样品中各对照品含量的 RSD 值，以 RSD≤3% 作为重复性良好的考察依据。

（6）加样回收率试验　取 40μL 稀释 100 倍的混标溶液两份，各加入 40μL 无水乙醇与 40μL 附子理中汤溶液，分别进样 2μL，同时将稀释 2 倍的附子理中汤溶液进样 2μL，据相应标准曲线计算各化合物的浓度分别为 C_1、C_2 和 C_3，以 $(C_2-C_1)/C_3$ 计算回收率，回收率在 98%～102% 范围内认为合格。

（7）检测限与定量下限　本实验采用比较直观的方法确定各被测成分的检测下限（LOD）与定量限（LLOQ），即在标准曲线低浓度点附近添加一系列已知浓度的双份样品进行检测，选取分析物峰附近的一段基线为参照，计算选定色谱峰的信噪比（S/N），分别以 $S/N≥3$ 与 $S/N≥10$ 时的样品浓度为 LOD 与 LLOQ。

4.1.2.4　结果与讨论

（1）方法学考察

① 选择性　将乙醇空白溶剂的提取离子色谱（谱图略）与混标溶液提取离子色谱图（图 4-5）对比，可以得出：在 t-SIM 检测模式下，乙醇溶剂对目标化合物的含量测定无干扰。各化合物色谱-质谱数据详见表 4-2。

⊡ 表 4-2　10 种化合物色谱-质谱数据

序号	化合物名称	m/z 理论值	m/z 测定值	离子模式	保留时间
1	苯甲酰乌头原碱	604.3116	604.3101	$[M+H]^+$	3.06
2	苯甲酰新乌头原碱	590.2959	590.2977	$[M+H]^+$	2.89
3	白术内酯 I	253.1190	231.1376	$[M+Na]^+$	6.66
4	白术内酯 II	255.1356	233.1533	$[M+Na]^+$	6.19
5	党参炔苷	419.1673	419.1672	$[M+H]^+$	3.51
6	甘草苷	417.1191	417.1198	$[M-H]^-$	2.27
7	甘草素	255.0662	255.0662	$[M-H]^-$	3.41
8	8-姜酚	321.2071	321.2070	$[M-H]^-$	6.38
9	10-姜酚	349.2385	349.2389	$[M-H]^-$	7.15
10	大黄素	269.0455	269.0456	$[M-H]^-$	6.96

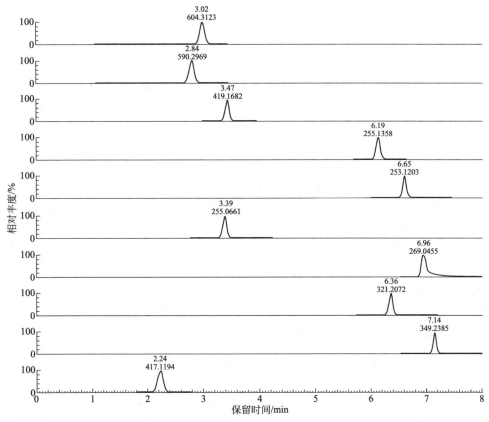

图 4-5 混合对照品溶液提取离子基峰色谱图

② 线性关系　以各待测成分浓度为横坐标，以峰面积为纵坐标，得到 10 种化合物的标准曲线方程，见表 4-3。

▣ **表 4-3　10 种化合物线性关系考察结果**

序号	化合物名称	线性方程	线性范围/(μg/mL)	R^2
1	苯甲酰乌头原碱	$y = 6.20519 \times 10^7 x + 6.51213 \times 10^6$	0.027～5.34	0.9951
2	苯甲酰新乌头原碱	$y = 1.00153 \times 10^8 x + 1.21214 \times 10^7$	0.027～5.34	0.9975
3	白术内酯 I	$y = 4.07146 \times 10^6 x - 0.114995 \times 10^6$	0.075～3.00	0.9997
4	白术内酯 II	$y = 4.29373 \times 10^6 x - 0.119084 \times 10^6$	0.10～4.00	0.9998
5	大黄素	$y = 4.05239 \times 10^7 x + 1.47716 \times 10^7$	0.042～8.34	0.9970
6	党参炔苷	$y = 5.41799 \times 10^6 x + 1.18775 \times 10^7$	0.1085～4.34	0.9997
7	甘草苷	$y = 3.46064 \times 10^7 x + 3.0479 \times 10^6$	0.027～5.34	0.9970
8	甘草素	$y = 5.12384 \times 10^7 x + 3.27866 \times 10^6$	0.02～4.00	0.9960
9	8-姜酚	$y = 0.291714 \times 10^6 x + 0.0172084 \times 10^6$	0.033～6.60	0.9978
10	10-姜酚	$y = 0.416822 \times 10^6 x - 0.541357 \times 10^4$	0.0734～18.35	0.9989

③ 精密度试验　苯甲酰乌头原碱、苯甲酰新乌头原碱、白术内酯Ⅰ、白术内酯Ⅱ、大黄素、党参炔苷、甘草苷、甘草素、8-姜酚、10-姜酚精密度试验结果 RSD 分别为 2.18、2.18、1.56、2.42、1.94、1.81、0.08、2.46、2.88、2.96，表明仪器精密度良好。

④ 稳定性试验　苯甲酰乌头原碱、苯甲酰新乌头原碱、白术内酯Ⅰ、白术内酯Ⅱ、大黄素、党参炔苷、甘草苷、甘草素、8-姜酚、10-姜酚稳定性试验结果 RSD 分别为 1.80、1.63、1.33，2.82、0.43、2.34、1.83、1.99、0.55、2.58，表明化合物 48 h 内稳定性良好。

⑤ 重复性试验　苯甲酰乌头原碱、苯甲酰新乌头原碱、白术内酯Ⅰ、白术内酯Ⅱ、大黄素、党参炔苷、甘草苷、甘草素、8-姜酚、10-姜酚重复性试验结果 RSD 分别为 1.75、0.99、2.88、2.82、1.68、2.75、1.52、2.47、1.72、2.89，表明实验重复性良好。

⑥ 加样回收率试验　加样回收率结果见表 4-4，表 4-4 结果表明，10 种化合物回收率合格。

□ 表 4-4　10 种化合物加样回收率

序号	化合物名称	$C_1/(\mu g/mL)$	$C_2/(\mu g/mL)$	$C_3/(\mu g/mL)$	$(C_3-C_2)/C_1$
1	苯甲酰乌头原碱	0.1335	1.259	1.392	0.9964
2	苯甲酰新乌头原碱	0.1335	0.05473	0.1878	0.9966
3	白术内酯Ⅰ	0.075	0.2293	0.3044	1.002
4	白术内酯Ⅱ	0.1	0.8760	0.9778	1.018
5	大黄素	0.2085	0.1766	0.3845	0.9973
6	党参炔苷	0.1085	2.901	3.009	0.9933
7	甘草苷	0.1335	1.259	1.392	0.9964
8	甘草素	0.1	0.4907	0.5894	0.9867
9	8-姜酚	0.165	3.327	3.490	0.9898
10	10-姜酚	0.1835	1.356	1.541	1.011

以上方法学考察结果表明，所建立的样品制备方法、液相色谱-质谱检测方法可用于附子理中汤溶液中 10 种化学成分的含量测定。

⑦ 检测限与定量下限　当 $S/N \geqslant 3$ 时，苯甲酰乌头原碱、苯甲酰新乌头原碱、白术内酯Ⅰ、白术内酯Ⅱ、大黄素、党参炔苷、甘草苷、甘草素、8-姜酚、10-姜酚的 LOD 分别为 0.0027μg/mL、0.0027μg/mL、0.033μg/mL、0.05μg/mL、0.0021μg/mL、0.0022μg/mL、0.0027μg/mL、0.002μg/mL、0.017μg/mL、0.037μg/mL。当 $S/N \geqslant 10$ 时，苯甲酰乌头原碱、苯甲酰新乌头原碱、白术内酯Ⅰ、白术内酯Ⅱ、大黄素、党参炔苷、甘草苷、甘草素、8-姜酚、10-姜酚的 LOD 分别为 0.027μg/mL、0.027μg/mL、0.075μg/mL、0.1μg/mL、0.042μg/mL、0.1085μg/mL、0.027μg/mL、0.02μg/mL、0.033μg/mL、0.0734μg/mL。

（2）样品测定　采用所建立定量方法 6 批附子理中汤样品溶液，按优化的检测条件测定，计算含量及 RSD 值。

附子理中汤中 10 种化学成分进行含量测定（图 4-6），结果显示苯甲酰乌头原碱、苯甲酰新乌头原碱、白术内酯Ⅰ、白术内酯Ⅱ、大黄素、党参炔苷、甘草苷、甘草素、8-姜酚、10-姜酚含量分别为：$2.52\mu g/mL$、$0.11\mu g/mL$、$0.46\mu g/mL$、$1.75\mu g/mL$、$0.35\mu g/mL$、$5.8\mu g/mL$、$2.52\mu g/mL$、$0.98\mu g/mL$、$6.65\mu g/mL$、$2.71\mu g/mL$，RSD 分别为：1.19、1.91、2.70、1.79、1.56、1.64、1.19、2.15、1.85、2.68。

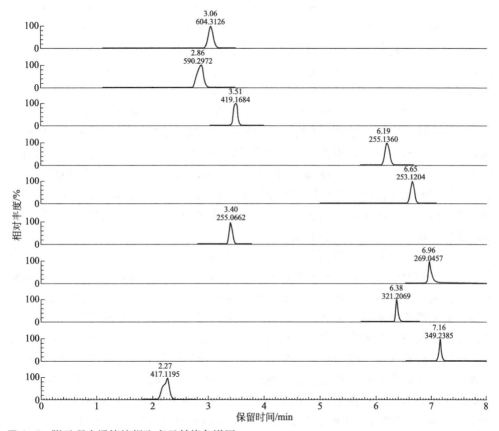

图 4-6　附子理中汤溶液提取离子基峰色谱图

4.1.2.5　结论

本研究在前期实验证实附子理中汤具有治疗胃溃疡作用的基础上，采用超高效液相色谱-四极杆轨道离子阱质谱对其 10 种化学成分进行检测，一次进样仅需 8min，检测灵敏、快速，稳定性好，可为附子理中汤更多化学成分的含量测定提供方法学依据，为制定附子理中汤质量控制方法提供实验依据。

4.2
中药化学成分药物动力学研究

中药化学成分是中药发挥药效的物质基础，然而只有进入到体内的化学成分才有可能是真正的有效成分。因此，采用高精度的检测仪器对体内生物样品中化学成分进行检测，对帮助发现痕量组分、揭示中药药效物质基础尤为重要。李锐[29,30]等在探讨家犬肌内注射四逆汤精制物后，体内的药物动力学与药效动力学的相关性的实验中，以乌头类双酯型生物碱和一氧化氮为指标，应用高效液相色谱法进行血药浓度测定，同时以一氧化氮为指标进行药理效应测定。结果显示二者在犬体内均呈一级速度消除，具有开放型一房室模型的特征，药动学参数 $K_血$ 与 $K_效$、$T_{1/2血}$ 与 $T_{1/2效}$ 接近，均具有药效产生快、作用维持时间较长的特点，表明四逆汤的药物动力学与药效动力学参数相关性好。达峰时间为 0.59h±0.075h，半衰期为 2.11h±0.10h。肖凤霞[31] 等对家兔静脉注射给药四逆汤，通过高效液相色谱法测定血药浓度，计算药动学参数，结果乌头类双酯型生物碱的半衰期为 0.99h，消除速率常数为 0.69h^{-1}，总清除率为 0.27L/(kg·h)，表观分布容积为 0.39L/kg。乌头生物碱在家兔体内呈一级动力学消除。

中药化学成分复杂，给药剂量又有一定的限制，且在体内又要经过吸收、分布、代谢、排泄的过程，导致各类成分在生物样品中的含量远低于原药材。这就要求具备更低检测限的检测技术，才能发现生物样品中更多的中药化学成分及其代谢产物。液质联用技术综合了液相的高效、快速，与质谱的高分辨率特点，在中药药效物质基础研究中受到广泛欢迎。目前，关于乌头类生物碱的动力学研究多以乌头碱、中乌头碱和次乌头碱为研究对象。但由于其毒性决定了口服的剂量较低，因此吸收入血的含量会更低，甚至达到皮克级，一般检测仪器的灵敏度可能达不到检测的要求，因此多采用检测限较低的质谱技术或液质联用技术。Jochen Beyer 等[32]比较了应用 LC-APCI-MS 和 LC-ESI-MS-MS 两种不同的方法测定血液样品有毒生物碱的分析方法，结果显示除了 LC-ESI-MS-MS 法的线性范围最小点浓度是 LC-APCI-MS 法的五十分之一，在准确性、重现性和精密度方面不具有明显的优势。王俊伟等[33] 应用 LC-MS 法对相关案例中死者的血液样品中的乌头碱含量进行测定。张润生[34] 等于 2004 年采用 LC-MS-MS 法测定血液中乌头碱、次乌头碱、新乌头碱的含量。王朝虹[35] 等首次利用液相色谱质谱联用法测定乌头碱口服给药后不同时间点时乌头碱的在家兔血液中的浓度，并根据药时曲线得出动力学参数。结果乌头类双酯型生物碱的半衰期为 56min±15min，达峰浓度 44.37ng/mL±13ng/mL，达峰时间为 44min±13min，AUC 为 168ng/(min·mL)。王瑞[36] 等采用液相色谱质谱联用法对家兔灌胃给予附子提取物后的血液中乌头碱、中乌头碱和次乌头碱的含量进行了测定，发现三种生物碱的药时曲线均呈现双峰的情况，按非线性统计矩法计算得到乌头碱、中乌头碱和次乌头碱的 $AUC_{0 \to t}$ 分别为 $4.277ng/(mL \cdot h)$ $\pm 0.754ng/(mL \cdot h)$、$7.950ng/(mL \cdot h)$ $\pm 2.909ng/(mL \cdot h)$ 和 $24.75ng/(mL \cdot h)$ $\pm 4.05\ ng/(mL \cdot h)$；$t_{1/2}$ 分别为 $1.40h \pm 0.26h$、$1.49h \pm 0.08h$ 和 $1.73h \pm 0.03h$；MRT 分别为 $3.755h \pm 0.524h$、$3.645h \pm 0.477h$ 和 $4.012h$ $\pm 0.381h$。

本节将从血中移行成分检测、组织分布相关研究、代谢与排泄研究三方面介绍液质联用技术在中药药物动力学研究中的应用。

4.2.1 血中移行成分检测

本书作者以次乌头碱为检测指标，以黑顺片单煎液及其复方煎煮液"甘草附子汤"和"术附汤"为研究对象，利用 UPLC/Q-TOF 联用技术对三者灌胃后大鼠血浆中次乌头碱在不同时间点的含量进行了测定，绘制出了血药浓度-给药时间关系曲线，计算了药物动力学参数，比较了黑顺片单煎液与其复方煎煮液中次乌头碱的吸收程度，从药物动力学的角度初步探索了复方配伍对次乌头碱体内吸收的影响。

4.2.1.1 黑顺片单煎液及其复方煎煮液的制备

称黑顺片 100g，加入 2000mL 水煎煮 30min，过滤，滤液浓缩至 50mL，即得黑顺片单煎液；称黑顺片 37.5g 与白术 100g，加入 2000mL 水煎煮 30min，过滤，滤液浓缩至 50mL，得到术附汤；称黑顺片 100g 与炙甘草 200g，加入 2000mL 水煎煮 30min，过滤，滤液浓缩至 50mL，得甘草附子汤。

4.2.1.2 血浆样品采集与处理

分别于大鼠灌胃给药后 0min、15min、30min、45min、1h、1.5h、2h、3h、4.5h、6h、7.5h、9h、10.5h、12h 眼底静脉采血，置于预先肝素化的离心管中。将每只大鼠的血样离心 10min，10000g/min，取 $100\mu L$ 血浆，加入 $10\mu L$ 氨水碱化后，用等体积乙酸乙酯萃取，上清液在室温下用 N_2 流吹干，残渣用 $100\mu L$ 甲醇溶解用于液质检测。

4.2.1.3 液相色谱与质谱条件

色谱柱：ZORBAX Extend-C_{18} （2.1mm×50mm，$1.8\mu m$）。流动相：A 甲醇-B 0.5%甲酸水溶液梯度洗脱 [0～1min，30%（A）；2～3min，40%（A）；4～5min，50%（A）；10～15min，100%（A）]；进样前按初始流动相比例平衡10min。流速：0.2mL/min。柱温：30℃。离子源：双喷雾。干燥气温度：350℃。

干燥气流速：8L/min。喷雾器压力：30psi（约206843Pa）。毛细管电压：3.5kV。检测模式：正离子。扫描范围（m/z）：100～2000。

4.2.1.4 方法学考察

（1）专属性考察 按照前述方法制备空白血浆样品，以及向空白血浆中加入次乌头碱标准溶液与利血平标准溶液后，按照前述方法制备加标准品血浆样品，按相关方法检测，得到空白血浆与加标准品血浆样品的总离子流图（图4-7），分别用次乌头碱的精确m/z（616.3116）与利血平的精确m/z（609.2807）提取色谱图，得到二者的提取离子流图（图4-8），由图4-7和图4-8可知，大鼠空白血浆对次乌头碱的检测无干扰，次乌头碱与内标物利血平的保留时间分别在8.313min和9.793min，次乌头碱、利血平的提取离子质谱图见图4-9。

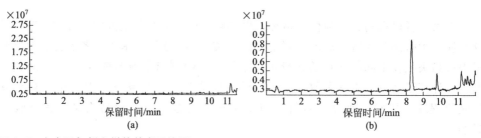

图4-7 空白及加标血样的总离子流图

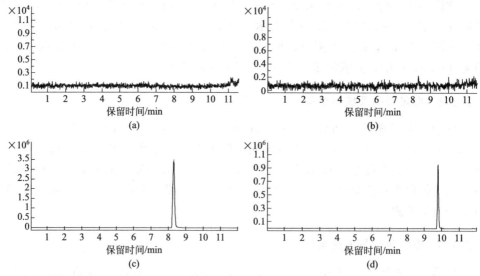

图4-8 空白及加标血样中次乌头碱、利血平的提取离子流图

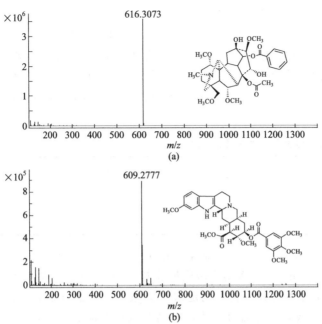

图 4‑9 加标血样中次乌头碱、利血平的提取离子质谱图

（2）线性关系考察　分别配制 0.1ng/mL、0.25ng/mL、0.5ng/mL、5ng/mL、50ng/mL 的系列次乌头碱标准溶液，内标液浓度为 $0.5\mu g/mL$，向 $100\mu L$ 空白血中分别加入 $20\mu L$ 上述系列标准溶液与内标溶液，配制成 0.02ng/mL、0.05ng/mL、0.1ng/mL、1ng/mL、10ng/mL 的系列次乌头碱血浆标准溶液，同时制备空白血浆样品与加标准品的血浆样品，按色谱质谱条件检测，以血浆次乌头碱浓度为横坐标，次乌头碱峰面积与内标峰面积比为纵坐标得到的标准曲线为 $y=0.0143x+0.0007$，$R^2=0.9989$，血中次乌头碱在 $0.02\sim10$ng/mL 范围内线性关系良好。最低定量限为 0.02ng/mL（$S/N>10$）。

（3）精密度试验　取空白血浆，配制低、中、高 3 个浓度（0.02ng/mL、0.1ng/mL、10ng/mL）的次乌头碱质量控制（QC）样品。对每一浓度取五个样本进行分析，连续测定 3 d，根据随行标准曲线计算 QC 样品浓度，计算日内及日间浓度的相对标准偏差（RSD），结果见表 4-5。

▫ **表 4-5**　日内、日间精密度试验结果

加入量/(ng/mL)	检出量/(ng/mL)	日内 RSD	日间 RSD	相对误差/%
0.02	0.0167	10.1	3.90	16.4
0.1	0.114	8.52	9.96	14.1
10	10.2	7.88	2.25	2.05

（4）基质效应与提取回收率考察　取次乌头碱低、中、高 3 个浓度（0.02ng/mL、0.1ng/mL、10ng/mL）的标准溶液各 5 份，加入 $20\mu L$ 内标液，测定次乌头碱与内

标的峰面积，计算峰面积比为 A_1；取空白血浆 15 份，处理后加入内标液与不同浓度的标准溶液，测定次乌头碱与内标的峰面积，计算峰面积比为 A_2，以 A_2/A_1 计算基质效应；取空白血浆 15 份，加入内标液与不同浓度的标准溶液，处理后，测定次乌头碱与内标的峰面积，计算峰面积比为 A_3，以 A_3/A_2 计算回收率。结果见表 4-6，基质效应与回收率均在 $85.00\% \sim 115.0\%$ 之间，符合生物样品分析方法要求[37]。

⊡ 表 4-6　基质效应与提取回收率试验结果

加入量/(ng/mL)	提取回收率/%	基质效应/%
0.02	101	91.4
0.1	86.6	85.6
10	114	105

（5）稳定性考察　　取空白血浆，配制低、中、高 3 个浓度（0.02ng/mL、0.1ng/mL、10ng/mL）的次乌头碱质量控制（QC）样品，加入 20μL 内标液。对每一浓度取五个样本进行分析，测定次乌头碱与内标的峰面积，计算峰面积比为 A_1，在样品室内放置 24h 后再次测定次乌头碱与内标的峰面积，计算峰面积比为 A_2，以 A_2/A_1 计算稳定性。结果低、中、高 3 个浓度样品的稳定性分别为 101%、103%、109%。

4.2.1.5　黑顺片单煎液、术附汤、甘草附子汤灌胃大鼠血浆中次乌头碱含量测定

按处理方法处理灌胃大鼠不同时间点的血浆样品，按色谱与质谱条件测定次乌头碱含量，绘制血浆药物浓度-采血时间曲线，结果见图 4-10，计算的药动学参数见表 4-7。

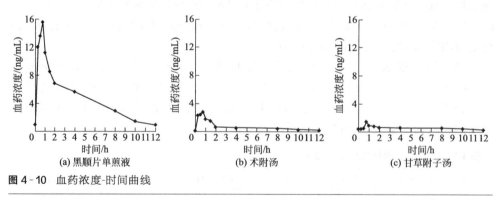

图 4-10　血药浓度-时间曲线

已知用随行标准品法测得黑顺片单煎液、术附汤、甘草附子汤中次乌头碱的含量分别为 12.5μg/mL、0.863μg/mL、0.428μg/mL，按 10g 黑顺片/kg 剂量灌胃给予大鼠三种煎煮液，折算成以次乌头碱计算的给药剂量见表 4-7。

样品	次乌头碱给药剂量/(μg/kg)	$T_{1/2}$/h	消除速率	AUC/[ng/(mL * h)]
黑顺片	62.5	2.95±0.0488	0.235±0.0392	50.9±0.360
术附汤	11.5	5.48±0.187	0.133±0.0150	6.26±0.0568
甘草附子汤	2.14	8.04±0.109	0.0862±0.00116	4.82±0.0169

4.2.1.6　讨论

由图 4-10 结合表 4-7 可知，无论是黑顺片单煎液还是复方煎煮液，次乌头碱的血药浓度-时间曲线都显示相同的变化趋势。

目前对中药有毒成分的研究较多，但大多是用药效学方法研究其对动物产生的作用，或是用化学的方法研究其在煎煮前后的含量变化[38]，而从药物动力学角度考察有毒中药配伍机理的研究较少。

由于黑顺片为附子的炮制品，其乌头碱、中乌头碱含量非常低，次乌头碱是其主要的毒性成分，故本文主要对次乌头碱的体内过程进行研究，但由于含量也较低，在其给药量较低的情况下，应用普通液相和低灵敏度的检测器（UV，ELSD等）测定血浆中次乌头碱的含量较为困难。本文利用 UPLC 与质谱技术联用快速、灵敏的特点，结合血药浓度法测定了复方中药效成分在大鼠血浆中的含量。本实验中黑顺片单煎液、术附汤、甘草附子汤，按等剂量的黑顺片生药量给药，折算成次乌头碱剂量分别为 62.5μg/kg、11.5μg/kg、2.14μg/kg，对应的 AUC 值分别为 50.9ng/(mL·h)、6.26ng/(mL·h)、4.82ng/(mL·h)，将次乌头碱的吸收程度用 AUC 值与对应的次乌头碱给药剂量的比值表示，三种煎煮液中次乌头碱在大鼠体内的吸收程度分别为 0.815、0.546、2.25，显然术附汤中次乌头碱在体内的吸收程度低于黑顺片单煎液，而甘草附子汤中次乌头碱的吸收程度高于黑顺片单煎液，推测术附汤中的某种或某些成分抑制了次乌头碱的体内吸收，而甘草附子汤中的某种或某些成分促进了次乌头碱的体内吸收，这说明黑顺片与不同中药配伍可以影响次乌头碱的体内代谢，从而影响体内吸收，进而推测术附汤与甘草附子汤功效主治的差别可能来源于次乌头碱在体内的吸收程度不同，以及次乌头碱可能不是术附汤中的唯一药效成分[39]，结果还有待进一步研究与确证。本实验结果还表明，随着三种煎煮液中次乌头碱剂量的降低，AUC 值也随之降低，但其 AUC 值与剂量不成正比，并且次乌头碱的半衰期随给药剂量的不同而改变，推测中药煎煮液中次乌头碱在大鼠体内的转运过程为非线性动力学过程[40]。

4.2.1.7　结论

本部分研究利用超高效液相色谱-高分辨质谱联用技术，仅通过保留时间与精确 m/z 值即可对次乌头碱进行定性分析，通过次乌头碱与内标物的峰面积比，采用标准曲线法即可对黑顺片及其复方中次乌头碱在大鼠血液中的含量进行测定，进而比较了三种煎煮液中次乌头碱在体内的吸收程度，结果表明术附汤与甘草附子汤中次乌头碱的体内吸收程度不同，推测术附汤与甘草附子汤功效主治的差别可能来源于次乌头碱在体内的吸收程度不同，这对含有黑顺片复方的功效研究有一定借鉴意义。UPLC-Q-TOF-MS 联用技术是将快速液相强大的分离能力和高分辨质谱的高灵敏度、高分辨率的优势完美结合，适合用于中药复方多组分体内吸收的同步研究[41,42]，这对中药及其复方中混合成分的研究有一定的应用价值。

4.2.2　组织分布研究

药物分布是指药物进入血液后，随血液分布到机体各组织中的过程。药物首先分布于血流速率快的组织，然后分布到肌肉、皮肤或脂肪等血流速率慢的组织。研究药物的分布可以确定药物在体内产生特异性浓集的器官和组织，提示我们哪些器官组织为药物作用的靶器官或机体受损器官。近年来，液质联用技术被广泛应用于中药化学成分组织分布研究中。

张宏桂等[43] 的研究发现，在乌头碱导致中毒死亡的家兔室温放置 3d 后的胃内容物中检测到乌头碱。他们在应用 LC-MS^n 法分析灌胃给药乌头碱后的药物组织分布情况时发现，在中毒死亡后家兔肝脏中检测到了原型药物乌头碱，还有它的代谢产物乌头次碱、乌头原碱、16-O-去甲基乌头碱、16-O-去甲基乌头次碱和脱水乌头原碱。王朝虹[44] 等利用液相色谱质谱联用法研究乌头碱在急性中毒家兔体内的分布情况，结果显示乌头碱在中毒家兔体内组织的分布较为广泛，口服给药后除胃、肠各脏器外，以肝和肺药物含量最高，心、肾、脾次之，生殖器官、肌肉、脂肪和脑组织中含量最低。随志刚[45] 等利用建立的 LC-MS^2 方法对灌胃家兔乌头碱、中乌头碱或次乌头碱 4h 后的心、肝、脾、肺、肾、脑、胆汁中生物碱的分布情况进行考察，通过比较各组织中原型药物的平均浓度来判断各生物碱在不同组织中的分布大小顺序，结果表明三种乌头类双酯型生物碱均主要集中在胆和肝内，在脾、肾、心、肺、脑中也有不同程度的分布，三种乌头类双酯型生物碱在脏器中的浓度由大到小依次为胆、肝、脾、肾、心、肺、脑。

4.2.3　代谢和排泄研究

药物代谢（drug metabolism），即药物进入机体后发生一系列的有机化学反应，也称作生物转化。药物代谢是药物在体内消除的主要过程，所生成的产物称为代谢产物，它们可能具有药理活性，也可能具有毒性。

药物排泄是指药物或其代谢产物从体内排出体外的过程，主要排泄途径为肾脏排泄和胆汁排泄，其他组织器官如肺、皮肤也参与某些物质的排泄。药物也可进入乳汁、唾液和泪液中，但这些途径排泄的量往往是有限的，皮肤和毛发的药物排泄量更是微量。

张宏桂等[46~49] 较早地开展了乌头碱体内代谢方面的研究。他们应用 LC-MS"法从中毒死亡 7d 家兔血液中分离鉴定了乌头碱原型药物，同时鉴定了 3 种代谢产物，分别为次乌头碱，乌头原碱和 16-O-去甲基次乌头碱，其中 16-O-去甲基次乌头碱为首次在口服乌头碱动物血液中发现，并根据代谢产物推断了乌头碱在兔体内的代谢途径，如图 4-11 所示。

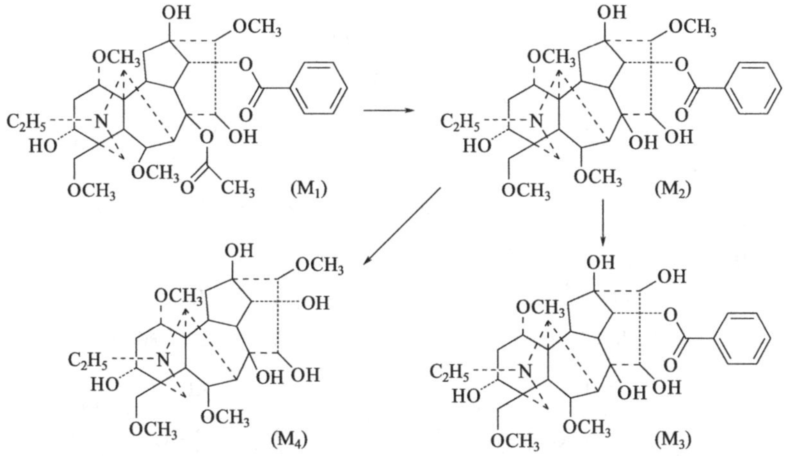

图 4-11 张宏桂推断出的家兔体内乌头碱代谢途径

张宏桂等在应用 LC-MS"法鉴定口服乌头类中药后人尿液中的代谢产物时，检测到乌头碱的代谢产物有 16-O-去甲基乌头碱和苯甲酰乌头原碱；新乌头碱（中乌头碱）的代谢产物有苯甲酰新乌头原碱；次乌头碱的代谢产物有 16-O-去甲基次乌头碱和苯甲酰次乌头原碱，如图 4-12 所示。

孙莹等[50,51] 应用 LC-MS"法从乌头碱中毒的雌雄家兔尿液中检测出了乌头原碱、乌头次碱、16-O-去甲基乌头次碱、16-O-去甲基乌头碱和乌头碱，在研究乌头属中药中主要生物碱在不同性别家兔尿中的代谢产物异同时，在雄性家兔尿中检测到了脱乙酸乌头碱，而雌性家兔尿中则没有。

王朝虹等[52] 应用 LC-MS" 鉴定家兔灌胃给药乌头碱后尿液中的代谢产物，发现除原型药物外还有 4 种代谢产物，分别为中乌头碱、16-O-去甲乌头碱、16-O-去甲中乌头碱和苯甲酰乌头原碱。

艾路[53] 等利用液相色谱-电喷雾离子-离子阱多级质谱法鉴定复方中药中乌头生物碱在人尿液中的代谢产物，发现了五种代谢产物，分别为 16-O-去甲基乌头碱、乌头次碱、中乌头次碱、16-O-去甲基次乌头碱和次乌头次碱。

李文东[54] 通过 LC-MS"法研究给药乌头碱大鼠的尿液和胆汁样品，从中发现了 4 种代谢产物，结构如图 4-13 所示。

除了体内代谢，人们还应用体外方法对乌头碱进行了代谢研究。体外实验多采用微粒体温孵法和人肠内细菌与乌头碱共同温孵法。

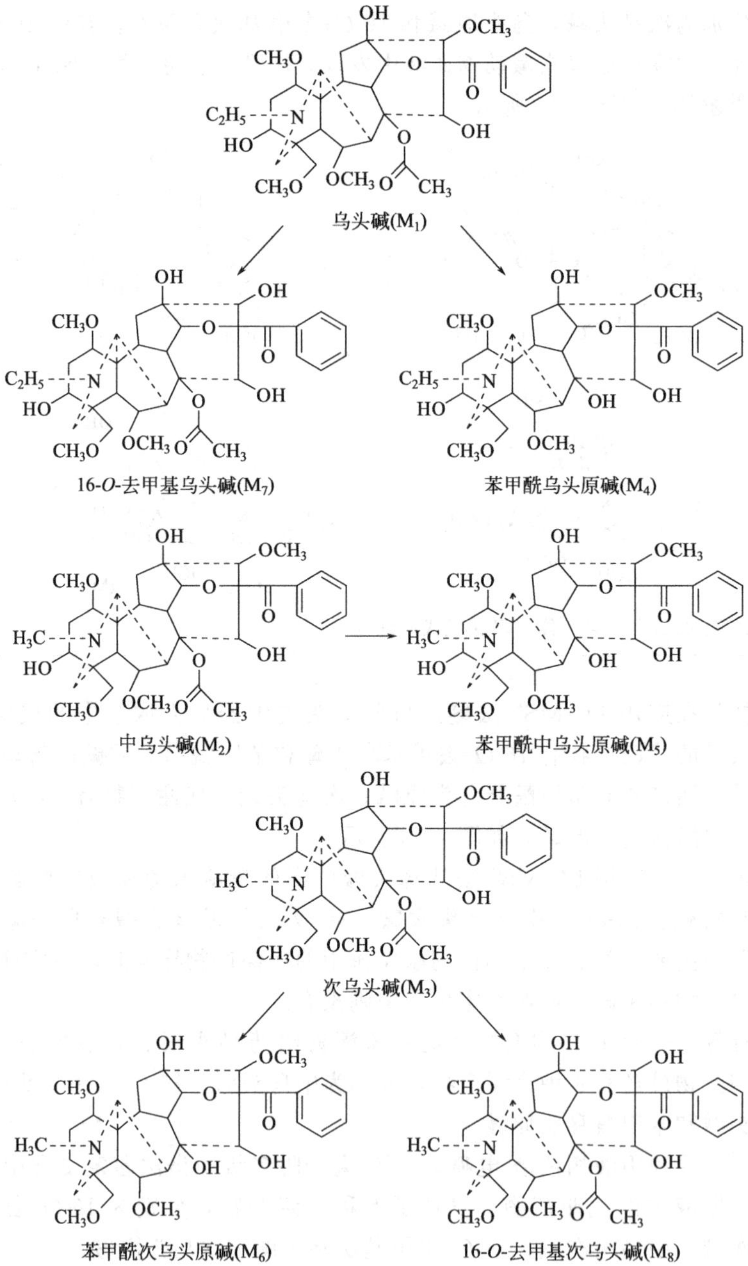

图 4-12 张宏桂推断出的人体内乌头碱代谢规律

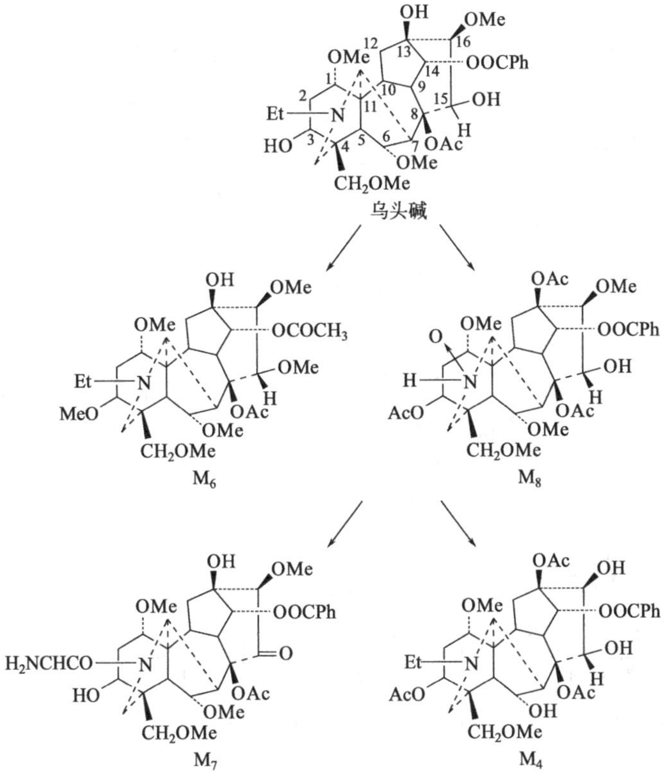

图 4-13 大鼠体内乌头碱代谢规律（推断）

Wang[55] 等通过 LC-MS^n 法鉴定了肝微粒体温孵实验中发现的 6 种代谢产物，分别为 8-O-去乙酰基乌头碱、16-O-去甲基乌头碱、N-去甲基乌头碱、N-去乙基乌头碱、双去甲基乌头碱和脱氢乌头碱，如图 4-14 所示。

赵宇峰等[56~59] 采用人肠内细菌与乌头碱共同温孵的方法及电喷雾质谱技术，发现乌头碱在模拟人肠内细菌环境中可通过脱乙酰基、脱甲基、脱羟基以及酯化反应产生新型的单酯型、双酯型和脂型生物碱等 20 余种转化产物。发现了主要的代谢产物为去氧乌头碱和 16-O-去甲基乌头碱。

王曦烨等[60] 采用大鼠肠内细菌与乌头碱共同温孵的方法，利用电喷雾质谱技术，在正离子模式下首次检测到乌头碱的代谢产物-印乌头碱，并实现了与去氧乌头碱的分离，此外还合成了一种具有代表性的代谢产物 8-丁酰苯甲酰乌头原碱，并进行了毒性研究。王曦烨等[61] 还利用电喷雾质谱技术对甘草附子汤和术附汤中乌头类生物碱的肠内生物转化进行了研究，结果表明，在肠内菌的作用下，"甘草附子汤"和"术附汤"中的双酯型生物碱成分容易向脂型生物碱转化，从而起到减毒的作用。

Kentaro[62] 研究了乌头碱在小鼠体内的代谢产物，并根据代谢产物推断出了代谢途径。

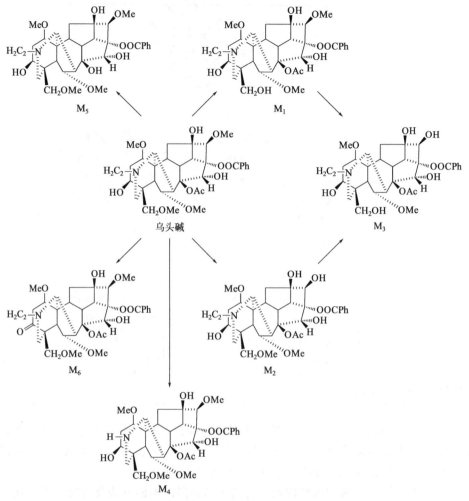

图 4-14 王宇光在肝微粒体温孵试验中发现的乌头碱代谢规律

Ohta 等[63] 首次选择已经广泛应用于药物领域的 HPLC，结合快原子轰击质谱方法研究了乌头碱中毒者血液和尿液化学成分，检测到了 4 种有毒乌头类化合物，即乌头碱、中乌碱、次乌碱和结根乌头碱。陈晓红等[64] 建立了基于高效液相色谱-质谱联用法同时测定尿液中乌头碱、士的宁、马钱子碱和麻黄碱的分析方法。

综上，本研究将高分离能力的液相色谱技术与高灵敏度的质谱技术有机结合，用于次乌头碱在大鼠尿液中代谢产物的结构分析，实验结果可对发现新的活性成分以及揭示次乌头碱新的体内代谢途径提供参考。

（1）实验分组与给药 实验用 SD 大鼠共 12 只（长春生物制品研究所），体重200～220g，实验前适应环境一周（室温 25℃，湿度 50%），实验前禁食 12h，正常给水，其中实验组 6 只灌胃给予次乌头碱生理盐水溶液（0.5mg/mL），对照组 6 只灌胃给予等体积空白生理盐水溶液。

（2）样品制备　取 15mL 大鼠尿液，离心（2000g/min），取上清液，调 pH 至 10 后用乙醚萃取两次（15mL/次），合并两次萃取液，40℃下挥去溶剂，残渣用 1mL 流动相溶解后待检。

（3）检测条件

① 液相条件　色谱柱：Extend-C_{18} 色谱柱（150mm×4.6mm，5μm，美国安捷伦）。柱温：30℃。流动相：含有 0.2%乙酸的 2%氨水溶液（A），甲醇、乙腈等体积混合溶液（B），甲醇（C）。梯度洗脱条件：0min，35% A 与 65%B；30min，20%A 与 80%B；45min，10% A 与 90%B；60min，5% C 与 95%B；120min，100%B。流速：0.5mL/min。检测波长：235nm。

② 质谱条件　电喷雾离子源；毛细管电压 4000V；喷雾压力 241kPa；干燥气流速 9.0mL/min；干燥气温度 350℃。在对待测样品进行全扫描的同时进行二、三级串联扫描，以获得检出化合物的结构信息。

（4）样品检测　取处理好的对照组与实验组大鼠尿液样品 30μL，用于液相色谱-质谱检测。

（5）结果与讨论　与对照组相比，在实验组大鼠尿液样品中共检出四个新的化合物，在 t_R11.5min 处，检测到一 m/z 为 616 的离子，记为 M_1，其提取离子色谱如图 4-15（b）所示，图 4-16 给出了此离子的二、三级串联质谱图，通过其二、三级串联质谱图可以发现，m/z616 的二、三级断裂规律与次乌头碱（图 4-17）完全一致，也就是说其准分子离子在断裂的过程中分别丢失 CH_3COOH（60Da）、CH_3OH（32Da）、$CH_3COOH + CH_3OH$（92Da）、$CH_3COOH + CH_3OH + CO$（120Da）、$CH_3COOH + CH_3OH + CO + CH_3OH$（152Da）、$CH_3COOH + 3CH_3OH + PhCOOH$（278Da），分别对应 m/z 556、m/z 584、m/z 524、m/z 496、m/z 464、m/z 338，因此确定 M_1 为次乌头碱原型。

在 t_R5.9min 处，检测到一 m/z 为 602 的离子，记为 M_2，其提取离子色谱见图 4-15（d），据其 $[M+H]^+$ 较次乌头碱的 $[M+H]^+$ 少 14Da，并结合药物常见的体内代谢反应类型，初步推断其可能为次乌头碱发生去甲基化反应产生的代谢产物，对 M_2 的二、三级串联质谱（见图 4-18）进行解析可以发现，其二、三级碎片离子的 m/z 均较相应次乌头碱的碎片离子少 14Da，即断裂规律与次乌头碱完全一致，也就是说其具有与次乌头碱相同的结构母核，进一步推断其为次乌头碱的去甲基化代谢产物。化合物结构中的甲氧基被认为是发生去甲基代谢反应的活性基团[65]，但在次乌头碱原型化学结构中共有四个甲氧基取代位点，分别为 C-1、C-6、C-16、C-18，因此，接下来的分析任务就是确定去甲基化位点。假设去甲基化反应发生在 C-1、C-6 或是 C-16，则在三级串联质谱图中应该检测到 m/z 338 离子，这是由于去甲基化后产生的 C-1、C-6 或 C-16 的 OH 会产生脱掉一分子 H_2O 的碎片离子。然而，在 M_2 的三级串联谱图中未检测到 m/z 338 离子，而检测到比其少

14Da 的 m/z 324 离子，因此可以判断 M_2 的去甲基化位点未发生在 C-1、C-6 或是 C-16，即可以间接的推断去甲基化位点发生在 C-18。基于以上，鉴定 M_2 为 18-O-去甲基次乌头碱。

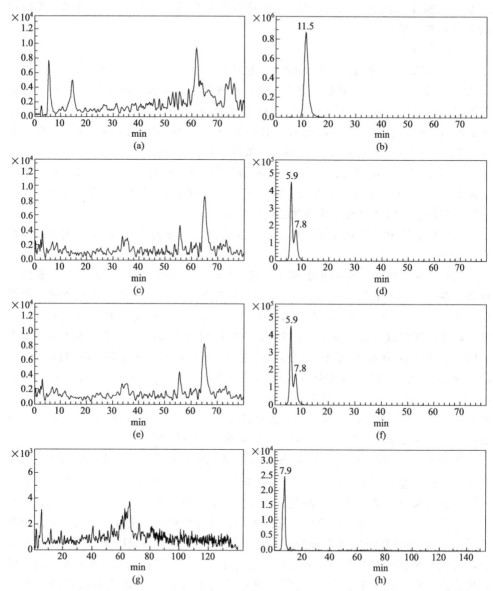

图 4-15 对照组尿样（a, c, e, g）、实验组尿样（b, d, f, h）中 M_1、M_2、M_3、M_4 的提取离子色谱图

在 t_R 7.8min 处，检测到另一 m/z 为 602 的离子，记为 M_3，其为 M_2 的同分异构体，其提取离子色谱和串联质谱分别见图 4-15（f）和图 4-19。在其三级串联

质谱图中发现了 m/z 324 碎片离子，可以推断去甲基化反应未发生在 C-1、C-6 或 C-16，又由于其二级串联质谱图中未检测到 [M+H−46]$^+$ 碎片离子，可排除 M$_3$ 为 8-甲酰氧基次乌头碱。基于以上分析，推断 M$_3$ 为 N-去甲基次乌头碱。

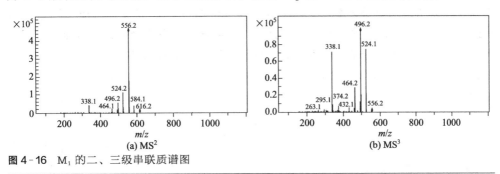

图 4-16 M$_1$ 的二、三级串联质谱图

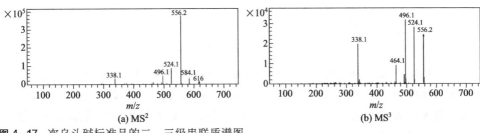

图 4-17 次乌头碱标准品的二、三级串联质谱图

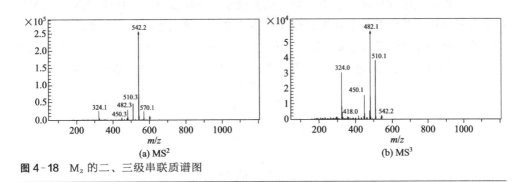

图 4-18 M$_2$ 的二、三级串联质谱图

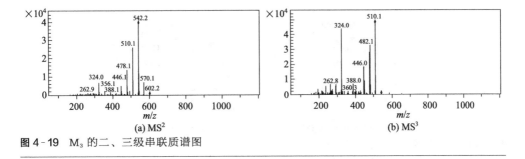

图 4-19 M$_3$ 的二、三级串联质谱图

在 $t_R 7.9\text{min}$ 处，检测到 m/z 为 632 的离子，记为 M_4，其 $[M+H]^+$ 较次乌头碱多 16Da，其提取离子色谱图见图 4-15（h），初步推测其为次乌头碱的羟基化代谢产物。若其羟基化位点发生在次乌头碱结构中的苯环上，那么在 M_4 的二、三级串联质谱图中均应检测到 m/z 338 离子，但 M_4 的二、三级串联质谱图中（图 4-20）并未检测到 m/z 338 离子，因此可以排除苯环上发生羟基化的可能。由于其峰强度较弱，具体的羟基化位点尚有待后续实验进一步研究确证。

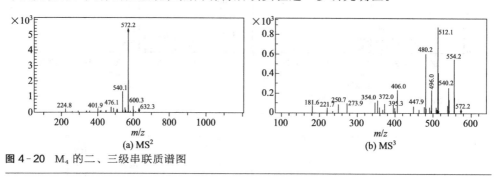

(a) MS²   (b) MS³

图 4-20 M_4 的二、三级串联质谱图

（6）结论 次乌头碱是一种具有较强毒性的乌头类生物碱，且为临床常用中药附子的主要成分，本研究以液相色谱-质谱联用技术为检测手段，通过比较对照组与实验组大鼠尿液中化学成分种类的差异，寻找出次乌头碱在大鼠体内的代谢产物，充分体现出液质联用技术在生物样品中恒量组分的定性研究中的优势。

在实验组大鼠的尿液样品中，同时检测到原型药物以及三个代谢产物，经串联质谱分析结构，其中两个是互为同分异构体的去甲基化代谢产物，一个是羟基化代谢产物。进一步推断了次乌头碱在大鼠体内的代谢途径（见图 4-21）。研究结果可以为揭示次乌头碱的体内代谢过程研究提供前期基础，为法医学的检验工作提供参考信息。

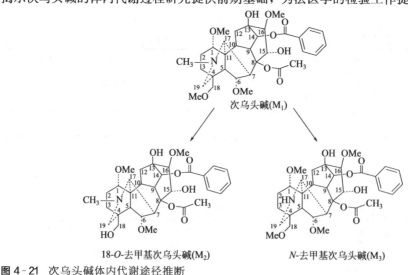

图 4-21 次乌头碱体内代谢途径推断

4.3
中药复方及中药单体成分代谢组学研究

代谢组学是对生物体内所有代谢物进行定量分析，并寻找代谢物与生理病理变化相互关系的一门学科，是系统生物学的组成部分。中药代谢组学研究可以阐明中药作用的靶点，对于揭示中药治病的作用机理尤为重要。近年来，将液质联用技术应用于中药及其复方代谢组学的研究层出不穷，足见液质联用技术在代谢组学研究中的地位。本节将着重介绍本书作者通过采用液质联用技术开展的中药复方附子理中汤治疗脾虚证的血液与尿液代谢组学研究成果，以及中药单体成分的尿液代谢组学研究。

4.3.1 附子理中汤血清代谢组学研究

4.3.1.1 脾虚证大鼠的血液生物标志物分析

（1）实验动物与分组　SD 雄性健康大鼠，SPF 级，体重 180～200g。动物总数 30 只。实验分组：模型组 20 只（其中 10 只将作为下一步实验中的治疗组）、对照组 10 只。

（2）检测条件　质谱条件：ESI 离子源；正、负离子模式；MS/MS 功能；毛细管电压 3kV；锥孔电压 30V；毛细管温度 300℃；去溶剂气流速 600L/h；辅助气流速 50L/h；扫描范围 50～1200Da。

液相色谱条件：色谱柱 ACQUITY UPLC CSH C_{18} 1.7μm（2.1mm×50mm）；流动相为乙腈（A）-0.1％甲酸水溶液（B）；流速 0.3mL/min；柱温 30℃。梯度洗脱条件为 0min，2％ A；2min，10％A；9min，100％A。

（3）大鼠脾虚模型的建立　大鼠禁食 24h 后，采用药物、饥饱失常相结合的方法造模，具体方法是：每天腹腔注射利血平标准品，注射剂量为 0.5mg/kg，每隔一天正常喂食，持续 14d，造模期间每天观察大鼠的食量、毛发、大便，并记录体重。造模期间，对照组正常喂养。

（4）血清样品采集　于造模第 15 天于眼底静脉丛，取 30 只大鼠的血液 2mL，注意避免溶血或凝血，进一步取血清。

（5）样品检测　取 100μL 大鼠血清，加入等体积乙腈，混匀、高速离心，取上清液检测。

（6）数据采集　全部 UPLC-MS 原始数据采集于 Masslynx V4.1 软件（Waters Co.，USA），采用其 Markerlynx 功能进行数据处理。采用 EZinfo 2.0 软

件进行统计学分析。

（7）脾虚标志物鉴别方法　搜集 HMDB 等数据库，初步筛选最为可能的化合物。对于有标准品的化合物，通过与标准品的色谱行为、精确分子量和串联质谱数据对照，鉴定化学成分；对于没有标准品的化合物，通过精确分子量、串联质谱数据和光谱数据进行结构推断，进一步与参考文献对照。

（8）结果　各组血清样品正、负离子扫描基峰色谱图分别见图 4-22、图 4-23，各组血清样品正、负离子 PLS-DA 载荷图见图 4-24。图 4-24 给出了对各组分类起重要贡献的变量成分，初步筛选出最为可能的标志物，详见表 4-8。

⊡ 表 4-8　脾虚证血液相关生物标志物鉴别结果

序号	代谢物	t_R/min	精确分子量	偏差/10^{-6}	代谢通路	离子模式
1	L-palmitoylcarnitine	6.38	400.3436	−5.2	脂肪酸降解/代谢	＋
2	11Z-Octadecenylcarnitine	6.53	426.3581	−0.5	—	＋
3	LysoPC(14：0)	6.12	468.3080	−2.1	甘油磷脂代谢	＋
4	LysoPC[16：1(9Z)]	6.44	494.3246	−0.2	—	＋
5	LysoPC(P-18：0)	7.27	508.3771	0.8	—	＋
6	LysoPE(20：0/0：0)	7.32	510.3567	1.4	—	＋
7	LysoPC[18：2(9Z,12Z)]	6.46	520.3412	1.7	—	＋
8	LysoPC[18：1(9Z)]	7.10	522.3573	2.5	—	＋
9	LysoPC(18：0)	7.79	524.3751	6.7	—	＋
10	LysoPC[20：2(11Z,14Z)]	7.17	548.3716	0.0	—	＋
11	LysoPC(20：0)	8.74	552.4029	0.4	—	＋
12	Uric acid	0.53	167.0197	−37.7	嘌呤代谢/微生物代谢/胆汁排泄	—
13	2-Phenylethanolglucuronide	3.76	297.0974	−10.1	—	—
14	LysoPC(15：0)	7.75	480.3092	0.4	—	—
15	LysoPC(16：0)	7.21	494.3221	−5.3	甘油磷脂代谢/涉及癌症的胆碱代谢	—

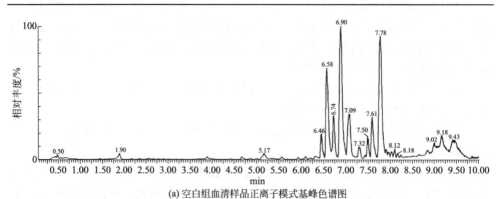

(a) 空白组血清样品正离子模式基峰色谱图

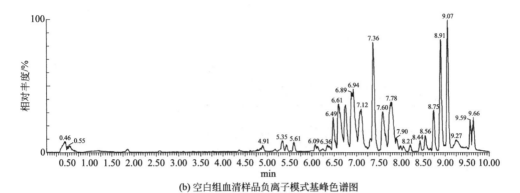

(b) 空白组血清样品负离子模式基峰色谱图

图 4-22　空白组血清样品正、负离子扫描基峰色谱图

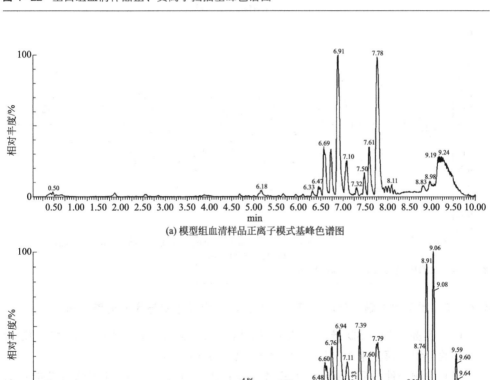

(a) 模型组血清样品正离子模式基峰色谱图

(b) 模型组血清样品负离子模式基峰色谱图

图 4-23　模型组血清样品正负离子扫描基峰色谱图

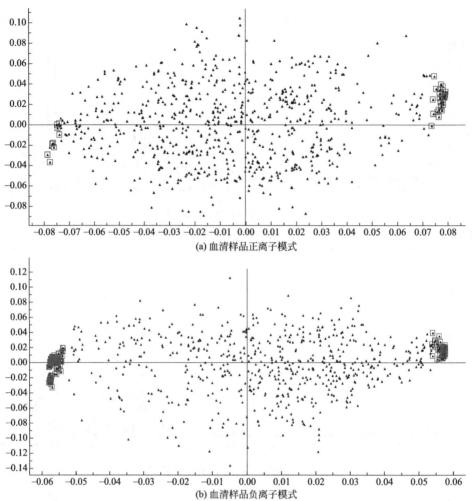

(a) 血清样品正离子模式

(b) 血清样品负离子模式

图 4-24 血清样品正负离子 PLS-DA 载荷图

4.3.1.2　附子理中汤治疗脾虚证大鼠的血液生物标志物与代谢通路分析

（1）实验动物　SD 雄性健康大鼠，SPF 级，体重 $180 \sim 200g$。动物总数 30只。实验分组：模型组 10 只、治疗组 10 只、对照组 10 只。

（2）检测条件　质谱条件：ESI 离子源；正、负离子模式；MS/MS 功能；毛细管电压 3kV；锥孔电压 30V；毛细管温度 $300℃$；去溶剂气流速 $600L/h$；辅助气流速 $50L/h$；扫描范围 $50 \sim 1200Da$。

液相色谱条件：色谱柱 ACQUITY UPLC CSH C_{18} $1.7\mu m$（$2.1mm \times 50mm$）；流动相为乙腈（A）-0.1% 甲酸水溶液（B）；流速 $0.3mL/min$；柱温 $30℃$。梯度洗脱条件为 0min，2% A；2min，10% A；9min，100% A。

（3）大鼠脾虚模型的建立　大鼠禁食 24h 后，采用药物、饥饱失常相结合的方法造模，具体方法是：每天腹腔注射利血平标准品，注射剂量为 0.5mg/kg，每隔一天正常喂食，持续 14d，造模期间每天观察大鼠的食量、毛发、大便，并记录体重。造模期间，对照组正常喂养。

（4）血清样品采集　模型组 20 只腹腔注射利血平溶液（4mL/kg 体重），注射周期 14d。第 15 天开始治疗，其中治疗组 10 只灌胃给予复方（6mL/kg 体重），模型组 10 只、对照组 10 只灌胃给予生理盐水（6mL/kg 体重），灌胃周期 28d。于治疗第 29 天于眼底静脉丛，取 30 只大鼠的血液 5mL，注意避免溶血或凝血，进一步取血清。

（5）样品检测　取 100μL 大鼠血清，加入等体积乙腈，混匀、高速离心，取上清液检测。

（6）数据采集　全部 UPLC-MS 原始数据采集于 Masslynx V4.1 软件（Waters Co.，USA），采用其 Markerlynx 功能进行数据处理。采用 EZinfo 2.0 软件进行统计学分析。

（7）附子理中汤作用的生物标志物筛选　对于前述筛选的脾虚证相关生物标志物，以其峰强度与归一化峰强度比值作为考察指标，借助于方差分析（ANOVA）评价其回调情况。

（8）结果与讨论　经过附子理中汤治疗后，在前述筛选出的 15 个脾虚证生物标志物中有 6 个标记物发生显著回调（见图 4-25），分别为：LysoPC（15：0）、LysoPC（16：0）、L-palmitoylcarnitine、11Z-octadecenylcarnitine、LysoPC[16：1（9Z）] 和 LysoPC（P-18：0）。

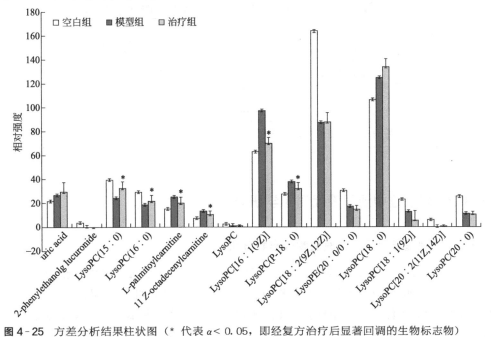

图 4-25　方差分析结果柱状图（* 代表 $\alpha < 0.05$，即经复方治疗后显著回调的生物标志物）

研究中发现，脾虚大鼠血清中 L-palmitoylcarnitine 水平显著升高，这是由于在脂肪酸降解途径中，L-palmitoylcarnitine 在通过线粒体内膜后，可以在 CPT2 的催化下转化为 palmitoyl-CoA，当脾虚大鼠的线粒体膜结构受损伤时，L-palmitoylcarnitine 的转化会受到抑制，并导致 acetyl-CoA 和 ATP 以及葡萄糖水平降低。在正常的生理条件下，LysoPC（15：0）和 LysoPC（16：0）是磷脂的降解产物，因此二者水平的降低反映了磷脂代谢紊乱。本研究表明附子理中汤主要是通过干预脂肪酸降解和甘油磷脂代谢，进一步调节以上标志物在血中的浓度而发挥治疗脾虚证疗效的。本研究结果推断出的附子理中汤治疗脾虚证的代谢网络图见图4-26。

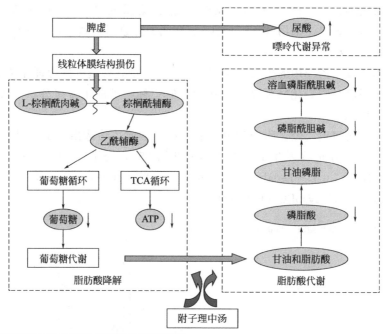

图 4-26 附子理中汤治疗脾虚证的代谢网络图

4.3.2 附子理中汤尿液代谢组学研究

4.3.2.1 脾虚证大鼠的尿液生物标志物分析

（1）实验动物　SD 雄性健康大鼠，SPF 级，体重 180～200g。动物总数 30 只。实验分组：模型组 20 只（其中 10 只将作为下一步实验中的治疗组）、对照组 10 只。

（2）检测条件　质谱条件：ESI 离子源；正、负离子模式；MS/MS 功能；毛细管电压 3kV；锥孔电压 30V；毛细管温度 300℃；去溶剂气流速 600L/h；辅助气流速 50L/h；扫描范围 50～1200Da。

色谱条件：色谱柱 ACQUITY UPLC CSH C_{18} 1.7μm（2.1mm×50mm）；流动相为乙腈（A）-0.1％甲酸水溶液（B）；流速 0.3mL/min；柱温 30℃。梯度洗脱条件为 0min，2％ A；2min，10％A；9min，100％A。

（3）大鼠脾虚模型的建立　大鼠禁食 24h 后，采用药物、饥饱失常相结合的方法造模，具体方法是：每天腹腔注射利血平标准品，注射剂量为 0.5mg/kg，每隔一天正常喂食，持续 14d，造模期间每天观察大鼠的食量、毛发、大便，并记录体重。造模期间，对照组正常喂养。

（4）尿液样品采集　造模期间，模型组 20 只分别腹腔注射利血平溶液（4mL/kg 体重），注射周期 14d。于造模第 14 天给予利血平后收集 24h 尿液（30 只）。

（5）样品检测　取 100μL 大鼠尿液，加入等体积乙腈，混匀、高速离心，取上清液检测。

（6）数据采集　全部 UPLC-MS 原始数据采集于 Masslynx V4.1 软件（Waters Co.，USA），采用其 Markerlynx 功能进行数据处理。采用 EZinfo 2.0 软件进行统计学分析。

（7）脾虚标志物鉴别方法　搜集 HMDB 等数据库，初步筛选最为可能的化合物。对于有标准品的化合物，通过与标准品的色谱行为、精确分子量和串联质谱数据对照，鉴定化学成分；对于没有标准品的化合物，通过精确分子量、串联质谱数据和光谱数据进行结构推断，进一步与参考文献对照。

（8）结果　造模阶段，各组尿液样品正、负离子扫描基峰色谱图分别见图 4-27、图 4-28，尿液样品正、负离子 PLS-DA 得分图见图 4-29，通过图 4-29 可以明显的看出正常组大鼠与模型组大鼠尿液样品得到了很好的区分。图 4-30 为 PLS-DA 载荷图，其给出了对各组分类起重要贡献的变量成分，其中 VIP＞5 的化合物用红色框线标出，进一步通过搜索 HMDB 数据库，二级质谱图等信息，筛选出最为可能的标志物，分别为：2-甲基马尿酸、犬尿酸、2-吲哚羧酸、己酸、羊毛硫氨酸酮亚胺、创伤酸、6-巯基嘌呤核糖核苷-5′-二磷酸、吲哚-3-羧酸-O-硫酸盐、香草酸-4-硫酸盐、儿茶酚、2,3-二氢苯并呋喃、4-乙基苯酚。详见表 4-9。

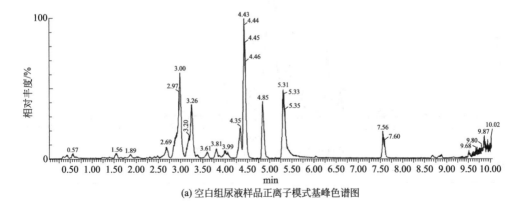

(a) 空白组尿液样品正离子模式基峰色谱图

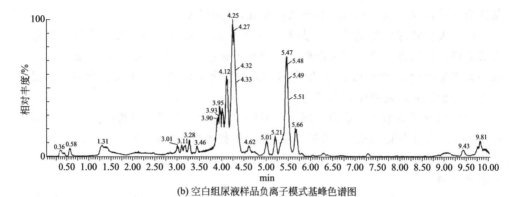

(b) 空白组尿液样品负离子模式基峰色谱图

图 4-27 空白组尿液样品正负离子扫描基峰色谱图

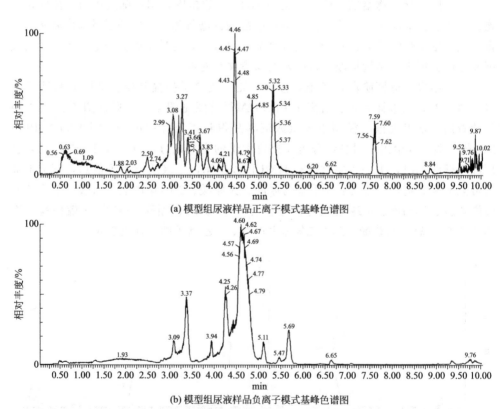

(a) 模型组尿液样品正离子模式基峰色谱图

(b) 模型组尿液样品负离子模式基峰色谱图

图 4-28 模型组尿液样品正负离子扫描基峰色谱图

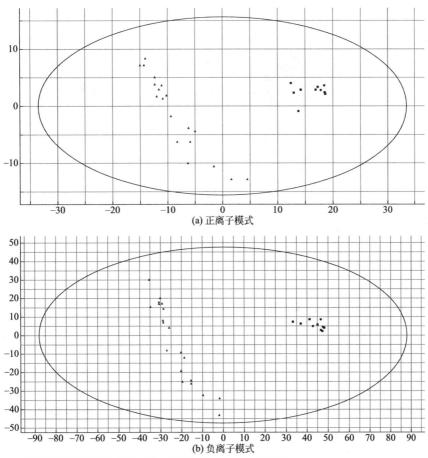

(a) 正离子模式

(b) 负离子模式

图 4-29 造模期间各组尿液样品正负离子模式 PLS-DA 得分图

■—空白组；▲—模型组

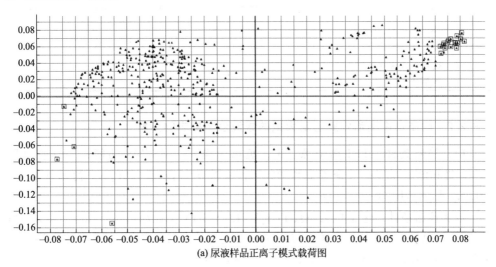

(a) 尿液样品正离子模式载荷图

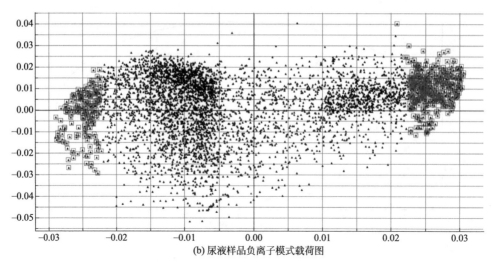

(b) 尿液样品负离子模式载荷图

图 4-30 尿液样品正负离子 PLS-DA 载荷图

▫ **表 4-9** 脾虚证尿液相关生物标志物鉴别结果

序号	代谢物	t_R/min	精确分子量	偏差/10^{-6}	代谢通路	离子模式
1	2-甲基马尿酸	3.14	194.0804	−1.1	—	+
2	犬尿酸	3.00	190.0492	−0.9	色氨酸代谢	+
3	2-吲哚羧酸	3.00	162.0547	−0.6	—	+
4	儿茶酚	3.99	109.0283	−0.5	苯甲酸盐降解	—
5	己酸	3.23	115.075	−0.8	—	—
6	2,3-二氢苯并呋喃	4.07	119.0489	−0.7	—	—
7	4-乙基苯酚	5.47	121.0646	−0.4	丙二酚降解	—
8	羊毛硫氨酸酮亚胺	1.79	187.9997	−0.7	—	—
9	创伤酸	2.91	227.1256	−0.3	α-亚麻酸代谢	—
10	吲哚-3-羧酸-O-硫酸盐	3.13	239.9962	−0.5	—	—
11	香草酸-4-硫酸盐	3.68	246.9908	−0.4	—	—
12	6-巯基嘌呤核糖核苷-5′-二磷酸盐	1.31	442.9808	−2.0	—	—

4.3.2.2 附子理中汤治疗脾虚证大鼠的尿液生物标志物分析

(1) 检测条件 ESI 离子源；正、负离子模式；MS/MS 功能；毛细管电压 3kV；锥孔电压 30V；毛细管温度 300℃；去溶剂气流速 600L/h；辅助气流速：50L/h；扫描范围 50~1200Da。

液相色谱条件：色谱柱 ACQUITY UPLC CSH C_{18} 1.7μm（2.1mm×50mm）；流动相为乙腈（A）-0.1%甲酸水溶液（B）；流速 0.3mL/min；柱温 30℃。梯度洗脱条件为 0min，2% A；2min，10%A；9min，100%A。

（2）大鼠脾虚模型的建立　大鼠禁食 24h 后，采用药物、饥饱失常相结合的方法造模，具体方法是：每天腹腔注射利血平标准品，注射剂量为 0.5mg/kg，每隔一天正常喂食，持续 14d，造模期间每天观察大鼠的食量、毛发、大便，并记录体重。造模期间，对照组正常喂养。

（3）尿液样品采集　模型组 20 只腹腔注射利血平溶液（4mL/kg 体重），注射周期 14d。第 15 天开始治疗，其中治疗组 10 只灌胃给予复方（6mL/kg 体重），模型组 10 只、对照组 10 只灌胃给予生理盐水（6mL/kg 体重），灌胃周期 28d。于治疗第 28 天给药后收集 24h 尿液。

（4）样品检测　取 100μL 大鼠血清，加入等体积乙腈，混匀、高速离心，取上清液检测。

（5）数据采集　全部 UPLC-MS 原始数据采集于 Masslynx V4.1 软件（Waters Co.，USA），采用其 Markerlynx 功能进行数据处理。采用 EZinfo 2.0 软件进行统计学分析。

（6）附子理中汤作用的生物标志物筛选　对于前述筛选的脾虚证相关生物标志物，以其峰强度与归一化峰强度比值作为考察指标，借助于方差分析（ANOVA）评价其回调情况。

（7）结果与讨论　经过附子理中汤治疗后，治疗组大鼠尿液样品可以从模型组尿液样品中明显分离出来（见图 4-31）。在前述筛选出的 12 个脾虚证生物标志物中有 10 个标记物发生回调，分别为：犬尿酸、己酸、羊毛硫氨酸酮亚胺、创伤酸、6-巯基嘌呤核糖核苷-5'-二磷酸盐、吲哚-3-羧酸-O-硫酸盐、香草酸-4-硫酸盐、儿茶酚、2,3-二氢苯并呋喃、4-乙基苯酚。其中创伤酸、吲哚-3-羧酸-O-硫酸盐发生显著回调（见图 4-32）。

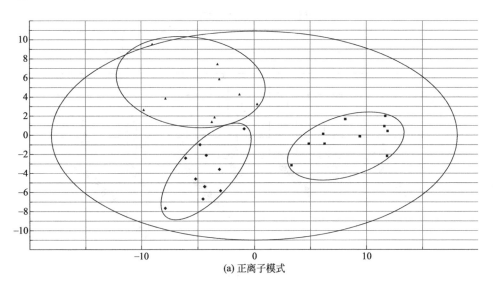

(a) 正离子模式

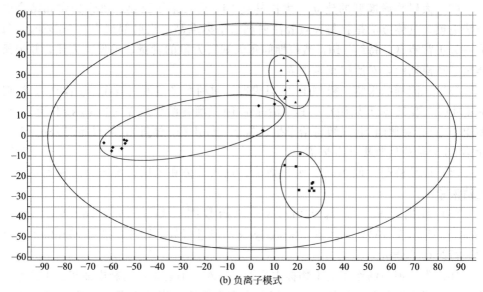

(b) 负离子模式

图 4-31 治疗期间各组尿液样品正负离子模式 PLS-DA 得分图

■—空白组；▲—模型组；◆—治疗组

犬尿酸为色氨酸代谢产物之一，相对于正常组，其在模型组中表现下调，在治疗组中显示回调，说明脾虚大鼠体内色氨酸代谢发生紊乱，附子理中汤对其有一定的调节作用。由于色氨酸代谢紊乱可导致三羧酸循环代谢紊乱，而三羧酸循环在胃溃疡型脾虚证的治疗中又起重要作用，因此附子理中汤的干预调节了色氨酸代谢，进一步调节了三羧酸循环，从而起到治疗脾虚证的作用。

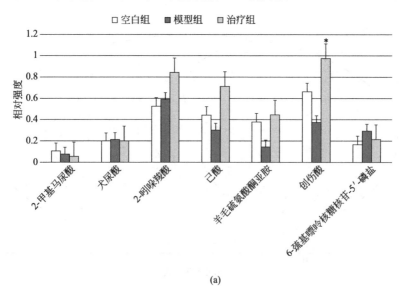

(a)

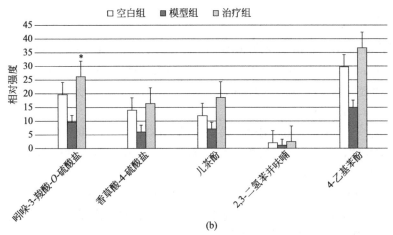

图 4-32　方差分析结果柱状图 （* 代表 $a < 0.05$，即经复方治疗后显著回调的生物标志物）

儿茶酚为体内苯甲酸代谢产物之一，儿茶酚体内水平的变化体现了苯甲酸代谢受到影响，相对于正常组，模型组儿茶酚水平降低，说明脾虚大鼠体内苯甲酸代谢改变，而附子理中汤通过对苯甲酸代谢途径的干预发挥治疗脾虚证的作用。

磷脂酰胆碱代谢产生 α-亚油酸，进一步经一系列反应产生创伤酸，模型组大鼠体内创伤酸水平的改变表明 α-亚油酸代谢受到影响，附子理中汤通过调节 α-亚油酸代谢起到治疗脾虚证的作用。

4.3.3　中药单体成分乌头碱作用的生物标记物筛选

4.3.3.1　实验动物

20 只 Wister 大鼠（购于长春生物制品所）。

4.3.3.2　样品收集与处理

将 20 只 Wister 大鼠，随机分为空白组与给药组各 10 只，两组均雌雄各半。实验前适应实验室环境一周（25℃，50%），在此期间正常进食，给药前禁食 12h，自由饮水。给药组的 10 只大鼠按 0.5mg/kg 的剂量灌胃给予乌头碱生理盐水溶液，正常组的 10 只大鼠给予等量的空白生理盐水溶液。收集两组给药后 2h 的血液与 24h 内的尿液，处理前生物样品置于 -20℃。

尿液样品于 3000r/min 离心后，取 500μL 的上清液调 pH 至 10，加入等体积乙酸乙酯萃取两次，合并两次萃取乙酸乙酯层，室温挥去溶剂，残渣用 100μL 溶液（甲醇：甲酸水溶液—25：75）溶解，取 5μL 用于液相色谱-质谱检测。

血浆样品于 10000r/min 离心后，处理方法同尿液样品。

4.3.3.3 检测条件

液相色谱条件：色谱柱 ZORBAX Extend-C$_{18}$（2.1mm×50mm，1.8μm，安捷伦，美国）；流动相为甲醇（A），0.5％甲酸水溶液（B）；流速 0.2mL/min；柱温 30℃；梯度洗脱条件为 0～1min，30％A，1～2min，40％A；2～3min，50％A；4～10min，50％A～100％A。

质谱条件：离子源 Dual ESI；采集模式 MS1；扫描范围 100～2000Da；正、负离子扫描模式；载气温度 350℃；载气流速 8 L/min；锥孔电压 30V；毛细管电压 3.5kV；碰撞电压 160V。

利用 Qualitative Analysis Version B.03.01 软件对在 Agilent MassHunter Qualitative Analysis Workstation 上采集的每个样品的总离子流色谱图进行处理，得两组尿液与血液样品的主成分分析图。

4.3.3.4 结果与讨论

(1) 尿液样品的液相色谱-质谱检测　将上述处理的尿液样品用于超高效液相色谱-质谱检测，见图 4-33 至图 4-36。其中图 4-33 分别为空白组雌性、给药组雌性大鼠尿液样品的正离子模式基峰色谱图，图 4-34 分别为空白组雄性、给药组雄性大鼠尿液样品的正离子模式基峰色谱图，图 4-35 分别为空白组雌性、给药组雌性大鼠尿液样品的负离子模式基峰色谱图，图 4-36 分别为空白组雄性、给药组雄性大鼠尿液样品的负离子模式基峰色谱图。分析的最终目标是寻找区分空白组与给药组的大鼠体内生物标记物，因此为了获得尽可能多的化合物信息，数据处理过程采用主成分分析方法，具体流程是：首先通过 Agilent Mass Hunter 软件将全部 20 只大鼠的尿液样品基峰色谱图转换成 CEF 文件，其次借助于 Agilent MPP 软件获得全部样品的主成分分析得分图，并进一步通过偏最小二乘判别分析（PLS-DA）筛选出潜在生物标记物，并提供其精确分子量与分子式，最后将分子量以及分子式信息与二级串联数据结合，进行化合物匹配，最终确定最为可能的生物标记物。20只大鼠正、负离子模式检测的尿样主成分分析得分图（PCA）分别如图 4-37、图 4-38 所示，两图中空白组与给药组大鼠尿样均分布在明显分开的两个区域，说明乌头碱给药 2h 后大鼠体内的内源性代谢物已经发生了明显的变化，且负离子模式检测下的分类效果优于正离子模式检测下的分类效果，此外，同组中的雌性和雄性大鼠尿样也有一定程度的分离，说明在进行动物实验时应同时选用雌性与雄性动物，以免得出片面的结论。进一步通过偏最小二乘判别分析，在正离子模式下筛选出 8 个潜在生物标记物，在负离子模式下筛选出 3 个潜在生物标记物，各标记物的精确分子量与分子式信息详见表 4-10。

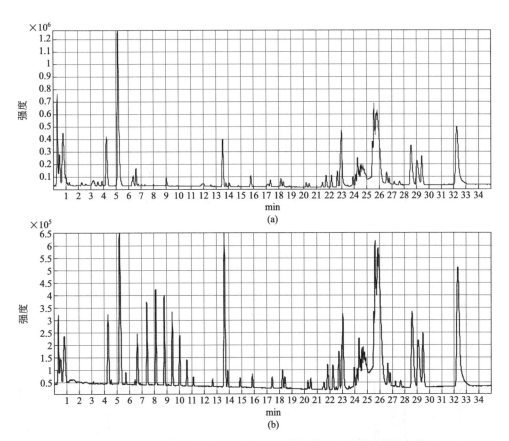

图 4-33 空白组雌性（a）、给药组雌性（b）大鼠尿液样品的正离子模式基峰色谱图

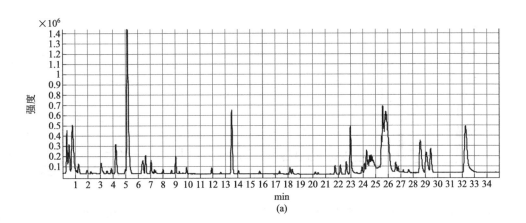

(a)

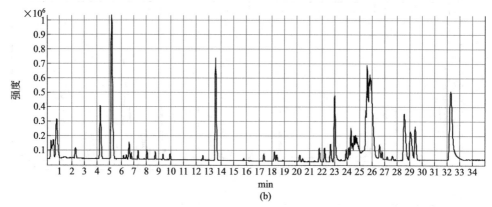

图 4-34 空白组雄性（a）、给药组雄性（b）大鼠尿液样品的正离子模式基峰色谱图

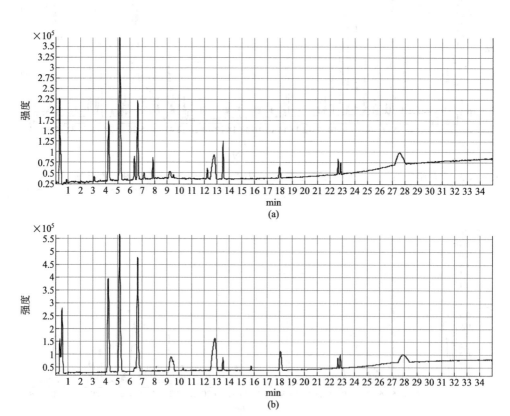

图 4-35 空白组雌性（a）、给药组雌性（b）大鼠尿液样品的负离子模式基峰色谱图

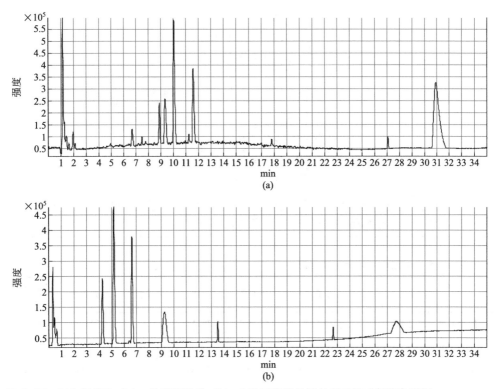

图 4-36 空白组雄性（a）、给药组雄性（b）大鼠尿液样品的负离子模式基峰色谱图

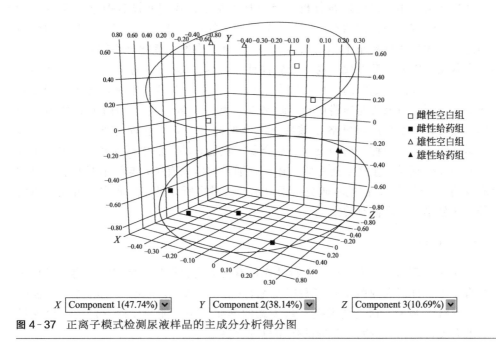

图 4-37 正离子模式检测尿液样品的主成分分析得分图

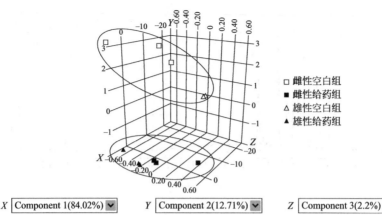

图 4-38 负离子模式检测尿液样品的主成分分析得分图

▫ **表 4-10 大鼠尿液中生物标记物信息**

化合物	分子式	分子量	t_R	离子模式	变化倍数	空白组-给药组
丙酰基甘氨酸甲基酯	$C_6H_{11}NO_3$	145.0732	1.2951112	+	2.712044	上调
Cys-Ser-Met	$C_{11}H_{21}N_3S_2O_5$	339.094	6.8305	−	2.416577	下调
未知物	$C_{11}H_{10}N_{10}O$	298.1041	9.589625	−	2.5570202	下调
5,8-二羟基-3,4-二氢喹诺酮	$C_9H_9NO_3$	179.0584	4.2801113	−	2.0598452	下调

（2）乌头碱相关代谢通路分析　经数据库检索，我们并没有搜索到与表 4-10 中生物标记物有关的代谢通路，但搜索到了相关的代谢通路，由于其引起空白组与给药组之间的变化倍数小于 2，因此表 4-10 中并没有给出其化合物信息，但其却是两组大鼠尿液中的内源性代谢物，经软件计算，其精确 m/z 为 112.0393，经离子提取，得其引起两组之间的变化倍数为 0.582，说明乌头碱在体内对吡咯-2-羧酸有正向调节作用。由该代谢通路可知，吡咯-2-羧酸与五羟色胺（5-HT）在体内的变化趋势相反，即给药组中吡咯-2-羧酸量升高的同时，五羟色胺量降低。由于五羟色胺是细胞释放的一种致痛物质和炎症介质，在哺乳动物的中枢神经组织中含量较高，其与疼痛感受及止痛功能有关，还与钙通道的活动有关，与调节睡眠、体温和镇痛等均有关[66~69]，因此本研究结果提示乌头碱之所以具有阵痛作用可能与体内五羟色胺分泌量的降低有关。

4.3.3.5 结论

本研究共筛选出 5 个与乌头碱毒性作用有关的内源性生物标记物，得到结构表征的有 4 个，分别为丙酰基甘氨酸甲基酯，Cys-Ser-Met，5,8-二羟基-3,4-二氢喹诺酮，吡咯-2-羧酸，研究结果提示乌头碱的阵痛作用可能与体内五羟色胺分泌量的降低有关，为深入研究乌头碱的作用机理提供参考。

4.4
中药化学成分体外吸收的液质联用技术

4.4.1 乌头碱肠吸收的研究

目前研究药物肠吸收的方法主要有外翻肠囊法[70,71]、在体回肠灌流法、Caco-2细胞模型。基于离体实验的外翻肠囊法，以其操作简单、实验条件可控、影响因素少的特点，适用于同时考察药物在不同肠段的吸收特性及影响因素[72]。外翻肠囊法是将大鼠肠段外翻后将一端结扎，向囊内注入空白肠营养液后将另一端结扎，然后将外翻肠囊置于含药肠营养液中培养，定时从肠囊内侧取样，测定药物浓度变化。

P-糖蛋白是存在于小肠黏膜上皮细胞的一种重要膜转运蛋白，可以将吸收至浆膜侧的药物泵回至黏膜侧。P-糖蛋白可以保护细胞免受毒性药物的侵害，许多药物的吸收都与其密切相关。因此通过研究乌头类生物碱及干姜、生半夏、浙贝母、川贝母与P-糖蛋白的关系，可探讨干姜、生半夏、浙贝母、川贝母对乌头类生物碱的吸收的影响。

本实验以生川乌中的双酯型生物碱为研究对象，考察分别加入干姜、生半夏、浙贝母、川贝母提取液后，乌头碱、中乌头碱、次乌头碱的精确含量变化及其他双酯型生物碱的相对含量变化。在确定干姜、生半夏、浙贝母、川贝母提取液各自对生川乌中双酯型生物碱在大鼠肠囊内吸收的影响后，选取公认的P-糖蛋白抑制剂-维拉帕米与川乌提取液共同培养，选取公认的P-糖蛋白底物地高辛分别与干姜、生半夏、浙贝母、川贝母提取液共同培养，目的是寻找生川乌中双酯型生物碱与P-糖蛋白的关系，考察干姜、生半夏、浙贝母、川贝母提取液对P-糖蛋白的影响，从而推断干姜、生半夏、浙贝母、川贝母提取液影响双酯型生物碱在大鼠肠囊内吸收的可能机理，进而从中药化学成分肠吸收的角度说明干姜、生半夏、浙贝母、川贝母提取液对生川乌毒性的影响。

超高液相色谱与三重四极杆质谱联用技术是将快速液相强大的分离能力和定量质谱的高灵敏度、多反应监测扫描模式的优势完美结合，适合用于中药多组分体内吸收的同步研究。本实验中所有成分（生物碱、葡萄糖、地高辛）的测定均采用此技术，并且对于每一种成分，均选取定性与定量两种子离子进行扫描，增加了结果的准确性。为了得到准确的结果，对样品处理及检测的方法学考察是必不可少的，本实验中，采用了仅需三步的样品处理方法即可将对质谱仪器有损害的无机盐成分与待测生物碱成分分开，并且冻干可以避免样品长期储存导致的分解。

4.4.1.1　实验动物

Wister 大鼠（200～220g）（购于长春生物制品所）购买后置于恒定条件（温度25℃，湿度50%）的动物实验室，使其适应一周后随机分组。

干姜对乌头碱单体肠内吸收影响的实验动物分组：乌头碱空白组3只（用于测定葡萄糖含量）、高浓度乌头碱标准溶液组3只（用于测定葡萄糖含量）、高浓度乌头碱标准溶液组5只、中浓度乌头碱标准溶液组5只、低浓度乌头碱标准溶液组5只（用于测定生物碱含量，研究乌头碱的肠吸收特性）、乌头碱标准溶液＋干姜提取液组5只、乌头碱标准溶液＋维拉帕米标准溶液组5只、地高辛标准溶液＋干姜提取液组5只、干姜提取液＋地高辛组5只、乌头碱标准溶液＋6-姜酚标准溶液组5只、地高辛标准溶液＋6-姜酚标准溶液组5只。

干姜、生半夏、浙贝母、川贝母对生川乌提取液中乌头类生物碱肠内吸收影响的实验动物分组：生川乌提取液空白组3只（用于测定葡萄糖含量）、生川乌提取液组3只（用于测定葡萄糖含量）、生川乌提取液＋干姜提取液组5只、生川乌提取液＋生半夏提取液组5只、生川乌提取液＋浙贝母提取液组5只、生川乌提取液＋川贝母提取液组5只、生川乌提取液＋维拉帕米组5只、干姜提取液＋地高辛组5只、生半夏提取液＋地高辛组5只、浙贝母提取液＋地高辛组5只、川贝母提取液＋地高辛组5只。

实验前禁食24h，自由饮水。

4.4.1.2　液相色谱与质谱条件

（1）乌头碱的测定　Waters Acquity^{TM}-Xevo TQ 液质联用仪，电喷雾离子源，锥孔电压54V，毛细管电压3.00kV，脱溶剂气温度350℃，脱溶剂气流速700L/h，碰撞气流速0.15mL/min。采用多反应监测正离子扫描模式，其中乌头碱、中乌头碱、次乌头碱、10-羟基中乌头碱的定量离子（m/z）分别为 m/z586.31、m/z572.3、m/z556.31、m/z588，定性离子分别为 m/z368.23、m/z354.2、m/z338.19、m/z478.24。

BEH Extend-C$_{18}$ 色谱柱（2.1mm×50mm，1.7μm，美国安捷伦公司）。流动相为甲醇-乙腈（1:1）（A）与5.143μmol/L的三乙胺水溶液（B）。梯度洗脱条件为0～1min，10%～43% A；2～4.5min，55%～100% A；5～7min，10% A。流速为0.3mL/min，柱温为35℃。外翻肠囊冻干样品测定前用100μL流动相（A）溶解，进样5μL。测得肠囊样品中双酯型生物碱的多反应监测质谱图，乌头碱、中乌头碱、次乌头碱的浓度分别为0.3541μg/mL、0.1688μg/mL、0.1815μg/mL。

（2）葡萄糖的测定　仪器同乌头类生物碱的测定。电喷雾离子源，锥孔电压10V，毛细管电压2.50kV，脱溶剂气温度350℃，脱溶剂气流速700L/h，碰撞气流速0.15mL/min。采用多反应监测负离子扫描模式，选择 m/z59作为定量离子，

$m/z89$ 作为定性离子，对应的碰撞电压分别为 15V 和 15V。Hypersil NH 色谱柱（4.6mm×150mm，25μm，中国依利特公司）流动相采用 80%乙腈与 20%超纯水等度洗脱。流速为 0.3mL/min，柱温为 35℃。外翻肠囊冻干样品测定前用 100μL 超纯水溶解，进样 5μL。葡萄糖标准品的多反应监控质谱见图 4-39。

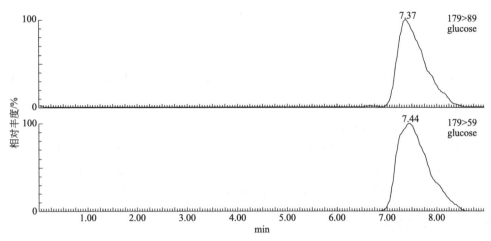

图 4-39　葡萄糖的多反应监控质谱图

（3）地高辛的测定　仪器与色谱柱同乌头类生物碱的测定。锥孔电压 50V，毛细管电压 2.50kV，采用多反应监测负离子扫描模式，选择 m/z 为 649.64 的离子作为定量离子，m/z 为 475.35 的离子作为定性离子，对应的碰撞电压分别为 45V 和 45V。流动相为甲醇-乙腈（1∶1）（A）与超纯水（B），采用 70%A 等度洗脱。流速为 0.3mL/min，柱温为 30℃。外翻肠囊冻干样品测定前用 50μL 二甲基亚砜与 50μL 流动相（A）溶解，进样 5μL。测得肠囊样品中地高辛的多反应监控质谱图见图 4-40，地高辛浓度为 3.479μg/mL。

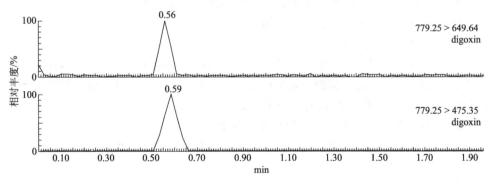

图 4-40　地高辛的多反应监控质谱图

4.4.1.3　数据处理

乌头碱、中乌头碱、次乌头碱在各个时间点的单位肠管面积累积吸收量（Q）计算：

$$Q = \frac{C_n V + \sum_{i=1}^{n-1} C_i \times 0.1}{A}$$

式中，C_n 是某时间点样品中待测成分的浓度，V 是肠囊内液体积，$\sum_{i=1}^{n-1} C_i$ 是各时间点待测浓度之和，A 是肠囊表面积。以 $Q(\mu g/cm^2)$ 对时间（h）进行零级方程拟合，用 Origin7.5 软件绘图。

各肠段乌头碱表观渗透系数（Papp）计算：$Papp = [V/(A \cdot C_0)]dC/dt$，其中 V 是肠囊内液体积，A 是肠囊表面积，C_0 是囊外乌头碱初始浓度，dC/dt 是囊内乌头碱对时间的变化率，可由囊内乌头碱浓度与时间直线回归求得。

4.4.1.4　实验内容

（1）外翻肠囊模型的制备　实验前将大鼠禁食 24h，自由饮水。然后将大鼠断头处死，立刻打开腹腔，分别迅速取出 10cm 长的十二指肠（自幽门 1cm 处开始）、空肠（自幽门 15cm 处开始）、回肠（自盲肠上行 20cm 处开始）、结肠（从盲肠后端开始）。将各肠段立即放入 37℃ K-R 肠营养液（Krebs-Ringer's 液）中，冲洗至无内容物流出，小心剥离肠管表面肠系膜和脂肪。冲洗干净后将肠段一端结扎，翻转，向其中加入约 1.5mL 空白 K-R 肠营养液，将另一端结扎后放入持续通有 O_2-CO_2 混合气体（95∶5）的含药 K-R 肠营养液中。

分别在 20min、40min、60min、80min、100min、120min 时间点吸取肠囊内液 100μL，并向囊内补充等体积、新鲜且 37℃的 K-R 肠营养液。

实验结束后，测定肠囊内液体积，液面高度，计算肠管面积。

离体外翻肠囊样品冻干保存，备用。

（2）肠营养液的配制

① 空白肠营养液的配制　称取 7.8g NaCl，0.35g KCl，0.32g NaH_2PO_4，1.37g $NaHCO_3$，1.4g 葡萄糖（葡萄糖临用前添加），将上述药品用蒸馏水溶解后定容至 1000mL，即得空白 K-R 肠营养液。

② 含药肠营养液的配制　各组配制方案如下。

高浓度乌头碱组：向 7800μL 空白 K-R 肠营养液中加入 200μL 浓度为 0.3mg/mL 的乌头碱标准溶液，即得。

中浓度乌头碱组：向 7800μL 空白 K-R 肠营养液中加入 200μL 浓度为 0.03mg/mL 的乌头碱标准溶液，即得。

低浓度乌头碱组：向 7800μL 空白 K-R 肠营养液中加入 200μL 浓度为

0.003mg/mL 的乌头碱标准溶液，即得。

乌头碱＋干姜提取液组：向 7600μL 空白 K-R 肠营养液中加入 200μL 浓度为 0.3mg/mL 的乌头碱标准溶液及 200μL 生药浓度为 1g/mL 的干姜提取液，即得。

乌头碱＋维拉帕米组：向 7600μL 空白 K-R 肠营养液中加入 200μL 浓度为 0.3mg/mL 的乌头碱标准溶液及 200μL 浓度为 1mg/mL 的维拉帕米溶液，即得。

干姜提取液＋地高辛组：向 7600μL 空白 K-R 肠营养液中加入 200μL 干姜提取液及 200μL 浓度为 0.8mg/mL 的地高辛溶液，即得。

6-姜酚＋地高辛组：向 7600μL 空白 K-R 肠营养液中加入 200μL 浓度为 0.09mg/mL 的 6-姜酚及 200μL 浓度为 0.8mg/mL 的地高辛溶液，即得。

生川乌提取液组：向 7800μL 空白 K-R 肠营养液中加入 200μL 生川乌提取液，即得。

生川乌提取液＋干姜提取液组：向 7600μL 空白 K-R 肠营养液中加入 200μL 生川乌提取液及 200μL 干姜提取液，即得。

生川乌提取液＋生半夏提取液组：向 7600μL 空白 K-R 肠营养液中加入 200μL 生川乌提取液及 200μL 生半夏提取液，即得。

生川乌提取液＋浙贝母提取液组：向 7600μL 空白 K-R 肠营养液中加入 200μL 生川乌提取液及 200μL 浙贝母提取液，即得。

生川乌提取液＋川贝母提取液组：向 7600μL 空白 K-R 肠营养液中加入 200μL 生川乌提取液及 200μL 川贝母提取液，即得。

生川乌提取液＋维拉帕米组：向 7600μL 空白 K-R 肠营养液中加入 200μL 生川乌提取液及 200μL 浓度为 1mg/mL 的维拉帕米溶液，即得。

干姜提取液＋地高辛组：向 7600μL 空白 K-R 肠营养液中加入 200μL 干姜提取液及 200μL 浓度为 0.8mg/mL 的地高辛溶液，即得。

生半夏提取液＋地高辛组：向 7600μL 空白 K-R 肠营养液中加入 200μL 生半夏提取液及 200μL 浓度为 0.8mg/mL 的地高辛溶液，即得。

浙贝母提取液＋地高辛组：向 7600μL 空白 K-R 肠营养液中加入 200μL 浙贝母提取液及 200μL 浓度为 0.8mg/mL 的地高辛溶液，即得。

川贝母提取液＋地高辛组：向 7600μL 空白 K-R 肠营养液中加入 200μL 川贝母提取液及 200μL 浓度为 0.8mg/mL 的地高辛溶液，即得。

（3）肠囊活性判断　图 4-41 给出了肠囊内外两侧葡萄糖含量的相对比值随培养时间的变化。由图 4-41 可以看出，在向肠囊外液加入乌头类生物碱提取液前后，肠囊内外两侧葡萄糖含量的比值均呈上升趋势，说明在 120min 内，肠囊保持活性。

（4）方法学考察

① 选择性　取空白肠囊内液 100μL，冷冻干燥后用 100μL 流动相溶解，离心后取上清液用于质谱检测。空白肠囊内液中四种双酯型生物碱的多反应监控谱图见图 4-42。

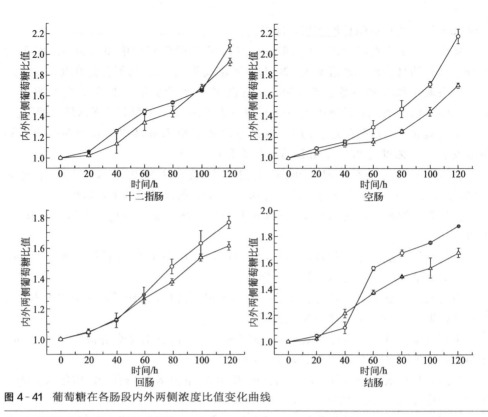

图 4-41 葡萄糖在各肠段内外两侧浓度比值变化曲线

△—空白肠营养液；○—含药肠营养液

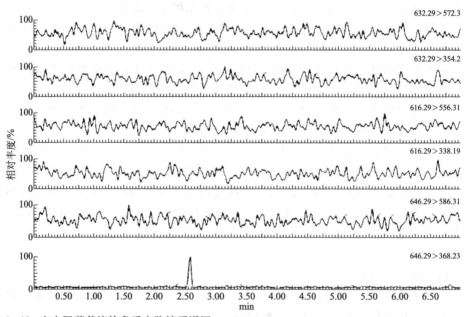

图 4-42 空白肠营养液的多反应监控质谱图

② 线性关系　配制乌头碱、中乌头碱、次乌头碱浓度分别为 18.13μg/mL、8.93μg/mL、10.6μg/mL 的混标溶液，逐级稀释 5、10、50、100、500、1000、10000 倍，配制成系列标准品溶液。配制地高辛浓度为 3.2μg/mL 的标准品溶液，逐级稀释 5、25、125、625、15625 倍前述方法检测，以各待测成分浓度为横坐标，以峰面积为纵坐标，得到乌头碱、中乌头碱、次乌头碱、地高辛的线性关系见表 4-11。

⊡ 表 4-11　线性关系考察结果

化合物	标准曲线	线性范围/(ng/mL)	R^2
乌头碱	$y = 164.7x - 26455$	1.813~18130	0.9988
中乌头碱	$y = 92.71x - 5574$	0.8930~8930	0.9994
次乌头碱	$y = 104.8x - 11926$	1.060~10600	0.9983
地高辛	$y = 0.1856x + 17.12$	2.048~32000	0.9984

③ 精密度试验　配制低、中、高三种浓度的乌头碱、中乌头碱、次乌头碱混标溶液，及地高辛的单标溶液，对每一浓度取平行 15 个样本进行分析，连续测定 3d，在相同的色谱条件下检测，根据每种成分的标准曲线计算各标准溶液的浓度，计算日内及日间浓度的相对标准偏差（RSD），结果见表 4-12。

⊡ 表 4-12　日内、日间精密度试验结果

化合物	加入量/(ng/mL)	检测量/(ng/mL)	日内 RSD%	日间 RSD%	相对误差/%
乌头碱	14504	13018	3.450	1.405	10.24
	1133	1171	0.2911	10.62	3.375
	226.6	220.4	4.789	3.365	2.762
中乌头碱	7144	7906	3.001	12.27	10.67
	558	589	2.324	8.360	5.556
	111.6	112.0	6.567	3.515	0.3286
次乌头碱	8480	8881	7.068	6.539	4.732
	662	604.6	2.926	9.339	8.671
	132.5	151.0	3.797	3.509	13.92
地高辛	16000	17231	7.735	3.995	7.694
	3200	3292	9.853	8.178	2.882
	128	125.8	14.17	7.657	1.709

④ 检测限与定量下限　本实验采用比较直观的方法确定各被测成分的检测限（LOD）与定量下限（LLOQ），即在标准曲线低浓度点附近添加一系列已知浓度的双份样品进行检测，选取分析物峰附近的一段基线为参照，仪器可自动计算选定色谱峰的信噪比（S/N），以 S/N≥3 时的样品浓度为 LOD，以 S/N≥10 时的样品浓度为 LLOQ。乌头碱、中乌头碱、次乌头碱、地高辛的 LOD 值分别为

0.03626ng/mL、0.01786ng/mL、0.0212ng/mL、8ng/mL，LLOQ 值分别为0.09065ng/mL、0.04465ng/mL、0.053ng/mL、16ng/mL。

⑤ 基质效应与提取回收率考察　取低、中、高三种浓度的乌头碱、中乌头碱、次乌头碱混标溶液，及地高辛的单标溶液，各6份，按各成分质谱条件测定后计算浓度为 C_1，取空白肠囊内液100μL，冷冻干燥后，残渣加入100μL待测成分标准溶液，测定后计算浓度为 C_2，以 C_2/C_1 计算基质效应；取空白肠囊内液100μL，加入100μL待测成分标准溶液各6份，冻干，残渣用100μL流动相溶解后，用于质谱检测，计算浓度为 C_3 以 C_3/C_2 计算提取回收率。结果见表4-13。

▢ 表4-13　基质效应与提取回收率试验结果

化合物	加入量/(ng/mL)	基质效应/%	提取回收率/%
乌头碱	14504	99.36±8.421	100.7±9.285
	1133	88.69±4.950	98.13±1.949
	226.6	101.7±3.763	102.7±1.004
中乌头碱	7144	88.30±2.089	106.8±5.689
	558	90.33±4.757	99.16±8.307
	111.6	87.93±5.967	104.4±2.979
次乌头碱	8480	97.35±6.580	107.1±4.716
	662	110.4±4.418	97.15±2.274
	132.5	101.3±4.901	101.9±1.215
地高辛	16000	90.77±3.157	89.38±4.530
	3200	101.2±3.921	97.56±9.564
	128	93.56±3.386	86.97±4.436

⑥ 稳定性考察　配制低、中、高三种浓度的乌头碱、中乌头碱、次乌头碱混标溶液，及地高辛的单标溶液，对每一浓度取平行6个样本进行分析，分别在0 h、24 h、48 h时检测，根据每种成分的标准曲线计算各标准溶液的浓度，计算不同时间浓度的相对标准偏差（RSD），低、中、高3个浓度样品的稳定性 RSD 见表4-14。

▢ 表4-14　稳定性考察试验结果

浓度	RSD/%			
	乌头碱	中乌头碱	次乌头碱	地高辛
高浓度	10.04	12.97	4.136	1.336
中浓度	11.72	11.58	6.089	4.913
低浓度	2.448	5.703	2.223	2.036

（5）结果与讨论

乌头碱单体的肠吸收特性　为考察乌头碱在肠囊内的吸收是否存在浓度依赖性，我们选取低、中、高浓度乌头碱标准溶液进行外翻肠囊实验，用乌头碱在肠囊内的单位肠管面积累积吸收量进行零级、一级、Higuchi 方程拟合，选择方程的相关系数作为评价拟合优劣的指标。结果表明零级方程拟合结果较好。表 4-15 给出了不同浓度乌头碱标准溶液在大鼠不同小肠段的零级拟合方程，相关系数均大于0.9。拟合方程的斜率代表吸收速率常数，由表 4-15 可以看出，乌头碱的吸收速率常数随初始浓度的增大而增大，说明乌头碱在肠囊内的吸收速度与初始浓度呈正相关。

▣ 表 4-15　不同浓度乌头碱在不同肠段内单位面积累积吸收量的零级拟合方程

大鼠肠段	浓度/(ng/mL)	拟合方程	R^2
十二指肠	7500	$Q = 3.528t$	0.9338
	750	$Q = 0.05406t$	0.9834
	75	$Q = 0.02546t$	0.9715
空肠	7500	$Q = 3.2531t$	0.9462
	750	$Q = 0.2028t$	0.9345
	75	$Q = 0.02977t$	0.9498
回肠	7500	$Q = 2.529t$	0.9455
	750	$Q = 0.2906t$	0.9688
	75	$Q = 0.01294t$	0.9188
结肠	7500	$Q = 2.000t$	0.9695
	750	$Q = 0.1302t$	0.9548
	75	$Q = 0.01937t$	0.9521

4.4.2　干姜对乌头碱肠吸收的影响

4.4.2.1　干姜提取液对乌头碱在肠内吸收的影响

在研究干姜对乌头碱肠内吸收的影响时，我们引入了表观渗透系数（Papp）。表 4-16 给出了加入干姜前、后乌头碱肠吸收的表观渗透系数。表 4-16 的结果表明，不同肠段内乌头碱的吸收存在显著性差异（$P < 0.05$），乌头碱在空肠段内的 Papp 值大于其他三个肠段，在结肠段内的值最小；加入干姜提取液后，各肠段内肠营养液中乌头碱的 Papp 值均降低，且在十二指肠段内降低最为明显。以上结果表明，干姜对乌头碱在肠内的吸收有抑制作用，进一步的实验是关于干姜抑制乌头碱在肠内吸收的机理研究。

▣ 表 4-16　干姜提取液对乌头碱表观渗透系数的影响

分组	十二指肠	空肠	回肠	结肠
高浓度乌头碱(P_0)	(4.111 ± 0.3898) $\times 10^{-5}$	(4.751 ± 0.4762) $\times 10^{-5}$	(4.386 ± 0.1086) $\times 10^{-5}$	(3.506 ± 0.03262) $\times 10^{-5}$
高浓度乌头碱＋干姜(P_1)	(1.111 ± 0.1150) $\times 10^{-5}$	(1.764 ± 0.1251) $\times 10^{-5}$	(1.585 ± 0.06571) $\times 10^{-5}$	(2.347 ± 0.1634) $\times 10^{-5}$

分组	十二指肠	空肠	回肠	结肠
高浓度乌头碱+6-姜酚(P_2)	(1.481 ± 0.1242) $\times10^{-5}$	(1.781 ± 0.1923) $\times10^{-5}$	(1.519 ± 0.09117) $\times10^{-5}$	(1.530 ± 0.1401) $\times10^{-5}$
ER(P_1/P_0)	0.2703	0.3942	0.3615	0.6695
ER(P_2/P_0)	0.3602	0.3979	0.3464	0.4363

4.4.2.2　P-糖蛋白抑制剂对乌头碱在肠内吸收的影响

P-糖蛋白是一种存在于肠黏膜上皮细胞的重要转运蛋白。由于它可以将吸收到浆膜侧的药物泵回至黏膜侧，因此它的存在能抑制许多药效成分的吸收，也可以抑制毒性成分的吸收，从而起到减毒作用。为考察乌头碱的吸收与P-糖蛋白的关系，我们引入了一种P-糖蛋白的公认抑制剂——维拉帕米，将乌头碱标准溶液与维拉帕米共同培养，观察加入维拉帕米前后乌头碱的吸收是否发生变化。由图4-43可以看出，加入维拉帕米后，乌头碱在各肠段内的吸收值均发生不同程度的增加，因此可以推断乌头碱是P-糖蛋白的底物。

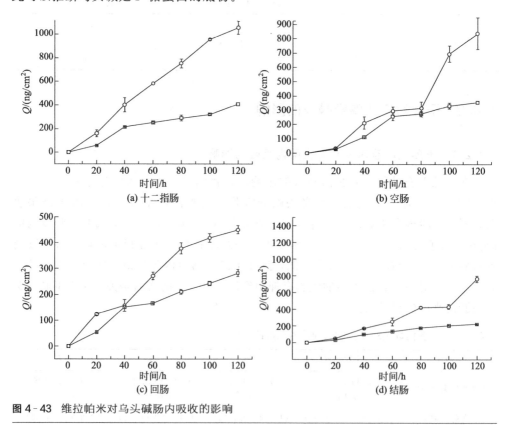

图4-43　维拉帕米对乌头碱肠内吸收的影响

□—乌头碱；○—乌头碱+维拉帕米

4.4.2.3 干姜提取液对 P-糖蛋白底物在肠内吸收的影响

为考察干姜提取液与 P-糖蛋白的关系，我们引入了一种 P-糖蛋白的公认底物——地高辛，将干姜提取液与地高辛标准溶液共同培养，观察加入干姜提取液后地高辛的吸收是否发生变化。由图 4-44 可以看出，加入干姜提取液后，地高辛在各肠段内的吸收值均发生不同程度的降低，因此可以推断干姜是 P-糖蛋白的诱导剂。

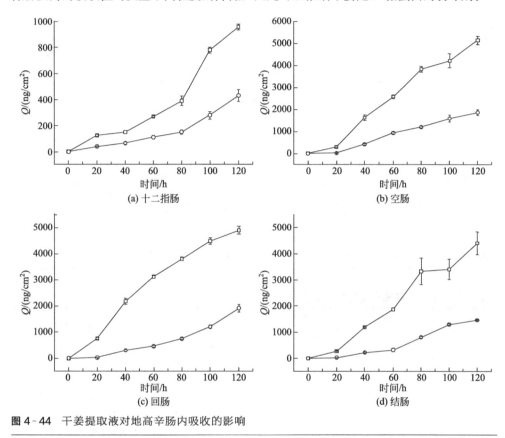

图 4-44 干姜提取液对地高辛肠内吸收的影响

□—地高辛；○—地高辛＋干姜提取液

4.4.2.4 干姜提取液中主要化学成分检测

前面的实验结果已经表明干姜提取液可通过诱导 P-糖蛋白，抑制乌头碱在肠内的吸收，从而起到解毒的作用，但物质基础尚不明确，因此接下来的实验是有关干姜解乌头碱毒性的物质基础研究。

文献报道干姜的主要化学成分为姜酚类。在本部分实验内容中，采用 UPLC-MS^n 对干姜提取液的成分进行检测，得到了基峰色谱图见图 4-45。通过子离子的 m/z 结合前人的实验结果，共鉴别出 11 个化合物见表 4-17。

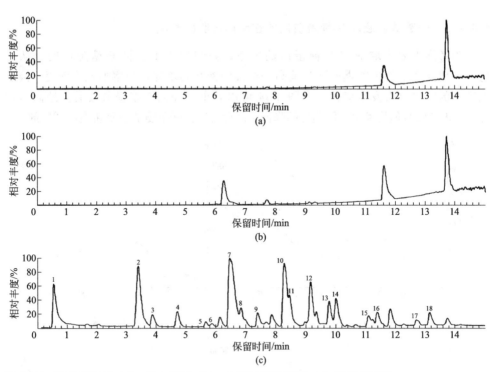

图4-45 干姜提取液（a）、空白溶剂（b）、6-姜酚标准溶液（c）基峰色谱图

⊡ 表4-17 干姜提取液中鉴别的姜酚类成分

峰号	t_R/min	$[M+H]^+$ (m/z)	$[M+H_2O]^+$ (m/z)	$[M+Na]^+$ (m/z)	$[2M+Na]^+$ (m/z)	化合物
1	0.57	267	—	289	—	4-姜酚
3	3.89	305	—	—	—	8-姜烯酚
5	5.66	395	—	—	—	甲基-12-姜辣二醇异构体
7	6.50	295	312	317	611	6-姜酚
9	7.41	325	—	347	—	8-姜辣二醇
10	8.30	277	294	299	575	6-姜烯酚
11	8.46	323	340	345	667	8-姜酚
12	9.15	—	398	403	—	12-姜辣二醇
13	9.77	—	412	417	—	甲基-12-姜辣二醇
14	10.01	351	368	373	723	10-姜酚
16	11.38	333	350	355	687	10-姜烯酚

　　由图4-45可以看出，在t_R6.5min处有一最高峰，经标准品对照，鉴别为6-姜酚，为进一步研究姜酚类成分对乌头碱在肠内吸收的影响，我们选择6-姜酚与乌头碱标准溶液共同培养，考察6-姜酚是否也与干姜提取液一样可以抑制乌头碱在肠囊内的吸收。

4.4.2.5　6-姜酚对乌头碱在肠内吸收的影响

计算的 Papp 值见表 4-16，加入 6-姜酚后，各肠段内肠营养液中乌头碱的 Papp 值均降低，说明 6-姜酚对乌头碱在肠内的吸收有抑制作用，结合前述实验结果 "干姜提取液抑制乌头碱在肠内的吸收以及干姜提取液中的主要化学成分为姜酚类"，可以说明 6-姜酚及干姜中与 6-姜酚有相似结构的姜酚类成分共同抑制了乌头碱在肠囊内的吸收。

4.4.2.6　6-姜酚对地高辛在肠内吸收的影响

为了更确切地说明干姜抑制乌头碱在肠内吸收的机理，我们将 6-姜酚与 P-糖蛋白的底物——地高辛共同培养，由图 4-46 可以很明显地看出 6-姜酚对地高辛在不同肠段内吸收的影响。结果表明 6-姜酚的加入降低了地高辛在肠囊内的累积吸收量，可以说明 6-姜酚为 P-糖蛋白的诱导剂，6-姜酚通过诱导 P-糖蛋白抑制乌头碱在肠内的吸收。

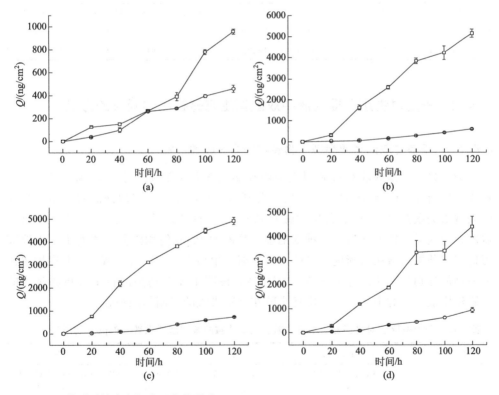

图 4-46　6-姜酚对地高辛肠内吸收的影响

□—地高辛；○—地高辛＋6-姜酚

4.4.3 生川乌提取液中双酯型生物碱的肠吸收特性

乌头碱、中乌头碱、次乌头碱的单位肠管面积累积吸收量见表 4-18。由表 4-18 可知，乌头碱、中乌头碱、次乌头碱在空肠的单位肠囊面积累积吸收量及吸收率均最大，在结肠均最小，说明三种生物碱的吸收主要发生在小肠。由表 4-18 还可知，乌头碱、中乌头碱、次乌头碱的累积吸收量与三者的初始浓度有关，中乌头碱的初始浓度最大，其在各肠段的累积吸收量也最大，说明双酯型生物碱的累积吸收量存在浓度依赖性。但吸收率仅在空肠段符合此规律，其余三个肠段的吸收率并无规律可循，推测双酯型生物碱在十二指肠、回肠、结肠段的吸收除与浓度有关外，还可能与化合物的结构有关。

⊡ 表 4-18　乌头碱、中乌头碱、次乌头碱在肠囊内的累积吸收量及吸收率

生物碱	初始浓度/(ng/mL)	单位面积累计吸收量/(ng/cm^2)				吸收率/%			
		十二指肠	空肠	回肠	结肠	十二指肠	空肠	回肠	结肠
乌头碱	20697.6	395.0±0.15	405.5±0.06	369.6±0.03	232.4±0.11	0.2386	0.2449	0.2232	0.1404
中乌头碱	235652.9	6239±0.14	10283±0.18	2978±0.05	2913±0.19	0.3309	0.5454	0.1580	0.1545
次乌头碱	73838.2	1315±0.24	1471±0.17	1222±0.26	674.6±0.18	0.2226	0.2491	0.2068	0.1142

4.4.4 干姜对生川乌提取液中双酯型生物碱在肠内吸收的影响

4.4.4.1 干姜提取液对双酯型生物碱在肠内吸收的影响

为考察干姜提取液对双酯型生物碱在肠内吸收的影响，引入增渗透比（ER）作为评价指标。$ER = P/P_0$，P 和 P_0 分别是加与不加干姜提取液时双酯型生物碱的表观渗透系数（Papp）。各生物碱的 Papp 值计算结果见表 4-19。由表 4-19 可以看出，加入干姜提取液后，三种双酯型生物碱的 Papp 值均降低，说明干姜提取液可抑制三种生物碱在肠囊内的吸收。乌头碱、中乌头碱、次乌头碱在各肠段增渗比的最小值分别为 0.1557、0.1504、0.1252，说明干姜对乌头碱在十二指肠吸收的抑制作用最强，对中乌头碱与次乌头碱在空肠吸收的抑制作用最强。

⊡ 表 4-19　干姜提取液对乌头碱、中乌头碱、次乌头碱的表观渗透系数（Papp）的影响

分组		十二指肠	空肠	回肠	结肠
加入干姜前（P_0）	乌头碱	(1.497±0.1259)×10^{-5}	(1.135±0.1253)×10^{-5}	(1.066±0.1392)×10^{-5}	(1.033±0.08100)×10^{-5}
	中乌头碱	(1.193±0.1482)×10^{-5}	(3.181±0.3236)×10^{-5}	(1.215±0.1670)×10^{-5}	(1.433±0.2958)×10^{-5}
	次乌头碱	(0.9689±0.1204)×10^{-5}	(1.755±0.1785)×10^{-5}	(1.151±0.1582)×10^{-5}	(0.8884±0.06965)×10^{-5}

分组		十二指肠	空肠	回肠	结肠
加入干姜后 (P_1)	乌头碱	$(2.330 \pm 0.05633) \times 10^{-6}$	$(5.747 \pm 0.04572) \times 10^{-6}$	$(4.851 \pm 0.02251) \times 10^{-6}$	$(3.254 \pm 0.03686) \times 10^{-6}$
	中乌头碱	$(7.460 \pm 0.1205) \times 10^{-6}$	$(4.785 \pm 0.04247) \times 10^{-6}$	$(2.401 \pm 0.01114) \times 10^{-6}$	$(5.494 \pm 0.06222) \times 10^{-6}$
	次乌头碱	$(2.182 \pm 0.04368) \times 10^{-6}$	$(2.197 \pm 0.01748) \times 10^{-6}$	$(4.556 \pm 0.02114) \times 10^{-6}$	$(1.546 \pm 0.01751) \times 10^{-6}$
ER(P_1/P_0)	乌头碱	0.1557	0.5063	0.4548	0.3150
	中乌头碱	0.6254	0.1504	0.1977	0.3835
	次乌头碱	0.2252	0.1252	0.3958	0.1740

4.4.4.2　P-糖蛋白抑制剂对双酯型生物碱在肠囊内吸收的影响

维拉帕米是 P-糖蛋白的抑制剂,可促进 P-糖蛋白底物在肠内的吸收,因此通过判断维拉帕米对双酯型生物碱在肠内吸收的影响,可判断双酯型生物碱是否为 P-糖蛋白的底物。在分析维拉帕米对双酯型生物碱肠内吸收的影响时,同样引入增渗透比(ER)作为评价指标,结果见表 4-20。由表 4-20 可以看出,加入维拉帕米后,三种双酯型生物碱的 Papp 值均增大,说明维拉帕米可促进三种生物碱在肠囊内的吸收。乌头碱、中乌头碱、次乌头碱在各肠段增渗比的最大值分别为 5.752、8.340、11.98,表明维拉帕米对乌头碱在回肠吸收的促进作用最强,对中乌头碱与次乌头碱在结肠吸收的促进作用最强。以上说明乌头碱、中乌头碱、次乌头碱均为 P-糖蛋白的底物。

⊡ **表 4-20　维拉帕米对乌头碱、中乌头碱、次乌头碱的表观渗透系数(Papp)的影响**

分组		十二指肠	空肠	回肠	结肠
加入维拉帕米前(P_0)	乌头碱	$(1.497 \pm 0.1259) \times 10^{-5}$	$(1.135 \pm 0.1253) \times 10^{-5}$	$(1.066 \pm 0.1392) \times 10^{-5}$	$(1.033 \pm 0.08100) \times 10^{-5}$
	中乌头碱	$(1.193 \pm 0.1482) \times 10^{-5}$	$(3.181 \pm 0.3236) \times 10^{-5}$	$(1.215 \pm 0.1670) \times 10^{-5}$	$(1.433 \pm 0.2958) \times 10^{-5}$
	次乌头碱	$(0.9689 \pm 0.1204) \times 10^{-5}$	$(1.755 \pm 0.1785) \times 10^{-5}$	$(1.151 \pm 0.1582) \times 10^{-5}$	$(0.8884 \pm 0.06965) \times 10^{-5}$
加入维拉帕米后(P_2)	乌头碱	$(4.665 \pm 0.5615) \times 10^{-5}$	$(5.361 \pm 0.4831) \times 10^{-5}$	$(6.135 \pm 0.3381) \times 10^{-5}$	$(5.521 \pm 0.4268) \times 10^{-5}$
	中乌头碱	$(3.299 \pm 0.2390) \times 10^{-5}$	$(4.616 \pm 0.2296) \times 10^{-5}$	$(8.582 \pm 0.4554) \times 10^{-5}$	$(11.94 \pm 1.710) \times 10^{-5}$
	次乌头碱	$(2.841 \pm 0.2058) \times 10^{-5}$	$(3.798 \pm 0.1889) \times 10^{-5}$	$(3.637 \pm 0.1693) \times 10^{-5}$	$(10.65 \pm 1.418) \times 10^{-5}$
ER(P_2/P_0)	乌头碱	3.117	4.923	5.752	5.344
	中乌头碱	2.770	1.450	7.060	8.340
	次乌头碱	2.932	2.164	3.160	11.98

4.4.5　"十八反"配伍中药提取液对乌头类双酯型生物碱肠内吸收的影响

为考察生半夏、浙贝母、川贝母对双酯型生物碱在肠内吸收的影响，我们直观地比较了加入生半夏、浙贝母、川贝母前后乌头碱、中乌头碱、次乌头碱在不同肠段内的吸收曲线，见图 4-47 至图 4-49。可以看出，无论是乌头碱、中乌头碱，还是次乌头碱，加入浙贝母提取液后，三者在任一时间点的单位肠管面积累计吸收量都增加，加入生半夏与川贝母提取液后，三者在任一时间点的单位肠管面积累计吸收量都降低，表明浙贝母提取液促进了三种生物碱在大鼠肠囊内的吸收，生半夏与川贝母提取液抑制了三种生物碱在大鼠肠囊内的吸收，说明浙贝母增加了生川乌提取液的毒性，相反，生半夏与川贝母降低了生川乌提取液的毒性。

为进一步定量比较生半夏、浙贝母、川贝母对生川乌提取液的增毒或减毒作用，我们引入了引入增渗透比（ER）作为评价指标。ER$=P/P_0$，P 和 P_0 分别是加与不加"十八反"中药材提取液时双酯型生物碱的表观渗透系数（Papp）。加入"十八反"中药材提取液后各生物碱的 Papp 值计算结果见表 4-21。

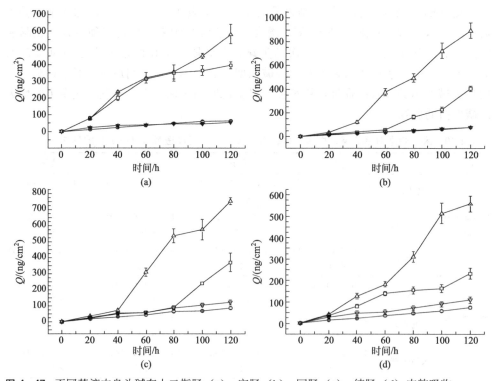

图 4-47　不同药液中乌头碱在十二指肠（a）、空肠（b）、回肠（c）、结肠（d）内的吸收

□—生川乌提取液；○—生川乌提取液+生半夏；△—生川乌提取液+浙贝母；▽—生川乌提取液+川贝母

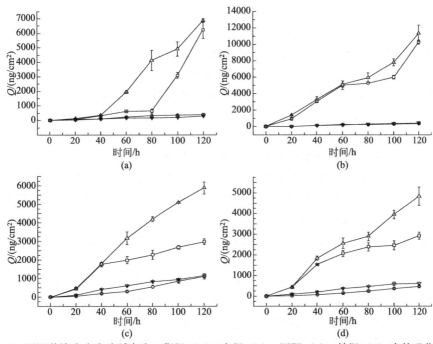

图 4-48 不同药液中中乌头碱在十二指肠（a）、空肠（b）、回肠（c）、结肠（d）内的吸收

□—生川乌提取液；○—生川乌提取液+ 生半夏；△—生川乌提取液+ 浙贝母；▽—生川乌提取液+ 川贝母

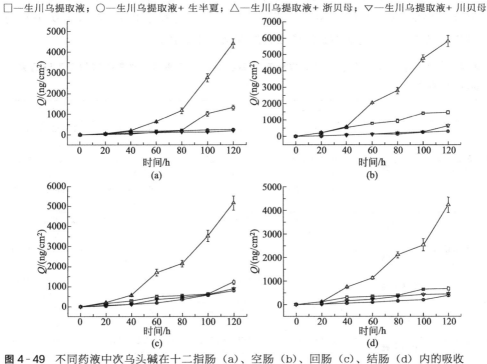

图 4-49 不同药液中次乌头碱在十二指肠（a）、空肠（b）、回肠（c）、结肠（d）内的吸收

□—生川乌提取液；○—生川乌提取液+ 生半夏；△—生川乌提取液+ 浙贝母；▽—生川乌提取液+ 川贝母

由表 4-21 的 ER1 值可以看出，加入生半夏提取液后，三种双酯型生物碱的 Papp 值均降低，说明生半夏提取液可抑制三种生物碱在肠囊内的吸收。乌头碱、中乌头碱、次乌头碱在各肠段增渗比的最小值分别为 0.2095、0.0367、0.1516，最大值分别为 0.4048、0.3299、0.6648，说明生半夏对乌头碱、中乌头碱、次乌头碱在空肠吸收的抑制作用最强，在回肠吸收的抑制作用最弱。

由表 4-21 的 ER2 值可以看出，加入浙贝母提取液后，三种双酯型生物碱的 Papp 值均提高，说明浙贝母提取液可促进三种生物碱在肠囊内的吸收。乌头碱、中乌头碱、次乌头碱在各肠段增渗比的最大值分别为 3.034、2.010、4.901，说明浙贝母对乌头碱在空肠吸收的促进作用最强，对中乌头碱在十二指肠吸收的促进作用最强，对次乌头碱在结肠吸收的促进作用最强。乌头碱、中乌头碱、次乌头碱在各肠段增渗比的最大值分别为 1.776、1.183、3.388，说明浙贝母对乌头碱在十二指肠吸收的促进作用最弱，对中乌头碱在空肠吸收的促进作用最弱，对次乌头碱在空肠吸收的促进作用最弱。

由表 4-21 的 ER3 值可以看出，加入川贝母提取液后，三种双酯型生物碱的 Papp 值均降低，说明川贝母提取液可抑制三种生物碱在肠囊内的吸收。乌头碱、中乌头碱、次乌头碱在各肠段的增渗比的最小值分别为 0.1522、0.0323、0.1886，说明川贝母对乌头碱与次乌头碱在十二指肠吸收的抑制作用最强，对中乌头碱在空肠吸收的抑制作用最强。乌头碱、中乌头碱、次乌头碱在各肠段的增渗比的最大值分别为 0.5186、0.4257、0.8675，说明川贝母对乌头碱和中乌头碱在回肠吸收的抑制作用最弱，对次乌头碱在结肠吸收的抑制作用最强。

▫ 表 4-21　生半夏、浙贝母、川贝母提取液对乌头碱、中乌头碱、次乌头碱的表观渗透系数（Papp）的影响

分组		十二指肠	空肠	回肠	结肠
未加配伍药液 （P_0）	乌头碱	$(1.497\pm0.126)\times10^{-5}$	$(1.135\pm0.125)\times10^{-5}$	$(1.066\pm0.139)\times10^{-5}$	$(1.033\pm0.081)\times10^{-5}$
	中乌头碱	$(1.193\pm0.148)\times10^{-5}$	$(3.181\pm0.324)\times10^{-5}$	$(1.215\pm0.167)\times10^{-5}$	$(1.433\pm0.296)\times10^{-5}$
	次乌头碱	$(0.9689\pm0.120)\times10^{-5}$	$(1.755\pm0.178)\times10^{-5}$	$(1.151\pm0.158)\times10^{-5}$	$(0.8884\pm0.070)\times10^{-5}$
加入生半夏后 （P_1）	乌头碱	$(3.139\pm0.109)\times10^{-6}$	$(2.379\pm0.223)\times10^{-6}$	$(4.317\pm0.197)\times10^{-6}$	$(2.330\pm0.199)\times10^{-6}$
	中乌头碱	$(1.683\pm0.058)\times10^{-6}$	$(1.166\pm0.154)\times10^{-6}$	$(4.009\pm0.183)\times10^{-6}$	$(1.398\pm0.185)\times10^{-6}$
	次乌头碱	$(3.313\pm0.115)\times10^{-6}$	$(2.660\pm0.120)\times10^{-6}$	$(7.653\pm0.312)\times10^{-6}$	$(2.527\pm0.216)\times10^{-6}$
加入浙贝母后 （P_2）	乌头碱	$(2.658\pm0.093)\times10^{-5}$	$(3.444\pm0.145)\times10^{-5}$	$(3.233\pm0.084)\times10^{-5}$	$(2.345\pm0.078)\times10^{-5}$
	中乌头碱	$(2.397\pm0.084)\times10^{-5}$	$(3.765\pm0.158)\times10^{-5}$	$(2.433\pm0.063)\times10^{-5}$	$(1.856\pm0.071)\times10^{-5}$
	次乌头碱	$(4.075\pm1.428)\times10^{-6}$	$(5.946\pm0.223)\times10^{-5}$	$(5.427\pm0.125)\times10^{-5}$	$(4.355\pm0.051)\times10^{-5}$

分组		十二指肠	空肠	回肠	结肠
加入川贝母后 (P_3)	乌头碱	(2.278 ± 0.169) $\times10^{-6}$	(2.200 ± 0.155) $\times10^{-6}$	(5.530 ± 0.196) $\times10^{-6}$	(4.977 ± 0.239) $\times10^{-6}$
	中乌头碱	(0.9510 ± 0.056) $\times10^{-6}$	(1.027 ± 0.072) $\times10^{-6}$	(5.171 ± 0.127) $\times10^{-6}$	(3.353 ± 0.050) $\times10^{-6}$
	次乌头碱	(1.827 ± 0.029) $\times10^{-6}$	(3.512 ± 0.247) $\times10^{-6}$	(9.410 ± 0.333) $\times10^{-6}$	(7.707 ± 0.116) $\times10^{-6}$
$ER_1(P_1/P_0)$	乌头碱	0.2097	0.2095	0.4048	0.2255
	中乌头碱	0.1411	0.0367	0.3299	0.0976
	次乌头碱	0.3419	0.1516	0.6648	0.2845
$ER_2(P_2/P_0)$	乌头碱	1.776	3.034	3.032	2.269
	中乌头碱	2.010	1.183	2.003	1.296
	次乌头碱	4.206	3.388	4.714	4.901
$ER_3(P_3/P_0)$	乌头碱	0.1522	0.1940	0.5186	0.4817
	中乌头碱	0.0797	0.0323	0.4257	0.2341
	次乌头碱	0.1886	0.2001	0.8174	0.8675

从本实验的结果可知,生半夏与川贝母可抑制双酯型生物碱在肠囊内的吸收,并且在各肠段内的抑制程度不同;浙贝母可促进双酯型生物碱在肠囊内的吸收,并且在各肠段内的促进作用不同。从肠内吸收的角度可以说生半夏与川贝母对生川乌提取液有减毒作用,而浙贝母对生川乌提取液有增毒作用,其物质基础有待于进一步研究。

4.5
中药化学成分体外代谢的液质联用技术

本节首先以生川乌中主要乌头类生物碱为检测对象,考察其经肠内菌代谢前、后的变化,鉴定代谢产物并分析代谢特征;其次以中药复方"乌头汤"中生物碱为检测对象,比较配伍药材对其肠内菌代谢的影响。

小肠是口服药物吸收的主要场所,它的 pH 值提供了生物碱类等碱性药物的最佳吸收环境。但是原型药物在小肠并不一定被完全吸收,未被吸收的药物在进入肠道下段时可能被肠内菌代谢产生代谢产物,生成的代谢产物可能被吸收进入血液循环。还有一些药物口服后,它们的原型药物并不能被小肠吸收,反而它们的代谢产物可被小肠吸收。因此口服药物后,吸收入血成分多数是原型药物与代谢产物的混合成分。对于乌头类生物碱,由于具有毒性,它们的单体成分是不允许作为药物服用的，但是在有医生处方的情况下，少量的含有乌头类生物碱的乌头属植物的提取物以及炮制品是允许入药的。因此，在我们的实验中，选择生川乌提取液进行肠内菌代谢研究更为有意义。

将生川乌提取液与大鼠肠内菌共同培养，UPLC/ESI-MS^{n}用于检测经肠内菌代谢前后的生川乌提取液中的生物碱成分，根据乌头类生物碱的质谱断裂规律，我们鉴定了生川乌提取液中生物碱的四个代谢产物，为两对同分异构体。为了进一步推断乌头类生物碱的肠内菌代谢特征及可能的代谢反应类型，我们选择了乌头碱与次乌头碱标准品开展了与生川乌提取液相同的体外代谢实验。结果，乌头碱与次乌头碱单体成分的代谢产物中并未检测到同分异构体。本实验是首次将UPLC-MS^{n}用于生川乌提取液中生物碱的肠内菌代谢研究。

半夏为天南星科植物半夏（*Pinellia ternate* Breit.）的干燥块茎。有燥湿化痰，降逆止呕的功效。浙贝母为百合科植物浙贝母（*Fritillaria thunbergii* Miq.）的干燥鳞茎，有清热散结、化痰止咳的功效。川贝母为百合科植物川贝母（*Fritillaria cirrhosa* D. Don）的干燥鳞茎，有清热润肺、化痰止咳的功效[73]。半夏、浙贝母、川贝母均为中药"十八反"中反乌头的药材，物质基础研究结果表明，十八反药材导致乌头毒性增强的原因可能是煎煮后提高了毒性物质的溶出率[74,75]，或是有新毒物质产生[76]。还有可能影响药物在体内的代谢特征、消除速率等。前人对三者与生川乌配伍禁忌的化学研究结果表明，半夏、浙贝母与生川乌共煎后双酯型生物碱含量高于生川乌单煎液，而川贝母与生川乌共煎后双酯型生物碱含量低于生川乌单煎液，说明半夏、浙贝母与生川乌配伍在体外有增毒作用，而川贝母与生川乌配伍在体外有减毒作用。半夏中富含核苷类含氮化合物成分，贝母中富含甾类生物碱成分，有文献结果推测二者可能竞争性改变乌头碱的体内代谢过程而使毒性增加[77,78]。

为进一步考察半夏、贝母反乌头的作用机制，本研究从肠内菌代谢的角度阐述了制川乌与半夏、浙贝母、川贝母配伍煎煮前后生物碱成分的变化，以及复方乌头汤与半夏、浙贝母、川贝母配伍煎煮前后生物碱成分的变化，建立了电喷雾串联质谱半定量分析配伍药对中化学成分在肠内菌代谢前后相对含量的方法。

4.5.1　生川乌中生物碱的肠内菌代谢

4.5.1.1　样品制备

（1）对照品溶液及生川乌提取液的制备　将利血平、乌头碱、次乌头碱分别配制成64μg/mL、101μg/mL、95μg/mL的甲醇溶液。

称取49g生川乌，用500mL无水乙醇超声2h后，过滤，在50℃条件下浓缩至30mL，用环己烷、水萃取，下层溶液蒸干溶剂后用无水乙醇定容至50mL，即得乌头类生物碱提取液。

（2）肠内菌代谢样品制备　称取 0.3g 大鼠新鲜粪便加入到 10mL GAM 培养基中，然后向其中加入 1mL 上述乌头类生物碱提取液进行培养，在培养 0h、2h、4h、6h、9h、12h、22h、24h、2d、3d、4d、5d、6d 时各取出 500μL 培养液，用等体积的乙酸乙酯萃取，10000r/min 离心后，取出上层溶液，蒸干溶剂后，残渣用 100μL 利血平标准溶液与 900μL 甲醇定容后，用 0.45μm 微孔滤膜过滤后用于液质检测。

4.5.1.2　液相与质谱条件

毛细管温度 350℃；喷雾电压 4.5kV；透镜补偿电压 175V；毛细管电压 3.5V；鞘气为氮气，流速为 14.85L/min，辅助气流速 14.85L/min；碰撞能量 25％～35％；质量检测范围（m/z）：100～1000。

BEH Extend-C_{18} 色谱柱（3mm×50mm，1.7μm，美国安捷伦公司），流动相为甲醇-乙腈（1∶1）（A）与 5.143μmol/L 的三乙胺水溶液（B）。梯度洗脱条件为：0～5min，50％～55％ A；12～16min，60％～70％ A；17～21min，80％～100％ A。流速为 0.3mL/min，柱温为 30℃。

4.5.1.3　ITMS 检测经肠内菌代谢前、后生川乌提取液中的乌头类生物碱成分

我们首先采用流动注射泵进样方式对生川乌提取液中的成分进行了检测，见图 4-50。

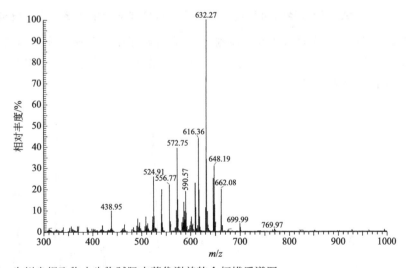

图 4-50　生川乌提取物中生物碱肠内菌代谢前的全扫描质谱图

在代谢 6d 之内，我们对各取样时间点的代谢样品均进行了检测，并发现在代谢 2d 时的样品质谱图中出现了新的 m/z 值分别对应 660.17 和 674.06，见图 4-51。

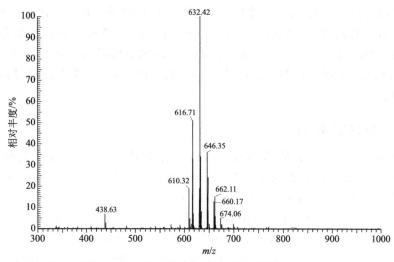

图 4-51 生川乌提取物中生物碱肠内菌代谢 2d 的全扫描质谱图

由于生川乌提取液中的生物碱成分较多，很可能存在同分异构体，因此单纯的质谱数据，即使做了串联，也不能得到可靠的结果，需用液质联用技术做进一步的检测。

4.5.1.4　UPLC-MS^n 检测经肠内菌代谢前、后生川乌提取液中的乌头类生物碱成分

利用液相色谱-串联质谱技术共检测出 18 种存在于生川乌提取液中的乌头类生物碱成分，见图 4-52（a）。根据二、三级串联质谱数据及参考文献，共鉴定出 16 种已知化合物，见表 4-22。

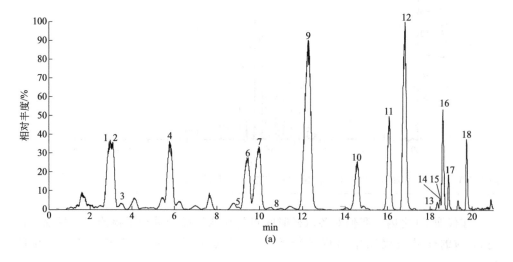

(a)

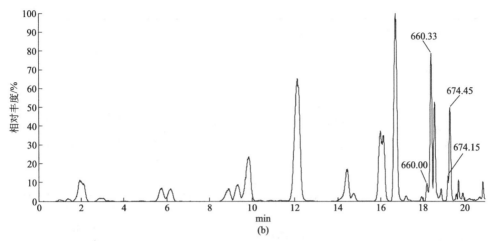

图 4-52 生川乌提取物中生物碱经肠内菌代谢前后的基峰色谱图

⊡ 表 4-22 生川乌提取物中生物碱的 MS^2 和 MS^3 数据

序号	生物碱	$t_R/\min$	MS^2（相对丰度/%）	MS^3（相对丰度/%）
1	苯甲酰中乌头原碱	2.94	571.94（22.28），557.98（38.89），540.07（100），526.21（11.53），508.17（19.83）	521.89（3.22），507.93（100），489.96（5.91），475.97（10.15），354.14（1.03），336.09（0.35）
2	苯甲酰乌头原碱	3.12	585.88（19.66），571.97（44.34），553.87（100），539.89（9.36），521.98（12.95）	535.85（2.00），521.95（100），504.04（3.69），489.91（9.60），368.03（2.75）350.08（2.85）
3	苯甲酰次乌头原碱	3.34	556.00（1.59），541.81（100），523.95（1.62），510.01（5.32）	523.94（16.37），509.91（100），491.93（10.64），477.91（9.45），459.92（6.14），337.98（1.63），356.09（1.23）
4	尼奥灵	5.77	420.05（100），402.23（3.2），388.19（31.22），370.31（3.73），356.31（4.74）	401.94（10.52），387.95（100），370.06（23.16），361.99（11.64），356.03（21.09），338.03（8.8）
5	去乙酰乌头碱	8.95	553.94（5.98），539.97（59.02），521.91（34.46），512.05（100），508.05（9.57），480.01（11.25），354.06（19.33），	494.00（12.39），479.93（100），461.96（14.09），390.00（19.61）
6	未知物	9.40	341.59（0.02），340.00（100.00）	340.06（100.00），338.06（43.74），324.13（5.61）
7	10-OH-中乌头碱	9.97	615.85（4.49），588.07（100），597.89（9.64）	569.89（7.10），555.88（78.34），537.87（70.49），528.09（100），524.11（16），506.14（5.13），478.06（5.49），370.09（23.11）
8	16-去甲氧基苯甲酰次乌头原碱	10.77	506.01（4.24），496.01（11.26），491.9（100），463.93（38.61），460.05（14.13），370.01（5.21），337.97（49.32）	474.01（33.43），463.85（55.84），460.02（100），432.02（33.20），404.02（13.56），370.07（41.78），351.99（19.67），337.91（84.51）

序号	生物碱	t_R/min	MS²(相对丰度/%)	MS³(相对丰度/%)
9	中乌头碱	12.27	571.98(100)	539.82(50.81),521.97(28.87),512.02(100),508.14(9.6),490.08(7.61),480.17(12.21),462.21(4.6),354.15(21.25)
10	10-OH-乌头碱	14.59	643.93(1.07),630.01(3.28),612.01(5.53),601.95(100),570.10(2.98)	583.93(4.63),569.86(53.48),556.98(3.20),551.94(38.00),541.93(100),538.03(4.74),510.03(3.48),492.08(4.17),383.99(13.01)
11	乌头碱	16.06	613.83(1.56),586.03(100),554.27(2.48),526.24(3.49)	567.83(2.6),553.93(39.38),535.99(16.5),525.98(100),522.06(3.94),494.09(10.13),368.04(12.03),
12	次乌头碱	16.8	556.2(100),583.88(10.99),524.44(10.78)	524.98(100),506.09(1.33),496.02(79.92),492.10(9.23),464.15(11.46),338.14(36.04)
13	16-去甲氧基苯甲酰中乌头原碱	18.34	522.04(57.84),510.04(4.78),507.98(100),495.94(1.48),489.93(6.35),479.90(9.82),475.90(12.37),378.11(2.96),354.00(11.96)	503.93(100),489.92(57.3),461.94(76.83),444.02(13.34),382.03(3.92),360.01(25.66),339.93(5.59),321.98(18.12)
14	去乙酰乌头碱	18.42	568.02(4.43),553.91(42.42),536.03(21.00),525.98(100),522.03(4.12),494.06(8.72),368.08(9.81)	507.97(6.60),493.92(100),475.99(9.06),461.97(3.05),404.04(16.02)
15	3,13-去氧乌头碱	18.48	581.89(4.07),553.88(100),521.97(5.26),494.05(4.04),458.01(0.08)	521.91(53.00),493.89(100.00),462.06(10.22),457.92(9.44),336.05(0.21)
16	去氧乌头碱	18.61	597.84(5.03),569.92(100),538.03(5.27)	537.94(70.54),509.89(100),477.98(8.50),352.00(20.95)
17	未知物	18.89	709.89(13.50),647.87(100.00),621.73(20.88),559.88(9.22),499.92(12.08),377.93(2.35),335.89(1.45)	605.77(20.68),587.83(11.16),559.86(100.00),499.91(55.66),424.04(1.66),377.91(3.60),336.01(3.66)
18	去乙酰次乌头碱	19.73	537.90(7.00),523.97(100),506.07(2.32),496.06(68.93),464.09(9.25),338.08(26.14)	506.05(6.22),495.96(51.79),491.97(75.39),464.02(63.08)369.98(13.75),338.01(100)

　　生川乌提取液经肠内菌代谢 2 d 后，乌头类生物碱的液质基峰色谱图见图 4-52（b），与图 4-52（a）相比，我们发现代谢后的色谱图中新出现了两个明显的色谱峰，分别在保留时间 18.41min 和 19.31min 处，对应 m/z 660.17 和 m/z 674.06，继续对二者提取色谱图，我们发现 m/z 660.17 和 m/z 674.06 均出现两个色谱峰，表明二者为两对同分异构体。接下来的任务就是对这两对同分异构体进行结构鉴定。

4.5.1.5 生川乌提取液中乌头类生物碱经肠内菌代谢后的代谢产物鉴别

上述两对同分异构体的二、三级串联质谱图见图 4-53、图 4-54。

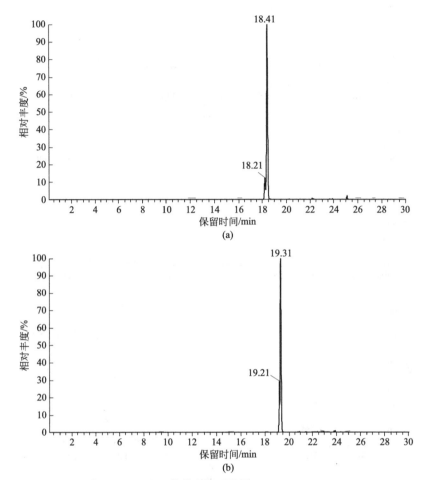

图 4-53 m/z660（a）和 m/z674（b）的提取离子流图

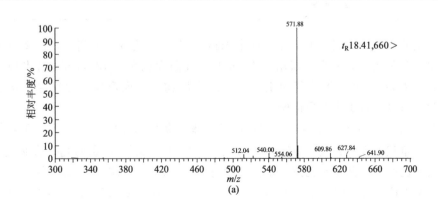

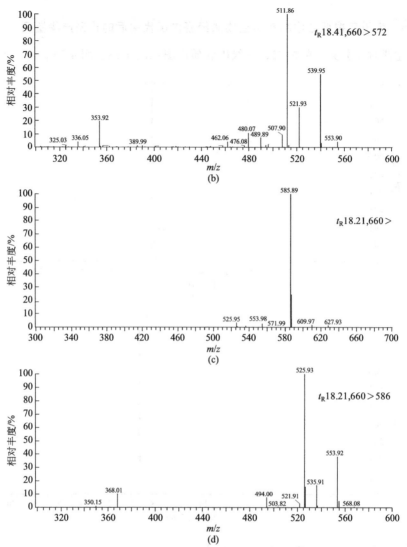

图 4-54 $t_R 18.41 min$ 处的 $m/z 660$ 的 (a) 二、(b) 三级串联质谱图，$t_R 18.21 min$ 处的 $m/z 660$ 的 (c) 二、(d) 三级串联质谱图

在厌氧培养之前的生川乌下层提取物中未检测到 m/z 为 660 的离子，总离子流图中几乎无其色谱峰，但当厌氧培养至 2d 时，我们发现在 $t_R 18.41 min$ 时出现一新色谱峰，为 $m/z 660$，推测其为生川乌下层提取物的代谢产物，为确定其化学结构，我们对其进行了串联质谱研究。

对于 $t_R 18.41 min$ 处的 $m/z 660$，在其二级串联质谱图中，$m/z 571.88$ 为基峰离子，质量相差 88Da，说明基峰离子并非 $[M+H-60]^+$，说明此化合物的 C-8 位取代基已改变，并不是乙酰氧基。继续对 $m/z 571.88$ 的串联图谱进行分析，发现了 $[M+H-88-18]^+$、$[M+H-88-32]^+$、$[M+H-88-18-32]^+$、$[M+$

$H-88-28-32]^+$、$[M+H-88-32-32]^+$、$[M+H-88-32-32-28]^+$、$[M+H-88-32-28-122]^+$、$[M+H-88-32\times3-122]^+$、$[M+H-88-32\times3-18-122]^+$，以上特征碎片离子均与新乌头碱的三级串联碎片离子一致，推测此代谢产物与新乌头碱的结构差别仅在于 C-8 取代基，高分辨数据显示其准分子离子的精确 m/z 值为 660.3441，经软件计算得到与其匹配度最高的元素组成为 $C_{35}H_{49}NO_{11}$，对应的理论 m/z 值为 660.3378（误差为 -9.5×10^{-6}），与新乌头碱的元素组成相比恰好多一个 C_2H_4，综上所述可推断此化合物为 8-丁酰-14-苯甲酰新乌头原碱。

在 $t_R18.21min$ 处的 $m/z660.17$ 的二级串联质谱图中，$m/z585.89$ 为其基峰离子，与母离子质量相差 74Da，说明基峰离子并非 $[M+H-60]^+$，说明此化合物的 C-8 位取代基已改变，并不是乙酰氧基，而 74 恰巧对应于丙酸的化学式 $C_3H_6O_2$，因此初步推断此化合物的 C-8 位为丙酰氧基取代。继续对 $m/z\ 586.89$ 的串联图谱进行分析，发现了 $[M+H-74-18]^+$、$[M+H-74-32]^+$、$[M+H-74-18-32]^+$、$[M+H-74-28-32]^+$、$[M+H-74-18-32-32]^+$、$[M+H-74-28-32-32]^+$、$[M+H-74-32\times3-122]^+$，比较两个 $m/z660$ 的三级质谱图，我们发现 $t_R18.21min$ 处的 $m/z660$ 的三级串联质谱图中碎片离子的 m/z 均较 $t_R18.41min$ 处的 $m/z660$ 的三级碎片离子大 14Da，并且二者的碎裂规律一致，推测二者结构中最为可能有差异的位点即为 N 上的取代基，即 $t_R18.21min$ 处的 $m/z660$ 的 N 为乙基取代，$t_R18.41min$ 处的 $m/z660$ 的 N 为甲基取代，同时发现此化合物的三级质谱碎片均与乌头碱的三级串联碎片离子一致，且高分辨数据显示其准分子离子的精确 m/z 值为 660.3441，经软件计算得到与其匹配度最高的元素组成为 $C_{35}H_{49}NO_{11}$，对应的理论 m/z 值为 660.3378（误差为 -9.5×10^{-6}），与乌头碱的元素组成相比恰好多一个 CH_2，因此推断此代谢产物为 8-丙酰-14-苯甲酰乌头原碱。

图 4-55（a～b）给出了 $t_R19.21min$ 处 $m/z674$ 的二、三级串联质谱图，比较 $t_R19.21min$ 处的 $m/z674$ 与 $t_R18.41min$ 处的 $m/z660$ 的二、三级质谱图，可以发现二者的二、三级质谱的断裂规律完全相同，但 $m/z660$ 的碎片离子均较 $m/z674$ 的碎片离子少 14Da，说明二者的结构仅相差一甲基，接下来确定此甲基的位置。比较 $m/z674$ 与乌头碱的三级质谱图可以发现，$m/z674$ 的三级质谱图与乌头碱的三级谱图完全一致，说明 $m/z674$ 产生的 $m/z586$ 的结构与乌头碱产生的 $m/z586$ 的结构完全一致，也就是说 m/z 为 674 与乌头碱具有相同的结构母核，差别仅在于 C-8 位取代基，因此确定 $t_R19.21min$ 处的 $m/z674$ 对应于 8-丁酰-14-苯甲酰乌头原碱。

图 4-55（c～d）给出了 $t_R19.31min$ 处 $m/z674$ 的二、三级串联质谱图，比较两个 $m/z674$ 的二级质谱图可以发现，比基峰离子小并且包括基峰离子的 m/z 范围内二者的碎片离子均相差 14Da，即相差一个甲基，也就是说在丢失了 C-8 位取代基之后的结构中 $t_R19.31min$，$m/z674$ 较 $t_R19.21min$，$m/z674$ 多一个甲基，

由于二者的「M＋H」$^+$相同，说明t_R19.31min，m/z674的C-8位取代基应较t_R19.21min，m/z674少一个甲基才能让二者准分子离子峰相同，继续观察发现在大于基峰离子的m/z范围内二者的碎片离子完全相同，也就是说只有在相差的这个甲基在N原子取代基时才能产生这样的特征图谱，我们将t_R19.31min，m/z674的三级谱图与新乌头碱的三级谱图做比较可以发现二者的三级谱图相同，说明此化合物与新乌头碱的结构差别仅在于C-8位取代基，综合以上分析可知t_R19.31min，m/z674对应于8-戊酰-14-苯甲酰新乌头原碱。

为了研究生川乌提取液中乌头类生物碱的肠内菌代谢特征及推断双酯型生物碱的代谢反应类型，我们选取了乌头碱和次乌头碱做了与生川乌提取液相同的肠内菌代谢实验。

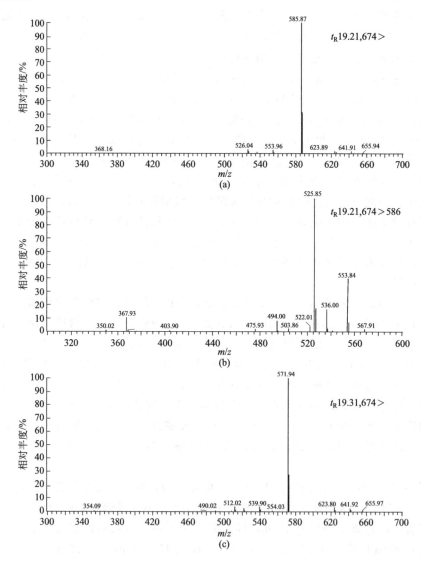

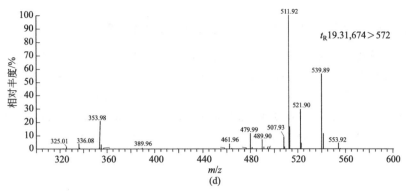

图 4-55 tᵣ19.21 处的 m/z674 的（a）二、（b）三级串联质谱图，tᵣ19.31 处的 m/z674 的（c）
二、（d）三级串联质谱图

4.5.1.6　乌头碱标准品经肠内菌代谢后的代谢产物鉴别

乌头碱及其经肠内菌代谢 2d 后的液质联用图见图 4-56 可以看出，乌头碱代谢后产生了新的化合物，分别对应于 $m/z660$、$m/z674$、$m/z688$、$m/z722$，通过分析它们的串联质谱数据及参考前人的实验结果，我们推断这四个化合物分别为 8-丙酰-14-苯甲酰乌头原碱、8-丁酰-14-苯甲酰乌头原碱、8-戊酰-14-苯甲酰乌头原碱、8-苯乙酰-苯甲酰乌头原碱。

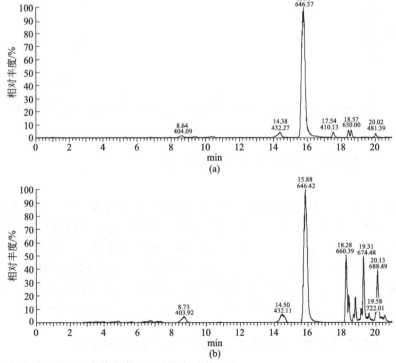

图 4-56　乌头碱及其经肠内菌代谢 2 d 后的液质联用图

4.5.1.7　次乌头碱标准品经肠内菌代谢后的代谢产物鉴别

次乌头碱及其经肠内菌代谢 2d 后的液质联用图见图 4-57 可以看出，乌头碱代谢后产生了新的化合物，分别对应于 $m/z574$、$m/z630$、$m/z644$、$m/z658$、$m/z692$，通过分析它们的串联质谱数据及参考前人的实验结果，我们推断这四个化合物分别为苯甲酰次乌头原碱、8-丙酰-14-苯甲酰次乌头原碱，8-丁酰-14-苯甲酰次乌头原碱，8-戊酰-14-苯甲酰次乌头原碱，8-苯乙酰-苯甲酰次乌头原碱。

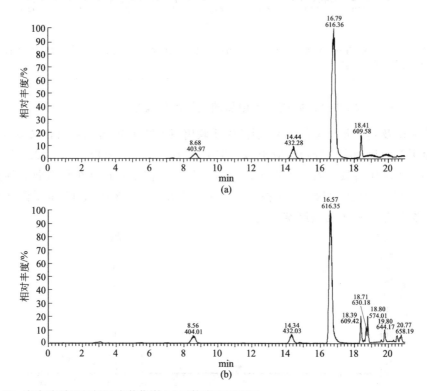

图 4-57　次乌头碱及其经肠内菌代谢 2d 后的液质联用图

在乌头碱与次乌头碱的代谢产物中均未发现同分异构体，而且，代谢产物的结构与原型药物的结构差别仅在于 C-8 位取代基的不同，也就是说乌头碱与次乌头碱的代谢反应主要发生在 C-8 位，乌头类生物碱在肠内菌代谢的过程中，结构母核是保持不变的。因此我们推断生川乌提取液中乌头类生物碱的四个代谢产物：8-丙酰-14-苯甲酰乌头原碱、8-丁酰-14-苯甲酰新乌头原碱由乌头碱代谢产生，8-戊酰-14-苯甲酰新乌头原碱、8-戊酰-14-苯甲酰新乌头原碱由新乌头碱代谢产生。

4.5.1.8　生川乌提取液中乌头类生物碱及代谢产物的变化趋势

为了进一步研究生川乌提取液中乌头类生物碱的肠内菌代谢特征，我们对上述四个代谢产物及生川乌提取液中的乌头类生物碱在代谢 6d 内的变化趋势进行了分析，见图 4-58。图 4-58（a）给出了生川乌提取液中 7 个主要乌头类生物碱的变化趋势，由图中可以看出：苯甲酰新乌头原碱的相对含量在代谢 2h 时显著降低，新乌头碱的相对含量在代谢 6d 内始终处于下降趋势，其他几种生物碱的变化无规律可循，推测是乌头类生物碱存在着相互转化的缘故。

四个代谢产物相对含量的变化趋势较一致，在代谢 6d 内均呈上升状态，见图 4-58（b）。并且我们发现与新乌头碱具有相同结构母核的代谢产物的相对含量始终高于与乌头碱具有相同结构母核的代谢产物，这是由于在代谢前的生川乌提取液中，新乌头碱的相对含量就高于乌头碱的相对含量，因此新乌头碱代谢产物的相对含量也较乌头碱代谢产物的相对含量高，说明乌头类生物碱的生物转化是与初始含量有关系的，初始含量高者，生物转化生成的产物量就高，反之亦然。

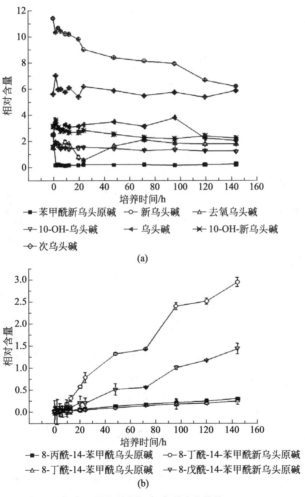

图 4-58　生川乌提取物中生物碱（a）及其代谢产物（b）的变化趋势

通过四条代谢产物的变化趋势线的斜率，可发现与新乌头碱具有相同结构母核的代谢产物的变化曲线的斜率高于与乌头碱具有相同结构母核的代谢产物的变化曲线，也就是说，与新乌头碱具有相同结构母核的代谢产物的生成速度高于与乌头碱具有相同结构母核的代谢产物的生成速度。

通过生川乌提取液中的乌头类生物碱的变化趋势，可以发现新乌头碱的变化曲线的斜率大于乌头碱变化曲线的斜率，可以推测新乌头碱较乌头碱容易代谢，即氮原子上的取代基主要影响双酯型生物碱的代谢速度，甲基取代＞乙基取代。

生川乌提取液代谢后未发现次乌头碱的代谢产物，推测是生物碱之间的相互转化及生物碱的代谢存在相互竞争导致的。

由本部分内容的结果推断出的几种双酯型生物碱的肠内菌代谢途径见图 4-59。

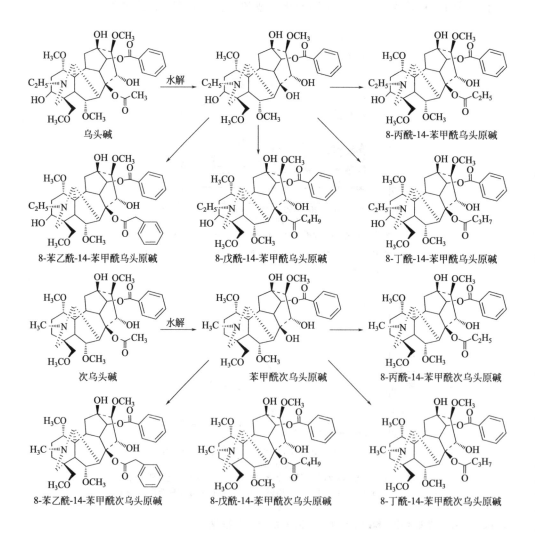

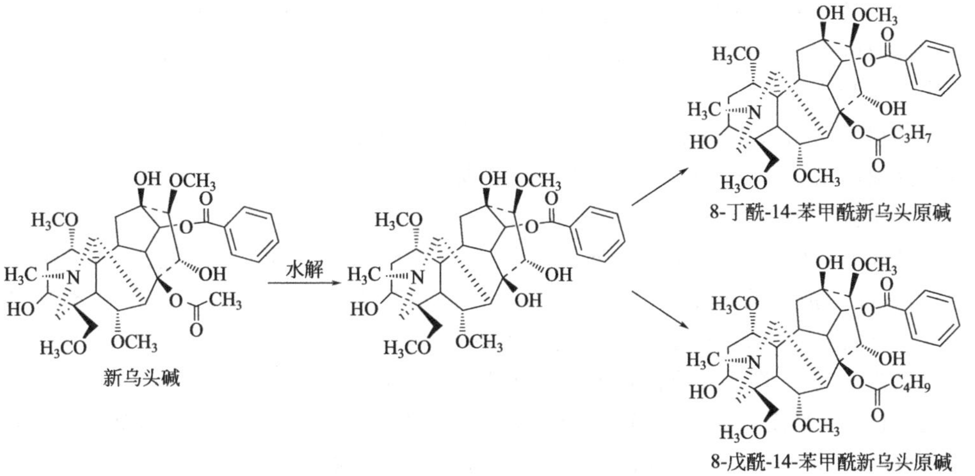

图4-59 推断的双酯型生物碱的代谢反应类型

4.5.1.9 讨论

在生川乌提取物中共检测到16个乌头类生物碱，经肠内菌代谢后产生四种代谢产物，为两对同分异构体，分别为：8-丁酰-14-苯甲酰中乌头原碱、8-丙酰-14-苯甲酰乌头原碱、8-丁酰-14-苯甲酰乌头原碱、8-戊酰-14-苯甲酰中乌头原碱；氮原子上的取代基主要影响双酯型生物碱的代谢速度，甲基取代＞乙基取代；代谢产物的结构表明，生川乌提取物中的乌头类生物碱的肠内菌代谢产物主要为C-8位被丙酰基、丁酰基、戊酰基取代的产物，并推测C-8位为乌头类生物碱的活性代谢位点。

4.5.2 "乌头汤"中生物碱的肠内菌代谢

4.5.2.1 液相与质谱条件

毛细管温度350℃；喷雾电压4.5kV；透镜补偿电压175V；毛细管电压3.5V；鞘气为氮气，流速为14.85L/min，辅助气流速14.85L/min；碰撞能量25%～35%；质量检测范围（m/z）100～1000。

4.5.2.2 样品溶液的制备

制川乌单煎液：取10g制川乌，加100mL水浸泡1h，煎煮提取两次，每次1h，过滤，合并两次提取液，65℃下浓缩至20mL，用于肠内菌代谢实验。

制川乌与生半夏共煎液：取10g制川乌与10g生半夏，加200mL水浸泡1h，煎煮提取两次，每次1h，过滤，合并两次提取液，65℃下浓缩至20mL，用于肠内菌代谢实验。

制川乌与浙贝母共煎液：取 10g 制川乌与 10g 浙贝母，加 200mL 水浸泡 1h，煎煮提取两次，每次 1h，过滤，合并两次提取液，65℃下浓缩至 20mL，用于肠内菌代谢实验。

制川乌与川贝母共煎液：取 10g 制川乌与 10g 川贝母，加 200mL 水浸泡 1h，煎煮提取两次，每次 1h，过滤，合并两次提取液，65℃下浓缩至 20mL，用于肠内菌代谢实验。

乌头汤：取 10g 制川乌、6g 麻黄、6g 炙甘草、6g 白芍、6g 黄芪，加 340mL 水浸泡 1h，煎煮提取两次，每次 1h，过滤，合并两次提取液，65℃下浓缩至 20mL，即得乌头汤，用于肠内菌代谢实验。

乌头汤与生半夏共煎液：取 10g 制川乌、6g 麻黄、6g 炙甘草、6g 白芍、6g 黄芪、10g 生半夏，加 440mL 水浸泡 1h，煎煮提取两次，每次 1h，过滤，合并两次提取液，65℃下浓缩至 20mL，用于肠内菌代谢实验。

乌头汤与浙贝母共煎液：取 10g 制川乌、6g 麻黄、6g 炙甘草、6g 白芍、6g 黄芪、10g 浙贝母，加 440mL 水浸泡 1h，煎煮提取两次，每次 1h，过滤，合并两次提取液，65℃下浓缩至 20mL，用于肠内菌代谢实验。

乌头汤与川贝母共煎液：取 10g 制川乌、6g 麻黄、6g 炙甘草、6g 白芍、6g 黄芪、10g 川贝母，加 440mL 水浸泡 1h，煎煮提取两次，每次 1h，过滤，合并两次提取液，65℃下浓缩至 20mL，用于肠内菌代谢实验。

以上各煎煮液均严格按照基于"十八反"的中药配伍禁忌理论基础研究中的化学研究标准操作规范执行。

4.5.2.3 肠内菌代谢样品制备

称取 0.3g 大鼠新鲜粪便加入到 10mL GAM 培养基中，然后向其中加入 1mL 上述中药提取液进行培养，37℃厌氧培养一周，每隔 24h 提取样品一次，用乙酸乙酯萃取，10000r/min 离心 10min，取出 400μL 上层溶液，在氮气流下挥去溶剂，残渣用 500μL 浓度为 1μg/mL 的利血平标准溶液溶解，漩涡震荡 1min，用 0.45μm 微孔滤膜过滤后用于液质检测[79~81]。

4.5.2.4 制川乌单煎液及配伍共煎液中生物碱在肠内菌代谢前后的变化

化学研究结果表明，在肠内菌代谢前，制川乌单煎液，制川乌分别与生半夏、浙贝母、川贝母共煎液中各生物碱的相对丰度比不同，又由于不同煎煮液中同一物质的相对丰度比无可比性，所以必须引入一个浓度已知的化合物作为内标，用目标成分与内标化合物的相对丰度比的比值作为目标化合物的相对含量，然后分析各煎煮液中生物碱成分在肠内菌代谢前、后相对含量的变化，最后比较出生半夏、浙贝母、川贝母对制川乌中各生物碱在肠内菌代谢的影响。图 4-60 至图 4-63 为制川乌单煎液及配伍共煎液经肠内菌代谢前后的乌头类生物碱的正离子模式扫描质谱图，在各溶液中检测到的主要生物碱成分见表 4-23。

⊡ 表 4-23　各溶液中检测到的主要生物碱成分

生物碱名称		R¹	R²	R³	R⁴	R⁵	[M+H]⁺
乌头碱	aconitine	Et	OH	OAc	H	OH	646
中乌头碱	mesaconitine	Me	OH	OAc	H	OH	632
次乌头碱	hypaconitine	Me	H	OAc	H	OH	616
10-OH-乌头碱	10-OH-aconitine	Et	OH	OAc	OH	OH	662
3-去氧乌头碱	3-deoxyaconitine	Et	H	OAc	H	OH	630
苯甲酰乌头原碱	benzoylaconine	Et	OH	OH	H	OH	604
苯甲酰中乌头原碱	benzoylmesaconine	Me	OH	OH	H	OH	590
去乙酰乌头碱	deacetoxyaconitine	Et	OH	—	H	O	586
去乙酰中乌头碱	deacetoxymesaconitine	Me	OH	—	H	O	572
去乙酰次乌头碱	deacetoxyhypaconitine	Me	H	—	H	O	556

　　由图 4-60 至图 4-63 可以看出，制川乌单煎液及配伍溶液中各生物碱成分的相对丰度在代谢前后均发生了不同程度的变化，为了清楚地说明配伍中药对制川乌中生物碱肠内菌代谢的影响，我们对各溶液中生物碱的相对丰度进行了量化，即向代谢前后的样品中加入等量地内标利血平溶液，求得各生物碱成分与内标化合物相对丰度的比值，从而通过比较各溶液中此比值的变化（作为相对含量）来半定量地分析配伍药材对制川乌中生物碱肠内菌代谢的影响。

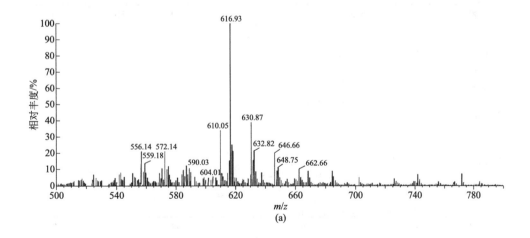

(a)

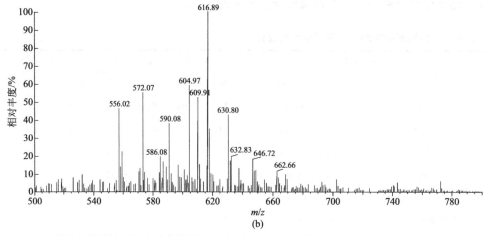

图 4-60 制川乌单煎液经肠内菌代谢前（a）、后（b）的质谱图

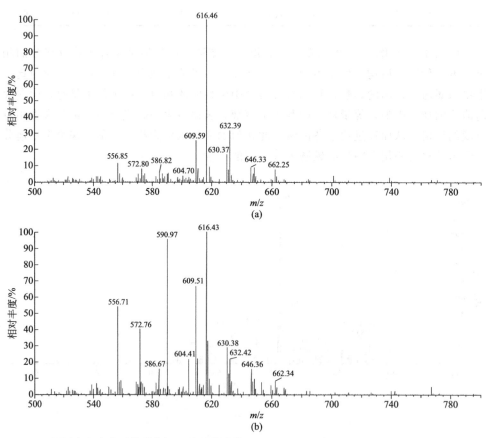

图 4-61 制川乌与生半夏共煎液经肠内菌代谢前（a）、后（b）的质谱图

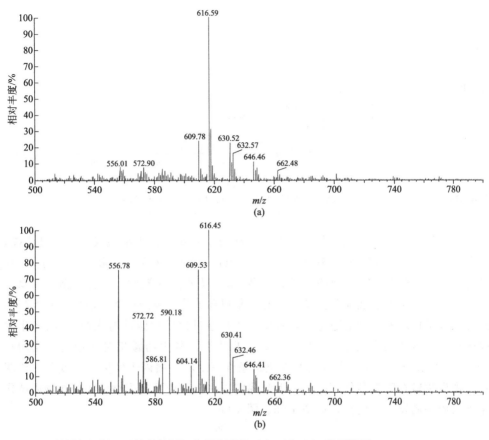

图 4-62　制川乌与浙贝母共煎液经肠内菌代谢前（a）、后（b）的质谱图

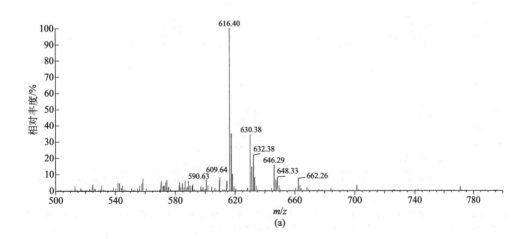

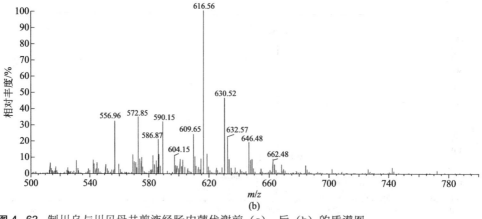

图 4-63　制川乌与川贝母共煎液经肠内菌代谢前（a）、后（b）的质谱图

　　在制川乌单煎液及配伍共煎液中检测到的主要双酯型生物碱成分为：乌头碱、中乌头碱、次乌头碱、3-去氧乌头碱、10-OH-乌头碱，单脂型生物碱成分为：苯甲酰乌头原碱、苯甲酰中乌头原碱、去乙酰乌头碱、去乙酰中乌头碱、去乙酰次乌头碱。

　　我们首先考察了在无肠内菌作用时，制川乌单煎液及配伍共煎液中乌头类生物碱在厌氧条件培养一周的稳定性，具体方法是通过比较代谢前与代谢 7d 时各生物碱的相对含量变化来判断，见图 4-64。结果表明，各生物碱相对含量的变化均小于 5%，乌头类生物碱的相对含量在厌氧条件下培养一周内未发生明显变化，说明乌头类生物碱在厌氧条件下稳定，因此我们进一步比较了乌头类生物碱在肠内菌作用下培养一周发生的变化，见图 4-65、图 4-66。

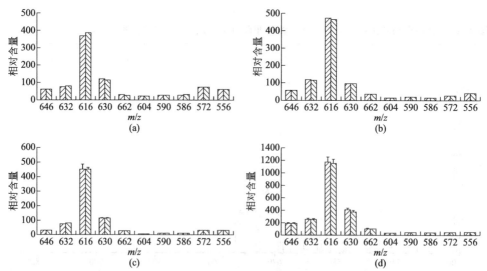

图 4-64　制川乌单煎液（a）、制川乌生半夏共煎液（b）、制川乌浙贝母共煎液（c）、制川乌川贝母共煎液（d）、在无肠内菌条件下厌氧培养 7d 时的相对含量变化

▨—0d；◩—7d

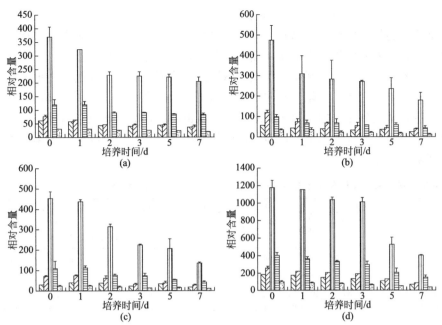

图 4‑65　制川乌单煎液（a），制川乌生半夏共煎液（b），制川乌浙贝母共煎液（c），制川乌川贝母共煎液（d）中双酯型生物碱在一周内的肠内菌生物转化

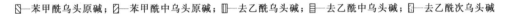

▨—苯甲酰乌头原碱；▧—苯甲酰中乌头原碱；▥—去乙酰乌头碱；▤—去乙酰中乌头碱；▦—去乙酰次乌头碱

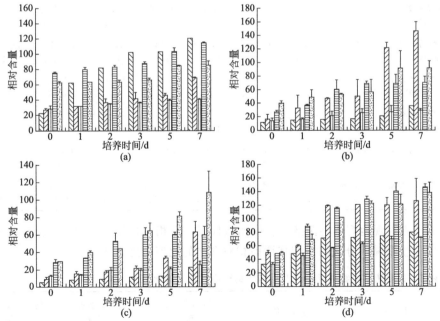

图 4‑66　制川乌单煎液（a），制川乌生半夏共煎液（b），制川乌浙贝母共煎液（c），制川乌川贝母共煎液（d）中单酯型生物碱在一周内的肠内菌生物转化

▨—苯甲酰乌头原碱；▧—苯甲酰中乌头原碱；▥—去乙酰乌头碱；▤—去乙酰中乌头碱；▦—去乙酰次乌头碱

由图 4-65、图 4-66 可知，各煎煮液在代谢一周之内，双酯型生物碱的相对含量均呈下降趋势，单酯型生物碱的相对含量均呈上升趋势，说明随着肠内菌代谢时间的延长，双酯型生物碱逐渐向单酯型生物碱转化，起到了减毒作用。

为了考察配伍中药对制川乌中生物碱肠内菌代谢的影响，我们对各煎煮液中生物碱的相对丰度进行了量化，即向代谢前后的样品中加入等量地内标利血平溶液，求得各生物碱成分与内标化合物相对丰度的比值，从而通过比较各溶液中此比值的变化（作为相对含量）来半定量地分析配伍药材对制川乌中生物碱肠内菌代谢的影响，结果见表 4-24。

▢ 表 4-24　制川乌及配伍药液中主要生物碱在肠内菌代谢前后的相对含量　　　　单位：%

生物碱	制川乌单煎液（B.）	制川乌单煎液	制川乌半夏共煎（B.）	制川乌半夏共煎（A.）	制川乌浙贝共煎(B.)	制川乌浙贝共煎(A.)	制川乌川贝共煎(B.)	制川乌川贝共煎(A.)
乌头碱(m/z646)	60.09± 4.05	35.73± 2.145	56.75± 2.821	23.97± 8.424	30.3± 9.212	17.56± 1.633	184.2± 12.51	64.71± 7.527
中乌头碱（m/z632）	75.81± 6.311	40.39± 4.309	118.7± 13.27	40.48± 1.876	74.16± 0.549	29.77± 2.226	250.1± 23.08	81.09± 4.431
次乌头碱（m/z616）	368.2± 37.19	203.1± 17.64	474.9± 73.57	180.8± 38.46	456.8± 32.79	137.1± 6.999	1175± 86.63	400.1± 8.374
3-去氧乌头碱（m/z630）	119.8± 19.27	81.91± 4.873	97.48± 13.77	42.84± 11.59	113.0± 36.47	44.81± 2.596	403.5± 32.65	157.6± 18.51
10-羟基乌头碱（m/z662）	29.01± 1.765	19.59± 0.759	36.31± 4.829	12.7± 2.201	23.86± 3.579	12.65± 0.916	99.44± 16.55	31.78± 2.341
苯甲酸乌头原碱（m/z604）	22.31± 3.865	120.3± 19.73	11.49± 5.178	35.95± 9.882	5.120± 1.414	22.18± 0.338	33.02± 2.204	80.03± 3.416
苯甲酸中乌头原碱（m/z590）	27.38± 1.583	68.3± 1.269	17.14± 6.604	146.2± 13.94	8.825± 2.474	63.11± 11.69	49.79± 3.968	125.8± 32.55
去乙酰乌头碱（m/z586）	27.95± 4.365	40.32± 1.269	14.79± 3.94	29.47± 2.509	12.30± 1.482	25.00± 4.135	32.73± 2.800	71.52± 1.297
去乙酰中乌头碱（m/z572）	75.55± 1.167	114.1± 1.195	27.59± 2.547	70.15± 9.209	28.29± 3.003	59.94± 9.372	49.45± 0.1214	146.2± 4.734
去乙酰次乌头碱（m/z556）	62.78± 1.817	85.17± 5.521	40.67± 3.278	92.44± 10.47	28.96± 0.11	108.2± 25.06	50.28± 1.270	138.1± 15.23

为了更直观地观察各药液中各生物碱代谢前后相对含量的变化，我们计算了表 4-24 中各生物碱成分代谢后与代谢前相对含量的比值，见表 4-25。

▢ 表 4-25　各溶液中生物碱成分代谢后与代谢前相对含量的比值

生物碱	制川乌单煎液	制川乌生半夏共煎液	制川乌浙贝共煎液	制川乌川贝共煎液
乌头碱(m/z646)	0.595	0.4224	0.5794	0.3512

生物碱	制川乌单煎液	制川乌生半夏共煎液	制川乌浙贝共煎液	制川乌川贝共煎液
中乌头碱(*m/z*632)	0.533	0.3410	0.4014	0.3242
次乌头碱(*m/z*616)	0.552	0.3807	0.3002	0.3405
3-去氧乌头碱(*m/z*630)	0.684	0.4394	0.3965	0.3904
10-羟基乌头碱(*m/z*662)	0.675	0.3498	0.5301	0.3195
苯甲酰乌头原碱(*m/z*604)	5.394	3.1289	4.331	2.424
苯甲酰中乌头原碱(*m/z*590)	2.494	8.5278	7.151	2.526
去乙酰乌头碱(*m/z*586)	1.443	1.992	2.032	2.184
去乙酰中乌头碱(*m/z*572)	1.510	2.542	2.119	2.956
去乙酰次乌头碱(*m/z*556)	1.357	2.272	3.734	2.745

由表 4-25 可以看出：制川乌单煎液代谢后，各双酯型生物碱的相对含量为代谢前的 60%～70%；制川乌与生半夏配伍后的共煎液经肠内菌代谢后，各双酯型生物碱的相对含量为代谢前的 30%～45%；制川乌与浙贝母配伍后的共煎液经肠内菌代谢后，各双酯型生物碱的相对含量为代谢前的 30%～60%。

制川乌与川贝母配伍后的共煎液经肠内菌代谢后，各双酯型生物碱的相对含量为代谢前的 30%～40%。

以上结果说明生半夏、浙贝母、川贝母均促进了制川乌中双酯型生物碱的肠内菌生物转化，从肠内菌代谢的角度说明了三种中药材对制川乌有减毒作用，且减毒的强弱顺序为川贝母＞生半夏＞浙贝母。

4.5.2.5 乌头汤及其与生半夏、浙贝母、川贝母配伍共煎液中生物碱在肠内菌代谢前后的质谱检测

化学研究结果表明，在肠内菌代谢前后，乌头汤及其与生半夏、浙贝母、川贝母共煎液中各生物碱的相对丰度比不同，又由于不同煎煮液中同一物质的相对丰度比无可比性，所以必须引入一个浓度已知的化合物作为内标，用目标成分与内标化合物的相对丰度比的比值作为目标化合物的相对含量，然后分析各煎煮液中生物碱成分在肠内菌代谢前、后相对含量的变化，最后比较出生半夏、浙贝母、川贝母对乌头汤中各生物碱在肠内菌代谢的影响。图 4-67 至图 4-70 为乌头汤及配伍共煎液经肠内菌代谢前后的乌头类生物碱的正离子模式扫描质谱图。

由图 4-67 至图 4-70 可以看出，乌头汤及配伍溶液中各生物碱成分的相对丰度在代谢前后均发生了不同程度的变化，为了清楚地说明配伍中药对乌头汤中生物碱肠内菌代谢的影响，我们对各溶液中生物碱的相对丰度进行了量化，即向代谢前后的样品中加入等量的内标利血平溶液，求得各生物碱成分与内标化合物相对丰度的

比值，从而通过比较各溶液中此比值的变化（作为相对含量）来半定量地分析配伍药材对乌头汤中生物碱肠内菌代谢的影响。结果见表 4-26。

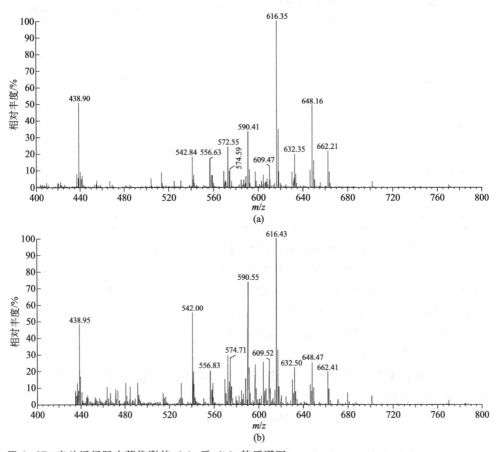

图 4-67 乌头汤经肠内菌代谢前（a）后（b）的质谱图

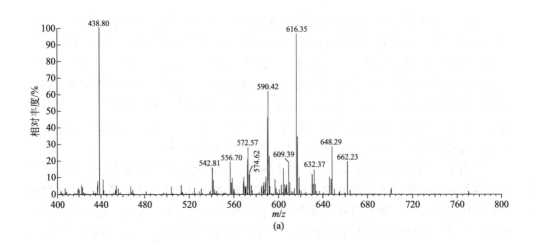

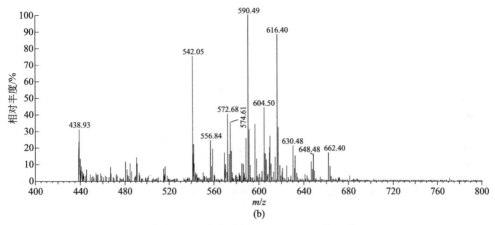

图 4 - 68 乌头汤与生半夏共煎液经肠内菌代谢前（a）后（b）的质谱图

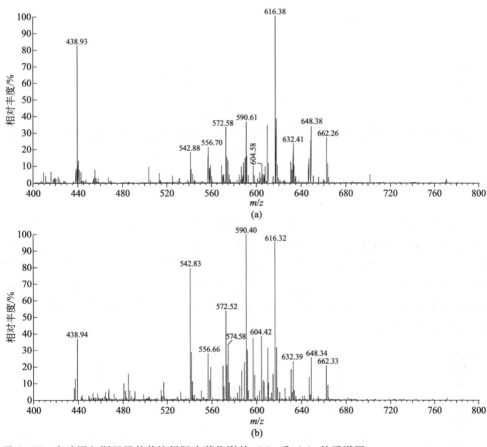

图 4 - 69 乌头汤与浙贝母共煎液经肠内菌代谢前（a）后（b）的质谱图

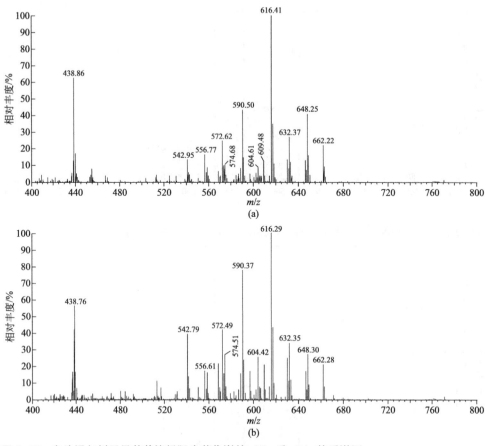

图 4-70 乌头汤与川贝母共煎液经肠内菌代谢前（a）后（b）的质谱图

在无肠内菌作用时，乌头汤及配伍共煎液中乌头类生物碱在厌氧条件培养一周的稳定性，具体方法是通过比较代谢前与代谢 7d 时各生物碱的相对含量变化来判断，见图 4-71。结果表明，各生物碱相对含量的变化均小于 5%，乌头类生物碱的相对含量在厌氧条件下培养一周内未发生明显变化，说明乌头类生物碱在厌氧条件下稳定，因此我们进一步比较了乌头类生物碱在肠内菌作用下培养一周发生的变化，见图 4-72 和图 4-73。

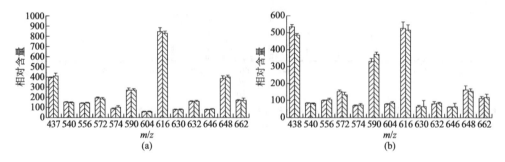

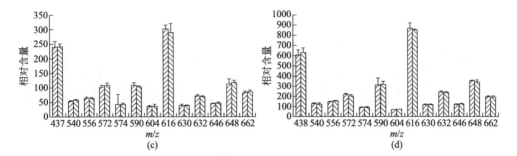

图 4-71 乌头汤（a）、乌头汤生半夏共煎液（b）、乌头汤浙贝母共煎液（c）、乌头汤川贝母共煎液（d）、在无肠内菌条件下厌氧培养 7d 时的相对含量变化

▨—0d；▨—7d

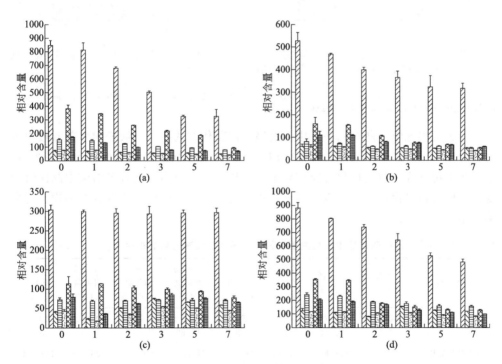

图 4-72 乌头汤（a）、乌头汤生半夏共煎液（b）、乌头汤浙贝母共煎液（c）、乌头汤川贝母共煎液（d）中主要双酯型生物碱在肠内菌条件下代谢一周的相对含量变化

▨—次乌头碱；▨—去氧乌头碱；▤—中乌头碱；▨—乌头碱；▧—10-OH-中乌头碱；▤—10-OH-乌头碱

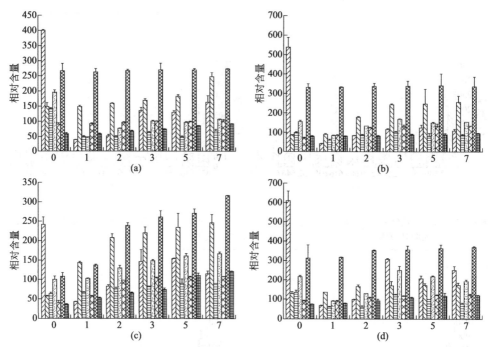

图 4-73 乌头汤（a）、乌头汤生半夏共煎液（b）、乌头汤浙贝母共煎液（c）、乌头汤川贝母共煎液（d）中主要单酯型生物碱在肠内菌条件下代谢一周的相对含量变化

▨—附子灵；▧—去乙酰-氧次乌头碱；▤—去乙酰次乌头碱；▥—去乙酰中乌头碱；▧—苯甲酰次乌头原碱；
▨—苯甲酰中乌头原碱；█—苯甲酰乌头原碱

　　为了考察配伍中药对乌头汤中生物碱肠内菌代谢的影响，我们对各煎煮液中生物碱的相对丰度进行了量化，即向代谢前后的样品中加入等量的内标利血平溶液，求得各生物碱成分与内标化合物相对丰度的比值，从而通过比较各溶液中此比值的变化（作为相对含量）来半定量地分析配伍药材对乌头汤中生物碱肠内菌代谢的影响，结果见表 4-26。

▢ **表 4-26　乌头汤及配伍药液中配伍主要生物碱在肠内菌代谢前后的相对含量**　　　　单位：%

生物碱	乌头汤 (B.)	乌头汤 (A.)	乌头汤 半夏共 煎(B.)	乌头汤 半夏共 煎(A.)	乌头汤 浙贝共 煎(B.)	乌头汤 浙贝共 煎(A.)	乌头汤 川贝共 煎(B.)	乌头汤 川贝共 煎(A.)
附子灵($m/z438$)	400.4± 4.551	163.7± 21.46	538.8± 10.42	109.4± 8.857	242.8± 18.69	114.1± 9.468	604.6± 55.51	248.2± 23.74
14-苯甲酰尼奥灵 ($m/z540$)	147.1.± 13.85	244.8± 47.82	85.17± 2.82	257.9± 32.12	54.98± 3.631	246.8± 24.25	126.7± 13.58	171.6± 14.02
去乙酰次乌头碱 ($m/z556$)	138.7± 3.89	69.58± 5.273	101.2± 0.409	85.33± 6.402	64.80± 3.915	90.23± 1.479	142.2± 5.493	76.77± 7.304
去乙酰中乌头碱 ($m/z572$)	195.2± 8.111	105.4± 3.106	152.9± 10.76	153.3± 5.529	100.9± 9.049	168.3± 4.101	216.2± 9.632	192.3± 10.11

生物碱	乌头汤（B.）	乌头汤（A.）	乌头汤半夏共煎（B.）	乌头汤半夏共煎（A.）	乌头汤浙贝共煎（B.）	乌头汤浙贝共煎（A.）	乌头汤川贝共煎（B.）	乌头汤川贝共煎（A.）
苯甲酰次乌头原碱(m/z574)	90.38± 5.069	101.3± 5.332	71.03± 0.661	133.6± 2.819	42.45± 3.544	107.4± 2.268	90.45± 3.874	124.0± 5.744
苯甲酰中乌头原碱(m/z590)	267.7± 23.45	270.8± 4.586	333.0± 19.2	338.8± 48.41	109.2± 10.91	317.0± 2.629	310.0± 7.185	366.7± 8.022
苯甲酰乌头原碱(m/z604)	60.83± 3.125	89.86± 4.455	77.20± 6.468	95.74± 1.094	36.17± 2.349	122.8± 1.291	74.38± 3.977	121.4± 2.587
次乌头碱(m/z616)	845.7± 44.72	324.0± 57.67	528.7± 36.72	317.1± 22.92	302.9± 15.08	296.9± 11.00	875.8± 50.56	481.3± 20.6
3-去氧乌头碱(m/z630)	77.34± 4.612	55.01± 0.878	63.01± 9.249	52.58± 4.700	38.98± 3.748	57.51± 1.778	118.2± 5.415	116.2± 3.473
中乌头碱(m/z632)	161.4± 3.606	81.18± 1.995	82.75± 10.76	54.46± 3.466	71.80± 5.438	71.49± 3.24	240.1± 15.85	155.4± 7.768
乌头碱(m/z646)	82.04± 2.161	44.02± 1.386	60.31± 7.703	42.16± 1.242	44.29± 2.991	44.44± 2.082	114.9± 5.559	80.84± 1.655
10-羟基中乌头碱(m/z648)	384.2± 33.59	94.83± 2.004	161.3± 28.97	55.1± 3.840	114.1± 18.02	77.66± 4.283	350.4± 9.941	124.3± 5.969
10-羟基乌头碱(m/z662)	177.2± 3.649	70.33± 3.488	112.6± 16.26	62.08± 1.664	82.66± 5.465	64.90± 1.777	194.7± 10.52	98.39± 2.888

为了更直观地观察各药液中各生物碱代谢前后相对含量的变化，我们计算了表4-26中各生物碱成分代谢后与代谢前相对含量的比值，见表4-27。

⊡ 表4-27　各溶液中生物碱成分代谢后与代谢前相对含量的比值

生物碱	乌头汤	乌头汤生半夏共煎液	乌头汤浙贝共煎液	乌头汤川贝共煎液
附子灵(m/z438)	0.409	0.203	0.470	0.411
14-苯甲酰尼奥灵(m/z540)	1.665	3.028	4.490	1.355
去乙酰次乌头碱(m/z556)	0.501	0.843	1.392	0.540
去乙酰中乌头碱(m/z572)	0.540	1.002	1.669	0.890
苯甲酰次乌头原碱(m/z574)	1.121	1.881	2.531	1.371
苯甲酰中乌头原碱(m/z590)	1.011	1.017	2.902	1.183
苯甲酰乌头原碱(m/z604)	1.477	1.240	3.394	1.632
次乌头碱(m/z616)	0.383	0.600	0.980	0.550
3-去氧乌头碱(m/z630)	0.711	0.834	1.476	0.983
中乌头碱(m/z632)	0.503	0.658	0.996	0.648
乌头碱(m/z646)	0.537	0.699	1.004	0.703
10-羟基中乌头碱(m/z648)	0.247	0.342	0.681	0.355
10-羟基乌头碱(m/z662)	0.397	0.551	0.785	0.505

由表 4-27 可以看出：乌头汤代谢后，各双酯型生物碱的相对含量为代谢前的 20%～75%；乌头汤生半夏共煎液经肠内菌代谢后，各双酯型生物碱的相对含量为代谢前的 30%～85%；乌头汤浙贝母共煎液经肠内菌代谢后，各双酯型生物碱的相对含量为代谢前的 75%～150%；乌头汤川贝母共煎液经肠内菌代谢后，各双酯型生物碱的相对含量为代谢前的 35%～100%。

以上结果说明生半夏、浙贝母、川贝母均抑制了乌头汤中双酯型生物碱的肠内菌生物转化，从肠内菌代谢的角度说明了三种中药材对乌头汤有增毒作用，且增毒的强弱顺序为浙贝母＞川贝母＞生半夏。

4.5.2.6 讨论

肠内菌代谢对制川乌单煎液及配伍共煎液，乌头汤及乌头汤与生半夏、浙贝母、川贝母共煎液均起到了减毒作用。

生半夏、浙贝母、川贝母促进了制川乌中双酯型生物碱的肠内菌生物转化，而乌头汤与生半夏、浙贝母、川贝母配伍后，其双酯型生物碱的肠内菌代谢受到抑制，说明乌头汤中其他药材也影响了双酯型生物碱的肠内菌代谢，并且是抑制双酯型生物碱的代谢，这种抑制作用大于生半夏、浙贝母、川贝母对双酯型生物碱肠内菌代谢的促进作用，因此表现为乌头汤分别与生半夏、浙贝母、川贝母的共煎液中双酯型生物碱的生物转化受到抑制。

参 考 文 献

[1] 陈无择. 三因极一病证方论[M]. 北京：中国医药科技出版社，2011.

[2] 杨春燕，薛志红，姚凯. 附子理中汤超微颗粒与传统饮片的毒性对比研究[J]. 赤峰学院学报. 自然科学版，2017，33(14)：163.

[3] 杜平. 附子理中汤临床应用举例[J]. 世界最新医学信息文摘，2017，17(55)：138.

[4] 刘敏，周亚滨，孙世林，等. 附子理中汤治疗脾胃虚寒型胃溃疡机制的研究[J]. 中医药学报，2012，40(4)：42.

[5] 彭成，徐治国，罗光宇. 常用补气、健脾益气药药效作用的比较研究[J]. 中药药理与临床，1994(4)：21.

[6] Xin Y, Wang H J. Serum Metabonomics Analysis of Fuzi Lizhong Decoction for the treatment of Splenasthenic Syndrome[J]. Chromatographia，2017，80(4)：1047.

[7] 刘梦娇，王云，李玲云，等. 三黄片化学成分的 UPLC-Q-TOF-MS/MS 快速鉴定分析[J]. 中国中药杂志，2017，42(09)：1685.

[8] 李郭帅，马阳，耿婷，等. UPLC-Q-TOF-MS/MS 分析复方南星止痛膏化学成分[J]. 中国中药杂志，2019(02)：298.

[9] 张宁，高霞，周宇，等. UPLC-Q-TOF-MS/MS 快速分析杏贝止咳颗粒化学成分[J]. 中国中药杂志，2018，43(22)：4439.

[10] 宋志前，甘嘉荷，董运苗，等. 附子理中丸中制附子的 6 种生物碱成分含量测定[J]. 中国实验方剂学杂志，2017，23(10)：55.

[11] 张聿梅，何轶，李耀磊，等. 高效液相色谱与 QDA 质谱联用同时测定附子理中丸中 6 个单酯及双酯型生物碱含量[J]. 药物分析杂志，2018，38(7)：1248-1253.

[12] 方东伟，彭佳庆. HPLC 法同时测定附子理中丸(浓缩丸)中甘草苷和甘草酸的含量[J]. 中国药房，2017，

28(36)：5147-5149.

[13] Wang K T，Chen L G，Wu C H，et al. Gastroprotective activity of atractylenolide III from Atractylodes ovata on ethanol-induced gastric ulcer in vitro and in vivo[J]. *Journal of pharmacy and pharmacology*，2010，62：381-388.

[14] Dugasani S，Pichika M R，Nadarajah D V，et al. Comparative antioxidant and anti-inflammatory effects of [6] -gingerol，[8] -gingerol，[10] -gingerol and [6] -shogaol[J]. *Journal of Ethnopharmacology*，2010，127：515-520.

[15] Chung J G，Wang H H，Wu L T，et al. Inhibitory Actions of Emodin on Arylamine N-Acetyltransferase Activity in Strains of Helicobacter pylori from Peptic Ulcer Patients[J]. *Food and Chemical Toxicology*，1997，35：1001-1007.

[16] 宋丹，王峥涛，李隆云，等. 党参炔苷对胃溃疡模型大鼠胃黏膜损伤保护作用的研究[J]. 中国中医急症，2018，17(7)：963-964.

[17] Messier C，Epifano F，Genovese S，et al. Licorice and its potential benefificial effects in common oro-dental diseases[J]. *Oral Diseases*，2012，18：32-39.

[18] Repetto G M，Llesuy S F. Antioxidant properties of natural compounds used in popular medicine for gastric ulcers[J]. *Brazilian Journal of Medical and Biological Research*，2002，35：523-534.

[19] Verma S，Ojha S，Raish M. Anti-inflammatory activity of Aconitum heterophyllum on cotton pellet-induced granuloma in rats[J]. *Journal of Medicinal Plants Research*，2010，4(15)：1566-1569.

[20] 谢东. 高效液相色谱法测定神女乐洗液中苦参碱的含量[J]，医学文选，2000，19(4)：465-466.

[21] 杨立伟，郑传奇，蒋忠军，等. 超高效液相色谱法测定西洋参中人参皂苷 Rg_1、Re、Rb_1 的含量[J]. 中药材，2008，31(1)：55-57.

[22] Xu L，Mu L H，Peng J，et al. UPLC-Q-TOF-MSE analysis of the constituents of Ding-Zhi-Xiao-Wan，a traditional Chinese antidepressant，in normal and depressive rats[J]. *Journal of Chromatography B*，2016，1026(7)：36-42.

[23] Chen L W，Wang Q，Qin K M，et al. Chemical profiling of Qixue Shuangbu Tincture by ultra-performance liquid chromatography with electrospray ionization quadrupole-time-of-flight high-definition mass spectrometry(UPLC-QTOF/MS)[J]. *Chinese Journal of Natural Medicines*，2016，14(2)：141-146.

[24] Lin H Y，Lin T S，Chien H J，et al. A rapid，simple，and high-throughput UPLC-MS/MS method for simultaneous determination of bioactive constituents in Salvia miltiorrhiza with positive/negative ionization switching[J]. *Journal of Pharmaceutical and Biomedical Analysis*，2018，161(11)：94-100.

[25] Chen H P，Gao G W，Liu P X，et al. Development and validation of an ultra performance liquid chromatography **Q**-Exactive Orbitrap mass spectrometry for the determination of fipronil and its metabolites in tea and chrysanthemum[J]. *Food Chemistry*，2018，246(4)：328-334.

[26] Qi H W，Feng F，Zhai J F et al. Development of an analytical method for twelve dioscorea saponins using liquid chromatography coupled to **Q**-Exactive high resolution mass spectrometry[J]. *Talanta*，2019，191(1)：11-20.

[27] Abdallah M A E，Nguyen K H，Ebele A J，et al. A single run，rapid polarity switching method for determination of 30 pharmaceuticals and personal care products in waste water using **Q**-Exactive Orbitrap high resolution accurate mass spectrometry[J]. *Journal of Chromatography A*，In Press，https：//doi/org/10. 1016/j. chroma. 2018. 12. 033.

[28] Yang Z L，Li H，Wang B，et al. An optimized method for neurotransmitters and their metabolites analysis in mouse hypothalamus by high performance liquid chromatography － Q Exactive hybrid quadrupole-orbitrap high-resolution accurate mass spectrometry[J]. *Journal of Chromatography B*，2016，1012-1013(2)：79-88.

[29] 李锐,晏亦林,周莉玲,等.四逆汤的药动学研究[J].中成药,2002,24(10):777-780.

[30] 晏亦林.四逆汤有效部位的药代动力学-药效动力学研究[D],广州:广州中医药大学,2001.

[31] 肖凤霞,周莉玲,李锐,等.血药浓度法测定四逆汤制剂中乌头生物碱的药动学参数[J].广州中医药大学学报,2001,18(3):243-246.

[32] Beyer J,Peters F T,Kraemer T,et al. Detection and validated quantification of toxic alkaloids in human blood plasma-comparison of LC-APCI-MS with LC-ESI-MS/MS [J]. Journal of Mass Spectrometry, 2007,42:621-633.

[33] 王俊伟,郭亚飞,陈丽涛,等.乌头碱的 LC-MS 定量分析[J].分析测试学报,2004,23(增):57-61.

[34] 张润生,余琛,刘罡,等.血液中乌头碱、次乌头碱、新乌头碱的 LC/MS/MS 分析[J].中国法医学杂志,2004,19(5):265-267.

[35] 王朝虹,文蛟,何毅.液相色谱-质谱联用测定乌头碱血药浓度及其药代动力学参数的方法学研究[J].分析测试学报,2004,23(增):51-54.

[36] 王瑞.附子质量评价及乌头碱类成分药动学研究[D].北京:北京中医药大学,2007.

[37] 向平,沈敏,卓先义.生物样品分析方法的有效性验证[J].法医学杂志,2008,24(1):60.

[38] 越皓,皮子凤,赵宇峰,等.电喷雾串联质谱分析附子炮制中的化学成分变化[J].分析化学,2007,35(7):959.

[39] Di B,Feng N P,Liu W Y. J Ethnopharmacol,2006,107(3):401.

[40] 郭彩娟,丁劲松,田娟,等. HPLC-MS测定人血浆中格列本脲的浓度及不同剂量格列本脲的药物动力学[J].中南药学,2007,5(3):239.

[41] Zhou J L,Qi L W,Li P. J Chromatogr A,2009,1216(44):7582.

[42] Liang X,Zhang L,Zhang X,et al. J Pharml Biomed Anal,2010(3),51:565.

[43] 张宏桂.毒性乌头生物碱代谢产物研究[D].长春:吉林大学,2006.

[44] 王朝虹,叶敏,邢俊波,等.高效液相色谱-质谱法测定乌头碱在急性中毒家兔体内的分布[J].色谱,2005,23(3):316-318.

[45] 随志刚.乌头类双酯型生物碱的体内代谢研究[D].长春:吉林大学,2009.

[46] 张宏桂,史向国,孙莹,等.兔血液中乌头碱代谢产物的研究[J].吉林大学学报:理学版,2006,44(2):284-286.

[47] Zhang H G,Shi X G S,Sun Y,et al. New Metabolites of Aconitine in Rabbit. Urine. Chinese Chemical Letters[J],2002,13(8):758-760.

[48] 张宏桂,滕坤,刘永刚,等.LC-MS^{n}分析新乌头碱在兔尿液中的代谢产物[J].中国法医学杂志,2007,22(6):401-402.

[49] Zhang H G,Sun Y,Duan M Y,et al. Separation and identification of Aconitum alkaloids and their metabolites in human urine[J]. Toxicon,2005,46:500-506.

[50] 孙莹,张宏桂,史向国,等.兔体内乌头碱代谢产物研究[J].药学学报,2002,37(10):781-783.

[51] 孙莹,张群书,董丽丹.乌头属中药中主要生物碱在不同性别家兔中的代谢产物[J].吉林大学学报:理学版,2007,45(6):1032-1034.

[52] 王朝虹,文静,陈义华,等.液相色谱质谱联用测定乌头碱在家兔体内代谢产物[J].中国法医学杂志,2006,21(2):88-90.

[53] 艾路,孙莹,张宏桂.复方中药中乌头生物碱在人体内的代谢产物[J].北京中医药大学学报,2007,30(6):417-422.

[54] 李文东.乌头碱体内代谢产物分析方法研究[D].北京:中国协和医科大学,2001.

[55] Wang Y G,Wang S Q,Liu Y X,et al. Characterization of metabolites and cytochrome P450 isoforms involved in the microsomal metabolism of aconitine[J]. Journal of Chromatography B,2006,844:292-300.

[56] 赵宇峰，宋凤瑞，国新华，等. 利用软电离质谱技术研究乌头碱在肠内细菌中的生物转化[J]. 高等学校化学学报，2008，29(1)：55-59.

[57] 赵宇峰，宋凤瑞，越皓，等. 16-O-去甲基去氧乌头碱在肠内细菌中的生物转化研究[J]. 分析化学，2007，35(12)：1711-1715.

[58] 赵宇峰，宋凤瑞，王曦烨，等. 16-O-去甲基乌头碱的生物转化及电喷雾质谱研究[J]. 化学学报，2008，66(5)：525-530.

[59] 赵宇峰，宋凤瑞，越皓，等. 乌头碱的代谢产物去氧乌头碱的生物转化及其电喷雾串联质谱[J]. 2007，28(11)：2051-2055.

[60] Wang Xiye，Pi Zifeng，Wenlong Liu，Yufeng Zhao，Shuying Liu. Effect of pH on the metabolism of aconitine under rat intestinal bacteria using HPLC/MS-MSn technical[J]. Chinese journal of chemistry，2010，28(12)：2494-2500.

[61] 王曦烨，皮子凤，宋凤瑞，刘志强，刘淑莹. "甘草附子汤"和"术附汤"肠内生物转化的电喷雾质谱研究[J]. 化学学报，2011，69(11)：1368-1374.

[62] Kentaro W，Makoto N，Hideyuki H，et al. Effects of long-term administrations of aconitine on electrocardiogram and tissue concentrations of aconitine and its metabolites in mice[J]. Forensic Science International，2005，148：21-29.

[63] Ohta H，Seto Y，Tsunoda N，et al. Determination of Aconitum alkaloids in blood and urine samples. I. High-performance liquid chromatographic separation，solid-phase extraction and mass spectrometric confirmation[J]. J. Chromatogr B，1997，691：351-356.

[64] 陈晓红，李小平，姚浔平，等. 高效液相色谱-质谱联用同时测定尿液中 4 种生物碱[J]. 中国卫生检验杂志，2006，16(6)：691-692.

[65] Wang G J. Pharmacokinetic. 北京：化学工业出版社，2005：56.

[66] 王英伟，王忠. 5-羟色胺与疼痛的研究进展[J]. 国外医学：麻醉学与复苏分册，1996(03).

[67] 周航宇，姜淮芜，王明佳. 5-羟色胺及其受体研究进展[J]. 山东医药，2014(12).

[68] 康庐琛，谭新，张金赫，等. 补肾壮骨冲剂对肠源性 5-羟色胺及骨密度的影响[J]. 世界中医药，2014(01).

[69] 符琼方，欧奇伟，李茂清. 安宁汤对失眠患者血浆 5-羟色胺和多巴胺水平的影响[J]. 四川中医，2014(04).

[70] 张英丰，李玉洁，杨庆，翁小刚，董宇，朱晓新. 采用离体外翻肠囊模型进行穿心莲内酯的肠吸收特性研究[J]. 中国实验方剂学杂志，2010，16(9)：107.

[71] 毕肖林，程锦. 连翘苷在大鼠小肠的吸收特性研究[J]. 中国现代应用药学，2010，27(2)：92.

[72] 吕晓艳，白彩艳，陈加俊，王云晶，孟昭杰，李鸥，王春艳，陈立，何淑梅. 癸酸钠对盐酸小檗碱在小肠各段促吸收作用的研究[J]. 中国老年学杂志，2010，30(17)：2472.

[73] 国家药典委员会. 中华人民共和国药典[M]，北京：化学工业出版社，2005.

[74] 翁小刚，聂淑琴，黄璐琦. HPLC测"半蒌贝蔹芨攻乌"中乌头与其它诸药合煎前后次乌头碱的含量变化[J]. 中国药学杂志，2004，39(1)：57-59.

[75] 边宝林，司南，王宏洁，杨健，何希荣. 附子单煎以及与浙贝母合煎后乌头碱、次乌头碱、新乌头碱等有毒成分的含量变化研究[J]. 中国实验方剂学杂志，2006，12(4)：9-10.

[76] 赵海峰，梁晓，王喆，崔春利，张蓉娟. 附子浙贝母合煎薄层指纹图谱研究[J]. 陕西中医，2009，30(4)：480-481.

[77] 刘文龙，宋凤瑞，刘志强，刘淑莹，张大方. 川乌与半夏、瓜蒌、贝母、白蔹、白芨配伍禁忌的化学研究[J]. 化学学报，2010，68(9)：889-896.

[78] 翁小刚，聂淑琴，杨庆，黄璐琦. 浙贝母总生物碱对乌头生物碱在兔体内药动学的影响[J]. 中国实验方剂学杂志，2005，11(5)：24-27.

[79] 杨秀伟,郝美荣. 中药成分代谢分析[M]. 北京：中国医药科技出版社，2003：144-151.

[80] 赵宇峰，宋凤瑞，越皓，国新华，李惠琳，刘志强，刘淑莹. 乌头碱的代谢产物去氧乌头碱的生物转化及其电喷雾串联质谱[J]. 高等学校化学学报，2007，28(11)：2051-2055.

[81] 赵宇峰，宋凤瑞，国新华，刘淑莹. 利用软电离质谱技术研究乌头碱在肠内细菌中的生物转化[J]. 高等学校化学学报，2008，29(1)：55-59.